PUTONG WAIKE
LINCHUANG ZHENLIAO YU
ZHOUWEI XUEGUANXUE

普通外科临床诊疗与周围血管学

主 编 闵光涛 王学民 王 海 张晓宇 袁向科

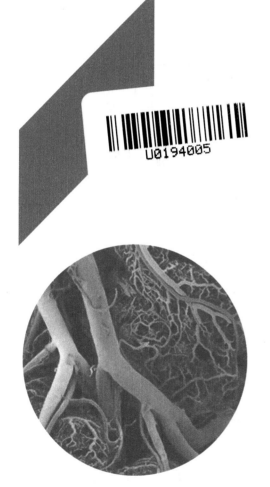

 科学技术文献出版社
SCIENTIFIC AND TECHNICAL DOCUMENTATION PRESS
·北 京·

图书在版编目（CIP）数据

普通外科临床诊疗与周围血管学 / 闵光涛等主编. — 北京：科学技术文献出版社，2017.9
ISBN 978-7-5189-3399-0

Ⅰ.①普… Ⅱ.①闵… Ⅲ.①外科—疾病—诊疗②血管疾病—诊疗 Ⅳ.①R6②R543

中国版本图书馆CIP数据核字(2017)第236855号

普通外科临床诊疗与周围血管学

策划编辑：曹沧晔　　　责任编辑：曹沧晔　　　责任校对：赵　瑗　　　责任出版：张志平

出 版 者	科学技术文献出版社
地　　址	北京市复兴路15号　邮编 100038
编 务 部	(010) 58882938，58882087（传真）
发 行 部	(010) 58882868，58882874（传真）
邮 购 部	(010) 58882873
官方网址	www.stdp.com.cn
发 行 者	科学技术文献出版社发行
印 刷 者	南京金陵印刷有限公司
版　　次	2017年9月第1版　2017年9月第1次印刷
开　　本	880×1230　1/16
字　　数	396千
印　　张	13
书　　号	ISBN 978-7-5189-3399-0
定　　价	148.00元

前　言

　　科技的发展促进了医学领域的发展，外科领域也得到了飞速的发展，外科新理论、新技术不断涌现和更新，并不断应用于临床，取得了较好的治疗效果，受到患者的一致好评。为更好地提高诊治水平，减轻患者痛苦，本书作者参考大量国内外文献，结合国内临床实际情况，编写了本书。

　　本书重点介绍普外科与血管外科常见的临床疾病，如甲状腺疾病、乳腺疾病、小肠疾病、主动脉疾病、静脉性疾病等疾病。编写本书的作者，从事其专业多年，具有丰富的临床经验及其理论知识。望本书的编写，能对临床一线医务工作者处理相关问题提供参考，本书也可作为各基层医生和医务工作者学习之用。

　　在编写过程中，由于作者较多，写作方式和文笔风格不一，再加上时间有限，难免存在疏漏和不足之处，望广大读者提出宝贵意见和建议，谢谢。

编　者
2017 年 9 月

前言

编者
2017 年 9 月

目 录

第一章

外科患者的营养代谢与补液

第一节　肠外营养

肠外营养（parenteral nutrition，PN）指通过静脉给予适量氨基酸、脂肪、糖类、电解质、维生素和微量元素，供给患者所需的全部营养或部分营养，以达到营养治疗的一种方法，前者称全胃肠外营养（total parenteral nutrition，TPN）。根据输入途径可分为经中心静脉肠外营养（central venous parenteral nutrition，CPN）和经周围静脉肠外营养（peripheral parenteral nutrition，PPN）。

一、肠外营养的适应证

凡不能或不宜经口摄食超过 5~7 天的患者都是肠外营养的适应证。从外科角度肠外营养支持主要用于下列情况。

（1）不能从胃肠道进食，如高流量消化道瘘、食管胃肠道先天性畸形、短肠综合征、回肠造口、急性坏死性胰腺炎等。

（2）消化道需要休息或消化不良，如肠道炎性疾病（溃疡性结肠炎和 Crohn 病）、长期腹泻时。

（3）严重感染与脓毒症、大面积烧伤、肝肾功能衰竭等特殊疾病。

（4）营养不良者的术前应用、复杂手术后，肿瘤患者放、化疗期间胃肠道反应重者。

若患者存在严重水、电解质、酸碱平衡失调，凝血功能异常，休克等情况均不适宜进行肠外营养支持。恶性肿瘤患者在营养支持后会使肿瘤细胞增殖、发展，因此，需在营养支持的同时加用化疗药物。

二、肠外营养液的成分

主要由葡萄糖、脂肪乳剂、氨基酸、电解质、维生素及微量元素组成。患者每天对各种营养素的需要一般根据病情、体重和年龄等估算。

1. 葡萄糖　生理性的糖类燃料，肠外营养的主要能源物质，供给机体非蛋白质热量需要的 50% ~ 70%。机体所有器官、组织都能利用葡萄糖，一天补充葡萄糖 100g 就有显著节省蛋白质的作用。来源丰富、价格低廉，通过血糖、尿糖的监测能了解其利用情况。

常用浓度有 5%、10%、25%、50%。高浓度葡萄糖液虽能提供充足热能，但因其渗透压高，如 25% 及 50% 葡萄糖液的渗透量（压）分别高达 1 262mmol/L 及 2 525mmol/L，对静脉壁的刺激很大，应从中心静脉输入，并添加胰岛素，一般为每 4~20g 葡萄糖给予 1U 胰岛素（可从 10 ：1 左右开始，再按血糖、尿糖的监测结果调整胰岛素剂量）。由于人体利用葡萄糖的能力有限，约为 5mg/（kg·min），且在应激状态下其利用率降低，过量或过快输入可能导致高血糖、糖尿，甚至高渗性非酮性昏迷；外科不少患者常并发糖尿病，糖代谢紊乱更易发生。多余的糖将转化为脂肪而沉积在器官，例如肝脂肪浸润，影响其功能，因此，目前 PN 多不以单一的葡萄糖作为能源。

2. 脂肪乳剂　PN 的另一种重要能源。一般以大豆油、红花油为原料加磷脂和甘油乳化制成，制成的乳剂有良好的理化稳定性，微粒直径与天然乳糜微粒直径相仿。脂肪乳剂的能量密度大，10% 溶液含热量 4.18kJ（1kcal）/ml。除提供能量外还含有必需脂肪酸，能防止必需脂肪酸缺乏症。常用制剂浓度有 10%、20%、30%。10% 脂肪乳剂为等渗液，可经外周静脉输注。在饥饿、创伤、应激时机体对脂肪的氧化率不变、甚至加快。现主张肠外营养支持时以葡萄糖与脂肪乳剂双能源供给，有助于减轻肺脏负荷和避免发生脂肪肝。成人常用量为每天 1~2g/kg，如仅用于防治必需脂肪酸缺乏，只需每周给 1~2 次。单独输注时滴速不宜快，先以 1mL/min 开始（<0.2g/min），500mL 脂肪乳剂需输注 5~6h，否则，输注过快可致胸闷、心悸或发热等反应。脂肪乳剂的最大用量为 2g/（kg·d）。

脂肪乳剂按其脂肪酸碳链长度分为长链三酰甘油（long chain triglyceride，LCT）及中链三酰甘油（medium chain triglyceride，MCT）两种。LCT 内包含人体的必需脂肪酸（EFA）——亚油酸、亚麻酸及花生四烯酸，临床上应用很普遍，输入后仅部分被迅速氧化产能，大部分沉积在脂肪组织，释放过程相对缓慢，且其水解产物长链脂肪酸的代谢过程需要肉毒碱参与，而后者在感染应激情况下常减少，以致长链脂肪酸氧化减少。MCT 水解生成的中链脂肪酸（辛酸及癸酸）进入线粒体代谢产能不依赖肉毒碱，因此，输入后在血中清除快，迅速氧化产能，很少引起脂肪沉积，对肝功能影响小。但 MCT 内不含必需脂肪酸（EFA），且快速或大量输入后可产生神经系统毒性作用。临床上对于特殊患者（例如肝功能不良者）常选用等量物理混合兼含 LCT 及 MCT 的脂肪乳剂（10% 或 20% 的 MCT/LCT）。正在研制的结构脂肪乳剂，即在 1 分子甘油分子上连接长链和中链脂肪酸，在耐受性方面将优于物理混合的中、长链脂肪乳剂。多不饱和脂肪酸制剂中含有 ω-3 脂肪酸、ω-6 脂肪酸，为亚麻酸、亚油酸的衍生物，能降低血液黏滞性，对预防血栓形成、降低内毒素毒力有一定作用。另外，在乳剂中增加维生素 E，也有减轻脂质过氧化的作用。

3. 氨基酸　对于创伤和感染患者，氮的消耗增加，需要较多蛋白质才能维持氮平衡。在提供足够热量同时，补充复方氨基酸制剂作为蛋白质合成的原料，有利于减轻负氮平衡。复方氨基酸溶液是肠外营养的唯一氮源，由结晶 L-氨基酸按一定模式（如鸡蛋白、人乳、WHO/FAO 等模式）配成，其配方符合人体合成代谢的需要，有平衡型及特殊型两类。平衡氨基酸溶液含有 8 种必需氨基酸以及 8~12 种非必需氨基酸，其组成符合正常机体代谢的需要，适用于大多数患者。特殊氨基酸溶液专用于不同疾病，配方成分上作了必要调整。如用于肝病的制剂中含有较多的支链氨基酸（亮、异亮、缬氨酸），而芳香氨基酸含量较少。用于肾病的制剂则以 8 种必需氨基酸为主，仅含少数非必需氨基酸（精氨酸、组氨酸等）。用于严重创伤或危重患者的制剂中含更多的支链氨基酸，或含谷氨酰胺二肽等。由于谷氨酰胺水溶性差，且在溶液中不稳定，易变性，故目前氨基酸溶液中均不含谷氨酰胺，用于肠外营养的谷氨酰胺制剂都是使用谷氨酰胺二肽（如甘氨酰-谷氨酰胺、丙氨酰-谷氨酰胺），此二肽的水溶性好、稳定，进入体内后可很快被分解成谷氨酰胺而被组织利用。适用于严重的分解代谢状况，如烧伤、严重创伤、严重感染等危重症，以及坏死性肠炎、短肠综合征等肠道疾病和免疫功能不全或恶性肿瘤患者。将来，氨基酸的配方将因人、因疾病的不同阶段而异，个体化配方将成为可能。

4. 电解质　肠外营养时需补充钾、钠、氯、钙、镁及磷。根据生化监测结果及时调整每天的供给量。常用制剂有 10% 氯化钾、10% 氯化钠、10% 葡萄糖酸钙、25% 硫酸镁等。磷在合成代谢及能量代谢中发挥重要作用，肠外营养时的磷制剂有无机磷及有机磷制剂两种，前者因易与钙发生沉淀反应而基本不用，有机磷制剂为甘油磷酸钠，含磷 10mmol/10mL，用于补充磷酸不足。

5. 维生素　用于肠外营养支持的复方维生素制剂每支所含各种维生素的量即为正常成人每日的基本需要量，使用十分方便。常用制剂有脂溶性维生素及水溶性维生素两种。由于体内无水溶性维生素储备，应每天常规给予；而人体内有一定量的脂溶性维生素贮存，应注意避免过量导致蓄积中毒。

6. 微量元素　也是复方微量元素静脉用制剂，含人体所需锌、铜、锰、铁、铬、钼、硒、氟、碘 9 种微量元素，每支含正常人每日需要量。短期禁食者可不予补充，TPN 超过 2 周时应静脉给予。

7. 生长激素　基因重组的人生长激素具有明显的促合成代谢作用。对于特殊患者（烧伤、短肠综合征、肠瘘等）同时应用生长激素能增强肠外营养的效果，利于伤口愈合和促进康复。注意掌握指征，要避开严重应激后的危重期。常用量为 8~12U/d，一般不宜长期使用。

三、肠外营养液的配制和输注

1. 肠外营养液的配制　配制过程中严格遵守无菌技术操作，最好在有空气层流装置的净化台上进行。按医嘱将各种营养素均匀混合，添加电解质、微量元素等时注意配伍禁忌。配制后的营养液应贴标签，标明患者姓名、床号、配制日期、所含成分，便于核对。从生理角度，将各种营养素在体外先混合再输入的方法最合理，因此，临床上广泛采用3L袋全营养混合液（total nutrient admixture，TNA）的输注方法，即将肠外营养各成分配制于3L袋中后再匀速滴注。TNA又称全合一（all in one，AIO）营养液，强调同时提供完全的营养物质和物质的有效利用，即多种营养成分以较佳的热氮比同时均匀进入体内，有利于机体更好地利用，增强节氮效果，降低代谢性并发症的发生率；且混合后液体的渗透压降低，可接近10%葡萄糖，使经外周静脉输注成为可能；并使单位时间内脂肪乳剂输入量大大低于单瓶输注，可避免因脂肪乳剂输注过快引起的不良反应。使用过程中无须排气及更换输液瓶，简化了输注步骤，全封闭的输注系统大大减少了污染和空气栓塞的机会。

全营养混合液（TNA）配制过程要符合规定的程序，由专人负责，以保证混合液中营养素的理化性质仍保持在正常状态。具体程序：①将电解质、微量元素加入氨基酸溶液中；②将磷制剂、胰岛素分别加入葡萄糖溶液中；③将水溶性维生素和脂溶性维生素混合后加入脂肪乳剂中；④将含有上述添加物的葡萄糖液、氨基酸液借重力注入3L袋中，最后加入脂肪乳剂；⑤用轻摇的方法混匀袋中内容物。应不间断地一次完成混合、充袋，配好后的TNA在室温下24小时内输完，暂不用者置于4℃保存。

营养液的成分因人而异。在基本溶液中，根据具体病情及血生化检查，酌情添加各种电解质溶液。由于机体无水溶性维生素的贮备，因此肠外营养液中均应补充复方水溶性维生素注射液；短期禁食者不会产生脂溶性维生素或微量元素缺乏，因此，只需在禁食时间超过2～3周者才予以补充。溶液中需加适量胰岛素。

各种特殊患者，营养液的组成应有所改变。糖尿病者应限制葡萄糖用量，并充分补充外源性胰岛素，以控制血糖；可增加脂肪乳剂用量，以弥补供能的不足。对于肝硬化有肝功能异常（血胆红素及肝酶谱值升高）的失代偿期患者，肠外营养液的组成及用量均应有较大的调整。此时肝脏合成及代谢各种营养物质的能力锐减，因此，肠外营养液的用量应减少（约全量的一半）；在营养制剂方面也应作调整，包括改用BCAA含量高的氨基酸溶液，改用兼含LCT/MCT的脂肪乳剂等。并发存在明显低蛋白血症的患者，由于肝脏合成白蛋白的能力受限，因此，需同时补充人体白蛋白，才能较快纠正低白蛋白血症。肾衰竭患者的营养液中，葡萄糖及脂肪乳剂用量一般不受限制，氨基酸溶液则常选用以必需氨基酸（EAA）为主的肾病氨基酸；除非具备透析条件，否则应严格限制入水量。

2. 肠外营养液的输注　可经周围静脉或中心静脉途径给予。前者较简便、无静脉导管引起的并发症，全营养混合液的渗透压不高，可经此途径输注。适用于肠外营养支持时间不长（<2周）、能量需要量不高的患者。后者可经颈内静脉或锁骨下静脉穿刺置管上腔静脉，主要用于肠外营养支持时间较长、营养素需要量较多以致营养液的渗透压较高的患者。近年来经外周导入的中心静脉置管（peripherally inserted central catheter，PICC）临床应用较广。

肠外营养液的输注方法如下。

（1）持续输注法：将预定液体24h内均匀输注，能量与氮同时输入，有节氮作用。临床上常将全营养混合液（TNA）于12～16h输完。

（2）循环输入法：在24h输注过程中先停输葡萄糖8～10h，此间仅输入氨基酸加脂肪乳剂，后单独输入葡萄糖，防止因持续输入高糖营养液刺激胰岛素分泌而抑制体脂分解、促进脂肪合成。在无糖输注期间机体可以利用以脂肪形式储存的过多热能，不易发生脂肪肝。理论上，循环输入较持续输入更接近生理要求，但实际临床效果有待进一步验证。

四、常见并发症及预防

经中心静脉肠外营养需有较严格的技术与物质条件，并发症的发生率及危险性与置管及护理经验密切相关；经周围静脉肠外营养技术操作简单，并发症较少，已有各种类型的外周静脉导管用于周围静脉肠外营养，血栓性静脉炎是限制其应用的主要技术障碍。充分认识肠外营养的各种并发症，采取措施予以预防及积极治疗，是安全实施肠外营养的重要环节。

1. 技术性并发症　与中心静脉插管或留置有关，如穿刺致气胸、血管损伤、神经或胸导管损伤等，空气栓塞是最严重的并发症，一旦发生，后果严重，甚至导致死亡。此类并发症多与穿刺不熟练、经验不足有关。提高穿刺技术，可得以有效预防。

2. 感染性并发症　如下所述。

（1）导管性脓毒症：源于导管，由于输入液的污染、插管处皮肤的感染、其他感染部位的病菌经血行种植于导管而引起导管脓毒症。其发病与置管技术、导管使用及导管护理有密切关系。当患者突然有原因不明的寒战、高热、导管穿出皮肤处发红或有渗出时应考虑有导管脓毒症。发生上述症状后，先作输液袋内液体的细菌培养及血培养；更换新的输液袋及输液管进行输液；观察8小时，若发热仍不退，拔除中心静脉导管，导管端送培养。一般拔管后不必用药，发热可自退。若24小时后发热仍不退，则应加用抗菌药，病情稳定后再考虑重新置管。导管性脓毒症的预防措施有：放置导管应严格遵守无菌技术；避免中心静脉导管的多用途使用，不应用于输注血制品、抽血及测压；应用全营养混合液的全封闭输液系统；置管后进行定期导管护理。

（2）肠源性感染：长期 TPN 时肠道缺少食物刺激而影响胃肠激素分泌，以及体内谷氨酰胺缺乏，可致肠黏膜萎缩，造成肠屏障功能减退、衰竭。其严重后果是肠内细菌、内毒素移位，损害肝脏及其他器官功能，引起肠源性感染，最终导致多器官功能衰竭。应用强化谷氨酰胺的肠外营养液和尽早恢复肠内营养对防治此类并发症有重要作用。

3. 代谢性并发症　从其发生原因可归纳为补充不足、代谢异常及肠外营养途径所致这三个方面的并发症。

（1）补充不足所致的并发症有：①血清电解质紊乱，在没有额外丢失的情况下，肠外营养时每天约需补充钾50mmol、钠40mmol、钙及镁20~30mmol、磷10mmol。由于病情而丢失电解质（如胃肠减压、肠瘘）时，应增加电解质的补充量。临床上常见的是低钾血症及低磷血症；②微量元素缺乏，较多见的是锌缺乏，表现为口周及肢体皮疹、皮肤皱痕及神经炎等。长期肠外营养时还可因铜缺乏而产生小细胞性贫血，铬缺乏可致难控制的高血糖发生。对病程长者，在肠外营养液中常规加入复方微量元素注射液，可预防缺乏症的发生；③必需脂肪酸缺乏（EFAD），长期肠外营养时若不补充脂肪乳剂，可发生必需脂肪酸缺乏症。临床表现有皮肤干燥、鳞状脱屑、脱发及伤口愈合迟缓等。只需每周补充脂肪乳剂一次即可预防。

（2）代谢异常所致的并发症有：①高血糖和高渗性非酮性昏迷，较常见。外科应激患者对葡萄糖的耐受力及利用率降低，若输入葡萄糖浓度过高、速度过快，超过患者代谢利用葡萄糖的速率，就会出现高血糖，持续发展（血糖浓度超过40mmol/L）导致高渗性非酮性昏迷，有生命危险。对高血糖者，应在肠外营养液中增加胰岛素补充，随时监测血糖水平。重症者应立即停输葡萄糖液，以250mL/h速度输入等渗或低渗盐水，纠正缺水、降低血渗透压，用适量胰岛素（10~20U/h）控制血糖，需注意纠正同时存在的低钾血症。在使用双能源经外周静脉输注时，此类并发症减少；②低血糖，外源性胰岛素用量过大，或者高浓度葡萄糖输入时促使机体持续释放胰岛素，若突然停输葡萄糖后可出现低血糖。因很少单独输注高浓度葡萄糖溶液，此类并发症临床已少见；③脂肪代谢异常，脂肪乳剂输入过多、过快可出现高脂血症，做血清浊度试验可测定患者对给予脂肪的廓清能力；④氨基酸代谢异常，若输入氨基酸过量以及未能同时供给足够能量，致使氨基酸作为能量而分解，产生氮质血症；或者体内氨基酸代谢异常，在大量输入缺乏精氨酸的结晶氨基酸溶液后可引起高氨血症。

（3）肠外营养途径所致并发症有：①肝功能异常，表现为转氨酶升高、碱性磷酸酶升高、高胆红素血症。引起肝功能改变的因素很多，最主要的是葡萄糖超负荷引起肝脂肪变性，其他相关因素包括必需脂肪酸缺乏、长期 TPN 时肠道缺少食物刺激、体内谷氨酰胺大量消耗，以及肠黏膜屏障功能降低、内毒素移位等。复方氨基酸溶液中的某些成分（如色氨酸）的分解产物以及可能存在的抗氧化剂（重硫酸钠）等对肝也有毒性作用。应调整肠外营养配方，采用双能源，以脂肪乳剂替代部分能源，减少葡萄糖用量；选用富含支链氨基酸的配方和同时含有中、长链三酰甘油的脂肪乳剂 MCT/LCT。通常由 TPN 引起的这些异常是可逆的，TPN 减量或停用，尽早开始肠内营养可使肝功能恢复；②胆汁淤积、胆囊内胆泥和结石形成，长期 TPN 治疗，因消化道缺乏食物刺激，缩胆囊素等肠激素分泌减少，胆囊功能受损，胆汁淤积，容易在胆囊中形成胆泥，进而结石形成。实施 TPN 3 个月者，胆石发生率可高达 23%。尽早改用肠内营养是预防胆石的最有效的措施。

五、肠外营养支持的注意事项

（1）熟练掌握插管和留置技术，防止与插管、置管有关的并发症发生。

（2）妥善固定静脉导管，防止导管移位。所有操作均应严格遵守无菌技术原则，定期更换输注装置，每日消毒置管口皮肤，更换无菌敷料。勤巡视，勤观察，保持滴注通畅。

（3）营养液现配现用，不得加入抗生素、激素、升压药等，配制过程由专人负责，在层流环境、按无菌操作技术要求进行。配制后的 TNA 液应在 24 小时内输完。暂时不用者，保存于 4℃冰箱内，输注前 0.5~1h 取出，置室温下复温后再输。

（4）根据患者 24h 液体出入量，合理补液，维持水、电解质、酸碱平衡稳定。

（5）掌握合适的输注速度，每小时不超过 200mL，否则利用率下降可致高血糖等。TNA 输注过程应保持连续性，不应突然大幅度改变输液速度。

（6）定期监测全身情况，有无缺水、水肿，有无发热、黄疸等。每天监测血清电解质、血糖及血气分析，3 天后视稳定情况每周测 1~2 次。肝肾功能测定每 1~2 周 1 次。

（7）营养指标（人血白蛋白、转铁蛋白、前白蛋白、淋巴细胞计数等）测定每 1~2 周 1 次，每周称体重，有条件时进行氮平衡测定，评价营养支持效果。

（闵光涛）

第二节 肠内营养

肠内营养（enteral nutrition，EN）是经胃肠道用口服或管饲的方法提供营养基质及其他各种营养素的临床营养支持方法。"只要胃肠道允许，应尽量采用肠内营养"已成为临床营养支持时应遵守的基本原则。

肠内营养与肠外营养相比，制剂经肠道吸收入肝，在肝内合成机体所需的各种成分，整个过程更符合生理；肝可发挥解毒作用；食物的直接刺激有利于预防肠黏膜萎缩，保护肠屏障功能。食物中的某些营养素（谷氨酰胺）可直接被肠黏膜细胞利用，有利于其代谢及增生，而且肠内营养无严重并发症，具有更安全、经济等特点。一般在选择营养支持方式时可依据以下原则：能口服者给予天然饮食是首选，当胃肠功能健全或部分功能存在时，优先采用肠内营养，如胃肠功能障碍较重或患者不能耐受肠内营养时可增加肠外营养以补充不足。周围静脉肠外营养与中心静脉肠外营养之间优先选用周围静脉途径，营养需要量较高或期望短期改善营养状况时可用中心静脉途径，需较长时间营养支持者应设法过渡到肠内营养。

一、肠内营养的适应证

（1）胃肠道功能正常，但存在营养物质需求增加而摄入不足或不能摄入的因素，如发热、感染、大面积烧伤、复杂大手术后及危重病症（非胃肠道疾病）等较长时间应激、妊娠、昏迷、味觉异常、精神问题等，此类应尽量采用肠内营养支持。

（2）胃肠道功能不良，如消化道瘘、短肠综合征、急性坏死性胰腺炎等，营养物质丢失增加或严重吸收不良，应在病情稳定后，尽快由肠外营养过渡到肠内营养。

（3）胃肠道功能基本正常但伴有其他脏器功能不良，如糖尿病、肝肾功能衰竭等。因肠内营养引起糖尿病患者糖代谢紊乱的程度比肠外营养轻，容易控制，所以原则上，只要胃肠功能基本正常，这类患者仍属于肠内营养的适应证。值得注意的是，用于肝肾衰竭者，肠内营养虽对肝肾功能影响较小，但因这类患者往往伴有不同程度的胃肠功能不良，对肠内营养的耐受性较差，因此以减量使用为宜。

若患者存在如颅骨骨折、意识障碍或持续、反复呕吐等误吸危险因素，存在严重腹泻或吸收不良，腹腔或肠道感染、消化道活动性出血、休克以及肠梗阻等情况，均不适宜进行肠内营养支持。

二、肠内营养制剂的种类和选择

可用于肠内营养的制剂很多，为适合机体代谢的需要，其成分均很完整，包括糖类、蛋白质、脂肪或其分解产物，也含有生理需要量的电解质、维生素和微量元素等。肠内营养制剂不同于通常意义的食品，其已经加工预消化，更易消化吸收或无须消化即能吸收。美国 FDA 使用医疗食品（medical foods，MF）定义肠内营养制剂，是指具有特殊饮食目的或为保持健康、需在医疗监护下使用而区别于其他食品。按营养素预消化的程度，肠内营养制剂可分为大分子聚合物和要素膳两大类。选择时应考虑患者的年龄、疾病种类、消化吸收功能、给予途径及患者的耐受力，必要时调整配方。

1. 大分子聚合物　有即用型液体制剂或需配制成一定浓度的溶液方能使用的粉剂，两者最终浓度为 24%，可提供 4.18kJ/ml（1kcal/ml）能量。该制剂以整蛋白为主，其蛋白质源为酪蛋白、乳清蛋白或大豆蛋白；脂肪源是大豆油、花生油、玉米油等植物油，有的还以中链三酰甘油代替长链三酰甘油以利于肠道吸收；糖源为麦芽糖、蔗糖或糊精；此外，还含有多种电解质、维生素及微量元素，通常不含乳糖。溶液的渗透压较低（约 320mmol/L），适用于胃肠功能正常或基本正常者。某些配方还含有谷氨酰胺、膳食纤维等，纤维素可被肠道菌群酵解生成短链脂肪酸（乙酸、丙酸、丁酸等），在促进肠道吸收水分、供应结肠黏膜能量、增加肠系膜血供、促进肠道运动等方面发挥重要作用。近年来，肠内营养制剂的研制和发展较快，已有添加了 ω-3 多不饱和脂肪酸、精氨酸、核糖核酸等成分的产品，在提供营养支持的同时，改善机体免疫状况。

2. 要素膳　是一种化学组成明确、无须消化、可直接被胃肠道吸收的无渣饮食，由容易吸收的单体物质、无机离子及已乳化的脂肪微粒组成，含人体必需的各种营养素。该制剂以蛋白水解产物（或氨基酸）为主，其蛋白质源为乳清蛋白水解产物、肽类或结晶氨基酸，糖源为低聚糖、糊精，脂肪源为大豆油及中链三酰甘油，含多种电解质、维生素及微量元素，不含乳糖和膳食纤维，渗透压较高（470~850mmol/L），适用于胃肠道消化、吸收功能不良者，如消化道瘘，所用的肠内营养制剂即以肽类为主，可减轻对消化液分泌的刺激作用。

三、肠内营养的实施途径

由于肠内营养制剂均有特殊气味，除少数患者可耐受经口服外，多数需经管饲进行肠内营养。用以输注肠内营养液的管道有鼻胃管、鼻十二指肠管、鼻空肠管、胃造口管、空肠造口管或经肠瘘口置管。其途径可经鼻插管或手术造口置管于胃内、十二指肠或空肠内。

1. 经鼻胃管或胃造口　适用于胃肠功能良好的患者。鼻胃管多用于仅需短期肠内营养支持者；胃造口适用于需较长时期营养支持的患者，可在术时完成造口，或行经皮内镜胃造口术（percutaneous endoscopic gastrostomy，PEG）。

2. 经鼻肠管或空肠造口　适用于胃功能不良、误吸危险性较大或胃肠道手术后必须胃肠减压、又需较长时期营养支持者。空肠造口常伴随腹部手术时实施，如经针刺置管空肠造口术（needle catheter jejunostomy，NCJ），也可行经皮内镜空肠造口术（percutaneous endoscopic jejunostomy，PEJ）。

由于经鼻胃管饲食物可能产生胃潴留，胃内容物反流引起呕吐，易误吸导致肺炎，因此临床应用中，多数患者最好将其饲管前端置入十二指肠或空肠近端实施肠内营养。再者，长期放置鼻饲管可引起鼻咽部糜烂，影响排痰，易致肺炎，故预计术后需营养支持者常在术中加做胃造口或空肠造口便于实施肠内营养。如急性重症胰腺炎的病程很长，在病情稳定后（约发病后 3~4 周），可经预置的空肠造口管或鼻空肠管输入肠内营养制剂。由于营养液不经过十二指肠，因此不会刺激胰液分泌而使病情加重。

四、肠内营养的给予方式

能口服的患者每日饮用 6~8 次，每次 200~300mL，必要时加用调味剂。口服不足的能量和氮量可经周围静脉营养补充。经管饲的患者可有下列给予方式。

1. 按时分次给予　适用于饲管端位于胃内和胃肠功能良好者。将配好的肠内营养液用注射器缓缓注入，每日 4~8 次，每次 250~400mL。此方式易引起患者腹胀、腹痛、腹泻、恶心、呕吐等胃肠道反应，尽量不采用。

2. 间隙重力滴注　将配好的营养液置于吊瓶内，经输注管与饲管相连，借助重力缓慢滴注。每次 250~500mL，持续 30~60min，每日滴注 4~6 次。多数患者可以耐受。

3. 连续输注　用与间隙重力滴注相同的装置，在 12~24h 内持续滴注全天量的营养液。采用输液泵可保持恒定滴速，便于监控管理，尤其适用于病情危重、胃肠道功能和耐受性较差、经十二指肠或空肠造口管饲的患者。输注时应注意营养液的浓度、速度及温度。经胃管给予时开始即可用全浓度（20%~24%），滴速约 50mL/h，每日给予 500~1 000mL，3~4 天内逐渐增加滴速至 100mL/h，达到一天所需总量 2 000mL。经空肠管给予时先用 1/4~1/2 全浓度（即等渗液），滴速宜慢（25~50mL/h），从 500~1 000mL/d 开始，逐日增加滴速、浓度，5~7 天达到患者能耐受和需要的最大输入量。

五、肠内营养的常见并发症及预防

肠内营养的常见并发症包括胃肠道、代谢、感染、机械等方面，最常见的是胃肠道并发症，较严重的并发症是误吸。

1. 误吸　多见于经鼻胃管输入营养液者。由于患者存在胃排空迟缓、咳嗽和呕吐反射受损、意识障碍或饲管移位、体位不当等因素，导致营养液反流，发生误吸而引起吸入性肺炎。让患者取 30°半卧位，输营养液后停输 30min，若回抽液量超过 150mL，应考虑有胃潴留，暂停鼻胃管输注，改用鼻空肠管途径可有效预防误吸的发生。

2. 急性腹膜炎　多见于经空肠造口输入肠内营养液者。若患者突然出现腹痛、造口管周围有类似营养液渗出或腹腔引流管引流出类似液体，应怀疑饲管移位致营养液进入游离腹腔。立即停输，尽可能清除或引流出渗漏的营养液，合理应用抗菌药。

3. 恶心呕吐　与患者病情、配方、输注速度有关，避免胃潴留、配方合适、减慢滴速可有效预防。

4. 腹泻、腹胀　发生率为 3%~5%，与输液速度、溶液浓度及渗透压有关，注意营养液应缓慢滴入，温度、浓度适当，避免过量，合理使用抗菌药，可有效控制腹泻、腹胀。因渗透压过高所致的症状，可酌情给予阿片酊等药物以减慢肠蠕动。

六、肠内营养的监测与注意事项

（1）饲管妥善固定，防止扭曲、滑脱，输注前确定导管的位置是否恰当，用 pH 试纸测定抽吸液的酸碱性，或借助 X 线透视、摄片确定管端位置。长时间置管患者应注意观察饲管在体外的标记，了解有无移位。

（2）配制粉剂前详细了解其组成和配制说明，根据患者所需营养量和浓度准确称量，一切用具必须清洁，每日消毒，一次仅配一日用量，分装后置于 4℃冰箱备用，并在 24 小时内用完。输注时保持营养液合适的温度（38~40℃），室温较低时可使用输液加热器将营养液适当加温。

（3）管道管理，每次输注前后均以温开水 20mL 冲洗管道，防止营养液残留堵塞管腔。经常巡视观察，调节合适的滴速，及时处理故障。确保营养管只用于营养液的输注，其他药物由外周静脉给予，防止堵塞管腔。

（4）观察病情、倾听患者主诉，尤其注意有无腹泻、腹胀、恶心、呕吐等胃肠道不耐受症状。如患者出现上述不适，应查明原因，针对性采取措施减慢速度或降低浓度，如对乳糖不耐受，应改用无乳糖配方。

（5）代谢及效果监测，注意监测血糖或尿糖，以便及时发现高血糖和高渗性非酮性昏迷。每日记录液体出入量。定期监测肝、肾功能，血浆蛋白、电解质变化，进行人体测量，留尿测定氮平衡以评价肠内营养效果。

（闵光涛）

第三节　补液

一、液体的选择

临床上有多种成分各异的静脉内用液，可以满足多数外科患者的液体需要，合理地选择用液不仅纠正异常情况，并对肾的额外负担减至最低。等张氯化钠溶液用于替补胃肠道液体的丧失。细胞外液体容量（ECF）短缺，若无浓度和成分明显异常，可以用乳酸林格液替补。此液为生理性液体，以乳酸盐替代碳酸氢钠，前者在储藏期间更稳定，输注以后乳酸盐被肝转化为碳酸氢盐。大量输注该液体以后，对体内液体的正常成分和 pH 的影响是微不足道的，即使在休克状态下，没有必要对乳酸的转化而担忧。

等张盐溶液含钠 154mmol/L 和氯 154mmol/L，氯的浓度大大地高于血清氯的浓度 103mmol/L，所以对肾是一种负担。此氯不能迅速地排出体外，因而产生稀释性酸中毒，使碱性的碳酸氢盐的量相对于碳酸含量降低很多。但在细胞外液容量短缺并有低钠血症、低氯血症和代谢性碱中毒时，该溶液纠正此异常是很理想的。

选择 0.45% 氯化钠和 5% 葡萄糖液以补充无形的水分丧失，补充一些钠可使肾能调节血浆浓度。对不复杂患者作短期补液，加些钾盐也是合理的。5% 氯化钠用于有症状的低钠血症，当浓度和成分异常被纠正以后，余下的容量缺失可用平衡盐溶液补充。

二、术前的液体治疗

1. 纠正容量变化　术前对体内液体评估和纠正是外科医疗的不可分割部分。体内液体异常可分为三种：容量、浓度和成分。在外科患者中，ECF 容量改变是常见和重要的异常。容量改变的诊断完全依赖临床观察。体征的出现不仅取决于 ECF 的绝对量和相对量的丧失，又取决于丧失的速度和相关疾病的体征。

外科患者的容量短缺由于液体向体外流失或者是体内液体再分布至非功能区域，此液体不再参与正常的 ECF 功能。通常两者兼有，而后者易被忽视。ECF 在体内再分布或称为转移是外科疾病中的特殊问题。在个别患者中，这种丧失是巨大的，称之为第三间隙丧失或称为寄存性丧失（parasitic losses），不仅发生在腹腔积液、烧伤或挤压伤，也可发生在腹内器官炎症时的腹膜、腹壁和其他组织。腹膜的面积为 1m^2，当腹膜因扣留液体而稍微增厚时，可使数升液体丧失功能。肠壁和肠系膜的肿胀和液体分泌至肠腔可使更多的液体丧失。肠梗阻引起的液体丧失相当可观。皮下组织的广泛感染（坏死性筋膜炎）也有相似的液体丧失。

ECF 缺失的容量不可能准确测定，只能依赖临床体征的严重程度加以估计的。轻度缺失约为体重的 4%，50kg 体重，缺失 2L；中度缺失为体重的 6%~8%；严重缺失为体重的 10%。急性快速失水时，心血管体征是主要的，无组织体征。应该开始液体的补充，并根据临床观察而随时调节液量。依赖公式或根据单个临床体征来决定补液量是否足够是草率的。通常是根据体征的被纠正、血压脉搏的稳定和每小时尿量为 30~50mL 作为准绳。虽然每小时的尿量作为补充容量的可靠监测，但也可能产生误导，例如在 2~3h 内过量输注葡萄糖超过 50g，可以造成渗透性利尿。甘露醇也可酿成相似的情况，而 ECF 仍十分贫乏。单纯容量短缺或者伴有轻微的浓度和成分异常，应用平衡盐溶液仍是合理的。

2. 液体的滴注速度　滴注速度取决于缺液的严重程度、液体紊乱的类型、继续丧失情况和心功能状态。在最严重的容量短缺时，初始时可每小时滴注 1 000mL 的等张溶液，随情况好转而减速。当滴速超过每小时 1 000mL 时，应密切观察，在此滴速下，部分液体随小便排出而丧失，因为血浆容量暂时扩张的缘故。对老年患者的纠正液体短缺，滴速宜较缓和合适的监测，包括中心静脉压或肺动脉楔压。

3. 纠正浓度异常　若有严重的症状性低钠血症或高钠血症并发容量丧失时，立刻纠正浓度异常直至症状缓解的水平为第一步，一般应用5%氯化钠溶液纠正低钠血症。然后补足容量的缺失，并缓慢地纠正残余的浓度异常。钠缺失量的计算如下：例如30岁男性，70kg，血清钠为120mmol/L。年轻男性的液体量为体重的60%，女性为50%。

体内液体总量 = 70 × 0.60 = 42L

钠短缺 = （140 - 120mmol/L）× 42 = 800mmol

这个估计是根据体内液体总量，因为在细胞内液（ICF）中无这部分按比例增加，ECF的有效渗透压不可能增加，所以公式的应用只作参考。通常在开始时只补充了部分缺失，以缓解急性症状。深入的纠正是依靠纠正容量缺失后肾功能的恢复。若将计算的缺失量快速地全部补充，则可酿成症状性高容量血症，特别是心功能储备力有限的患者。快速纠正低钠血症期间可酿成中心性脑桥和脑桥外髓鞘溶解和造成不可逆的中枢神经系统损坏或死亡。因此，在第一个24h期间，血清钠的升高不可以超出12mmol/L，以后每24h的血清钠的升高低于12mmol/L。在实践中是用增添少量高张盐溶液措施，并反复监测血清钠。

处理中等程度低钠血症伴容量短缺，应立刻开始补充容量，同时纠正血清钠的短缺。在有代谢性碱中毒情况下，开始时应用氯化钠等张溶液。在伴有酸中毒时，用M/6乳酸钠纠正之。用这些溶液纠正血清钠浓度可能只需数升而已，残余的容量缺失用平衡盐溶液补充。

治疗低钠血症伴容量过剩，只需限制水分。在严重的症状性低钠血症时，谨慎地输注小量的高张盐溶液。在心功能储备力低落的患者中，可以考虑腹膜透析。

纠正症状性高钠血症伴容量短缺，缓慢滴注5%葡萄糖液直至症状缓解。若细胞外的渗量（osmolarity）降低太快，可出现惊厥和昏迷，若用平衡盐溶液可能更安全。在无明显的容量缺失时，给水分应慎重，因为可酿成高容量血症，需频繁地测血清钠浓度，一旦液体的量补足，溶质就从肾排出。

4. 纠正成分异常　纠正钾的缺失应该在肾有足够的排出以后。静脉补液中的钾浓度不应超出40mmol/L，只是洋地黄中毒时是一个罕见的例外，但必须作心电图监护。钙和镁在术前很少需要，但有适应证时就应补充，特别是皮下广泛感染、急性胰腺炎和长期饥饿的患者。慢性疾病患者常有ECF容量缺乏的情况，而浓度和成分变化也屡见不鲜。在纠正贫血时要注意长期虚弱患者的血容量是缩小的。

术前预防容量缺少同样重要，术前为了作各种诊断性检查而限制入液量，用泻药或灌肠作肠道准备、造影剂的渗透性利尿作用等使ECF急性丧失，治疗这些损失可预防术中并发症。

三、术中液体管理

术前的ECF容量缺失没有完全补足，清醒状态下患者有代偿能力，但在麻醉诱导后，代偿机制被取消，血压暴跌，术前维护基础需要和纠正液体与电解质的异常丧失可预防此问题的发生。

术中失血不超过400mL一般不需输血，但在腹部大手术期间除失血以外，还有ECF的丧失，如广泛剖割组织可造成水肿和液体积聚在小肠的肠壁、肠腔内和腹腔内，这是寄存性失水、第三间隙水肿或称为ECF的囚禁。ECF也从创口中失去，这失水相对较少，也难定量。这些失水可用平衡盐溶液补充以摆脱术后对盐的不耐受。输注盐溶液不能替代血液的流失。

ECF囚禁量取决于手术创伤；在瘦削患者中做1个小时的胆囊切除手术，液体的丧失大约为数百毫升，而在肥胖患者中做冗长的结肠前切除术，液体丧失可高达数升。液体丧失与创伤组织的面积有关。胸腔和骨科手术的液体丧失小于腹部手术。头颈部手术的液体丧失微不足道。腹部手术的补充平衡盐溶液为每小时0.5~1L，4h的腹部大手术可高达2~3L。应用白蛋白液补充术中ECF的缺失没有必要，而且有潜在的害处。

四、术后液体管理

1. 术后初期　术后补液需综合评估，包括术前、术中的出入液量和生命体征与尿量。首先要纠正缺失，然后给维持量液体。若患者接受或丧失大量液体而出现并发症时，这就难于估计以后24h的液体需要量。在这样的情况下，在一段时间内给1L静脉用液，反复校正，直至把情况弄清，以后就容易管理了。

ECF的囚禁在术后12h或更长期间内仍在进行，表现为循环的不稳定，所以要不时地端详患者的神志、瞳孔、呼吸道通畅程度、呼吸类型、脉率和脉容量、皮肤暖和度、颜色、体温和每小时尿量30～50mL，再结合手术操作的情况和术中补液。数升血管外ECF被拘留在受伤的区域内，只表现为少尿、轻度血压下挫和快速的脉率。循环不稳定时，应肯定有无持续的丧失或有其他原因存在，再另加1 000mL平衡盐溶液作为进一步容量补充，常可解决问题。

在术后24h内给钾盐是无知愚昧之举，除非有确切缺钾，特别重要的是患者遭受冗长的手术创伤、一次或多次低血压的插曲和创伤后出血性低血压，少尿性或隐匿性多尿性肾衰竭可演变出来，很少的钾盐也是有害的。

2. 术后后期　术后恢复期的液体管理是准确地测定和补充所有丧失的液体。注意胃肠道丧失的液体。无形的液体丧失量较恒定，平均为每天600～900mL。高代谢、高通气和发热时，每天失液可达1 500mL，此无形丧失可用5%葡萄糖补充。在术后并发症的患者中，此丧失可被过度分解代谢的水分作部分的抵消，特别是这些并发症和少尿性肾衰竭有关。

分解代谢产物的排出大约需要1L液体的补充（每天800～1 000mL）。在肾功能正常的患者中，可以给5%葡萄糖，因为肾能保留钠，使每天的钠排出少于1mmol。但没有必要使肾达到如此程度的应力，可以在给水的基础上给小量的钠以涵盖经肾丧失的钠。有漏盐性肾的老年患者或脑外伤患者，若只给水而不补充钠，可以发展至隐匿性低钠血症。在这样的环境下尿钠的排出可能超过100mmol/L，每天钠的丧失相当可观。测量尿钠有利于准确的补充。液量补充并不以尿量毫升对毫升来计算，在已知的一天中，尿排出量为2 000～3 000mL，只不过表示术中的输液过多而发生利尿作用，若按尿排出量补充如此大量的液体，尿排出量可能还要增加。

有形的失液是指可以测出的，或可估计出来的，如出汗。胃肠道的失液是等张的或稍为低张的，可补充等张盐溶液，以容量对容量补充。若这些丧失液体高于或低于等张性，则可以调节水分的输注。出汗失液不会成为问题，但发热每升1℃每天失液可超过250mL。过多出汗也有钠的丧失。

术后无并发症，静脉补液2～3d，没有必要监测血清电解质，除非长期静脉补液和过量失液者，则需经常检测血清钠、钾和氯的水平，以及CO_2结合力，根据结果调节补液的成分。

补充液体的速度应该稳定，时间要超过18～24h。时间太短和滴速太快反而引起盐溶液的过量丧失。钾的补充量根据肾每天排出的基本量为40mmol、胃肠每天丧失20mmol/L。补充不适当可延长术后的肠麻痹和隐匿性的顽固性代谢性碱中毒。钙和镁的补充根据需要而定。

五、术后患者的特殊情况

1. 容量过多　这是等张盐溶液输注超出容量的丧失。肾无法排出更多的钠，而水分在不断丧失以致酿成高钠血症。早期症状为体重增加。在分解代谢期间，每天应减轻0.12～0.23kg。其他症状为眼睑沉重、嘶哑、活动后呼吸困难和周边水肿。中心静脉压和肺动脉楔压可提供液体状态的信息。

2. 低钠血症　发生在水分输注补替含构液体的丧失，或水分输注超过水分丧失。但在肾功能正常时，一般不易发生低钠血症。在高血糖症时，葡萄糖产生渗透压力使细胞内水分出来，ECF增加，产生稀释性低钠血症。在正常值的血糖基础上每增加100mg葡萄糖时，血清钠下降2mmol/L。若患者的血清钠为128mmol/L和血糖为500mg/dl时，则血清钠降低8mmol/L。若将血糖纠正至正常时，血清钠将恢复至136mmol/L。同样血清尿素升高时，血清钠也下降，当BUN超出正常值30mg/dl时，血清钠下降2mmol/L。

3. 钠丧失以水分补充　以5%葡萄糖液或低张盐溶液补充胃肠道或等张液的丧失是常见的错误。在脑外伤或肾疾病患者的尿浓缩功能丧失，以致尿的盐浓度很高，达到50～200mmol/L。前者是由于抗利尿激素分泌过多使水滞留，后者为耗盐肾，常见于老年患者。在这些患者中输注5%葡萄糖最终造成低钠血症。若诊断有疑问，应测尿钠浓度。低钠血症而肾功能正常者，尿内应无钠。

4. 尿量减少 少尿无论是肾前性或肾性，应该限制入液量。细胞分解代谢和含氮废物引起的代谢性酸中毒可使细胞释放出水分，所以内源性水分使水的需求总量减少。

5. 内源性水的释放 手术后的第5~10d，患者以静脉补液维持而无足够的热量补充，患者可以从过度的细胞分解代谢中获取相当量的水分，最大的量每天500mL，因而应减少外源性水分。

6. 细胞内转移 全身性细菌性脓毒症常伴有血清钠浓度急骤下挫，对这种突然性变化的机制尚不清楚，但常兼有ECF的丧失，表现为间质内或细胞内液体的拘留。治疗原则是限制游离水、恢复ECF容量和治疗脓毒血症。

7. 高钠血症 血清钠超过150mmol/L虽不常见，但很危险。肾功能正常时高钠血症也可发生。ECF的高渗性使细胞内水分转移至ECF内。在此情况下，高血清钠表示体内水分总量缺少，常由于水分的过多丧失，也可能由于用含盐溶液补充水分的丧失。

8. 过量的肾外性水分丧失 代谢增加，特别是发热，通过出汗的挥发，水分丧失可达到每天数升之多。在干燥的环境下，每分通气量过多，每天从气管切开处丧失的水分可达1~1.5L。烧伤创口挥发也使不少水分丧失。

9. 肾丧失的水分增加 缺氧可损伤远端肾小管和肾集合管，中枢神经外伤引起抗利尿激素缺少，大量的贫溶质尿排出，此情况发生在严重外伤和手术创伤。

10. 溶质负荷 摄入高蛋白后，尿素的渗透负荷（osmotic load）增加，因此需要排出大量的水分。饮食中每克蛋白需要给7mL的水。渗透性利尿剂如甘露醇、尿素和葡萄糖可使大量尿液排出，水分的丧失超过钠的丧失。高血糖症是严重高钠血症的最常见的病因，糖尿可产生渗透性利尿，排出大量贫盐尿液，而产生高钠血症和ECF的短缺。若不纠正，数天后可出现非酮性高渗性昏迷。治疗措施是降低血糖，并用0.45%氯化钠溶液纠正严重的容量缺失。

11. 高排性肾衰竭 急性肾衰竭而无少尿期，每天尿量大于1 000~1 500mL，可以高至3~5L，而BUN升高。此情况常难于发觉和识别。通过系列的BUN和血清电解质测定可以发觉，可用含乳酸盐溶液控制代谢性酸中毒。从胃肠道丧失、等张液丧失或肾排出钠所酿成的更严重的酸中毒，可用氯化钠溶液补充。

高排出量的肾衰竭的主要危险是没有发觉而给钾盐。开始时该类患者对外源性钾非常敏感。在病程的后期，正常的钾维持量是需要的。

高排出量肾衰竭患者若限制水分，高血钠症可迅速出现而尿量并不减少。BUN升高在下降趋势之前，平均持续8~12d。血/尿的尿素比例为1∶10直至持续至BUN浓度的降低。此病损的特性在功能上是肾小球滤过率（GFR）降低为正常的20%。在BUN已下降后1~3周内，对加压素完全抗拒。在以后的6~8周GFR逐渐上升，对加压素反应也变为正常。不能识别此病的危险性是高钾血症、高钠血症或酸中毒，可能酿成死亡悲剧。

（闵光涛）

第二章

外科输血

第一节　输血的适应证、输血技术和注意事项

一、适应证

1. **大量失血**　主要是补充血容量，用于治疗因手术、严重创伤或其他各种原因所致的低血容量休克。补充的血量、血制品种类应根据失血的多少、速度和患者的临床表现而定。①凡一次失血量低于总血容量10%（500mL）者，可通过机体自身组织间液向血循环的转移而得到代偿。②当失血量达总血容量的10%~20%（500~1 000mL）时，应根据有无血容量不足的临床症状及其严重程度，同时参照血红蛋白和血细胞比容（HCT）的变化选择治疗方案。患者可表现为活动时心率增快，出现体位性低血压。此时可输入适量晶体液、胶体液或少量血浆代用品。③若失血量达总血容量20%（1 000mL）时，除有较明显的血容量不足、血压不稳定外，还可出现 HCT 下降。此时，除输入晶体液或胶体液补充血容量外，还应适当输入浓缩红细胞（CRBC）以提高携氧能力。④超过30%时，可输全血与CRBC各半，再配合晶体和胶体液及血浆以补充血容量。由于晶体液维持血容量作用短暂，需求量大，故应多增加胶体液或血浆蛋白量比例，以维持胶体渗透压。⑤当失血量超过50%且大量输入库存血时，还应及时发现某些特殊成分如清蛋白（白蛋白）、血小板及凝血因子的缺乏，并给予补充。

2. **贫血或低蛋白血症**　常因慢性失血、烧伤、红细胞破坏增加或白蛋白合成不足所致。手术前应结合检验结果输注 CRBC 纠正贫血；补充血浆或白蛋白治疗低蛋白血症。

3. **凝血异常**　输入新鲜冰冻血浆以预防和治疗因凝血异常所致的出血。根据引起凝血异常的原因补充相关的血液成分可望获得良效，如血友病者输Ⅷ因子或抗血友病因子（AHF）；纤维蛋白原缺乏症者补充纤维蛋白原或冷沉淀制剂；血小板减少症或血小板功能障碍者输血小板等。

4. **重症感染**　全身性严重感染或脓毒症、恶性肿瘤化疗后致严重骨髓抑制继发性感染者，当中性粒细胞低下和抗生素治疗效果不佳时，可考虑输入浓缩粒细胞控制感染。但因输粒细胞有引起肺部并发症、巨细胞病毒感染等不良反应，故使用受到限制。

一般 Hb > 100g/L 不需要输血；Hb < 70g/L 可输入浓缩红细胞；Hb 为 70~100g/L 时，应根据患者的具体情况来决定是否输血。对于可输可不输的患者应尽量不输。

二、输血技术

1. **途径**　输血的主要途径有两条，即静脉输血和动脉输血。①静脉输血：是最简便易行和常规输血途径，通常用来输液的浅表静脉均可用作输血。病情紧急而静脉穿刺困难或施行大手术时，可通过静脉切开，将导管插入中心静脉，进行快速输血。输血方法一般采用间接重力滴输法，对塑料血袋施压或使用专门的加压输血器，可加快输血速度。如无专门的输血器材时，可用50mL注射器，先抽好一定量的枸橼酸钠溶液（每50mL血液内需加2.5%~3.8%枸橼酸钠溶液5mL），套上粗针头，从供者抽出所需血量，直接输给患者。②动脉输血：可直接恢复心肌和中枢神经系统的供血，兴奋血管分叉部受体，

升压效果明显，但进一步研究表明，中心静脉快速输血，可以收到同样效果。因此，目前已很少采用。

2. 速度　输血速度需根据患者的具体情况来决定，成人一般调节在每分钟 4~6mL，老年或心脏病患者每分钟约 1mL，小儿每分钟为 10 滴左右。对大量出血引起的休克，应快速输入所需的血量；对血容量正常的贫血，则每次输血量不可过多，以 200~400mL 为宜。

三、注意事项

输血前必须仔细核对患者和供血者姓名、血型和交叉配合血单，并检查血袋是否渗漏，血液颜色有无异常。除了生理盐水外，不可向全血或浓缩红细胞内加入任何药物，以免产生药物配伍禁忌或溶血。例如，加入葡萄糖液，会使输血器内剩余的红细胞发生凝集，随之发生溶血。输血过程中要严密观察患者有无不良反应，检查体温、脉搏、血压及尿的颜色等。输血完毕后，血袋应保留 2 小时，以便必要时进行化验复查。

（王学民）

第二节　输血的并发症及防治

输血可发生各种不良反应和并发症，严重者甚至危及生命。但是，只要严格掌握输血指征，遵守输血操作规程，大多数输血并发症是可以预防的。

一、发热反应

发热反应是最常见的早期输血并发症之一。多发生于输血开始后 5 分钟~2 小时内。主要表现为畏寒、寒战和高热，体温可上升至 39~40℃，输血时伴有头痛、出汗、恶心、呕吐及皮肤潮红。症状持续 30 分钟至 2 小时后逐渐缓解。少数反应严重者还可出现抽搐、呼吸困难、血压下降，甚至昏迷。全身麻醉时很少出现发热反应。

1. 原因　①免疫反应：常见于经产妇或多次接受输血者，因体内已有白细胞或血小板抗体，当再次输血时可与输入的白细胞或血小板发生抗原抗体反应而引起发热。②致热原：所使用的输血器具或制剂被致热原（如蛋白质、死亡细菌或细菌的代谢产物等）污染而附着于贮血的器具表面，随血输入体内后引起发热反应。目前此类反应已少见。③细菌污染和溶血：早期或轻症细菌污染和溶血可仅表现为发热。

2. 治疗　发热反应出现后，应首先分析可能的病因。对于症状较轻的发热反应可先减慢输血速度，病情严重者则应停止输血。畏寒与寒战时应注意保暖，出现发热时可服用阿司匹林。伴寒战者可肌内注射异丙嗪 25mg 或哌替啶 50mg。

3. 预防　应强调输血器具严格消毒、控制致热原。对于多次输血或经产妇患者应输注不含白细胞和血小板的成分血（如洗涤红细胞）。

二、过敏反应

过敏反应多发生在输血数分钟后，也可在输血中或输血后发生。表现为皮肤局限性或全身性瘙痒或荨麻疹。严重者可出现支气管痉挛、血管神经性水肿、会厌水肿，表现为咳嗽、喘鸣、呼吸困难以及腹痛、腹泻。甚至过敏性休克乃至昏迷、死亡。

1. 原因　①患者因多次输注血浆制品，体内产生多种抗血清免疫球蛋白抗体，尤以抗 IgA 抗体为主。或有些免疫功能低下的患者，体内 IgA 低下或缺乏，当输血时便对其中的 IgA 发生过敏反应。②过敏性体质患者对血中蛋白类物质过敏，或过敏体质的供血者随血将其体内的某种抗体转移给患者，当患者再次接触该过敏源时，即可触发过敏反应。此类反应的抗体常为 IgE 型。

2. 治疗　当患者仅表现为局限性皮肤瘙痒或荨麻疹时，不必停止输血，可口服抗组胺药物如苯海拉明 25mg，并严密观察病情发展。反应严重者应立即停止输血，皮下注射肾上腺素（1：1 000，0.5~

1mL）和（或）静脉滴注糖皮质激素（氢化可的松100mg加入500mL葡萄糖盐水）。并发呼吸困难者应作气管插管或切开，以防窒息死亡。

3. 预防　①有过敏史者不宜献血。②献血员在采血前4小时应禁食。③对有过敏史患者，在输血前半小时同时口服抗过敏药和静脉输注糖皮质激素。④IgA水平低下或检出IgA抗体的患者，应输不含IgA的血液、血浆或血液制品。如必须输红细胞时，应输洗涤红细胞。

三、溶血反应

溶血反应是最严重的输血并发症。发生溶血反应患者的临床表现有较大差异，与所输的不合血型种类、输血速度与数量以及所发生溶血的程度有关。

典型的症状为患者输入十几毫升血型不合的血后，立即出现沿输血静脉的红肿及疼痛、寒战、高热、呼吸困难、腰背酸痛、头痛、胸闷、心率加快乃至血压下降、休克，随之出现血红蛋白尿和溶血性黄疸。溶血反应严重者可因免疫复合物在肾小球沉积，或因发生弥散性血管内凝血（DIC）及低血压引起肾血流减少而继发少尿、无尿及急性肾衰竭。术中的患者由于无法主诉症状，最早征象是不明原因的血压下降和手术野渗血。

延迟性溶血反应（DHTR）多发生在输血后7~14天，表现为原因不明的发热、贫血、黄疸和血红蛋白尿，一般症状并不严重。近年，DHTR被重视主要是由于它可引起全身炎症反应综合征（SIRS），表现为体温升高或下降，心律失常，白细胞溶解及减少，血压升高或外周血管阻力下降甚至发生休克、急性呼吸窘迫综合征（ARDS），甚至致多器官功能衰竭。

1. 原因　①绝大多数是因误输了ABO血型不合的血液引起，是由补体介导、以红细胞破坏为主的免疫反应。②由于A亚型不合或Rh及其他血型不合时也可发生溶血反应。③溶血反应还可因供血者之间血型不合引起，常见于一次大量输血或短期内输入不同供血者的血液时。④在输入有缺陷的红细胞后可引起非免疫性溶血，如血液贮存、运输不当，输入前预热过度，血液中加入高渗、低渗性溶液或对红细胞有损害作用的药物等。⑤受血者患自身免疫性贫血时，其血液中的自身抗体也可使输入的异体红细胞遭到破坏而诱发溶血。

2. 治疗　当怀疑有溶血反应时应立即停止输血：①核对受血者与供血者姓名和血型，并抽取静脉血离心后观察血浆色泽，若为粉红色即证明有溶血。②尿潜血阳性及血红蛋白尿也有诊断意义。③收集供血者血袋内血和受血者输血前后血样本，重新作血型鉴定、交叉配合试验及作细菌涂片和培养，以查明溶血原因。

对患者的治疗包括：①抗休克：应用晶体、胶体液及血浆以扩容，纠正低血容量性休克，输入新鲜同型血液或输浓缩血小板或凝血因子和糖皮质激素，以控制溶血性贫血。②保护肾功能：可给予5%碳酸氢钠250mL，静脉滴注，使尿液碱化，促使血红蛋白结晶溶解，防止肾小管阻塞。当血容量已基本补足，尿量基本正常时，应使用甘露醇等药物利尿以加速游离血红蛋白排出。若有尿少、无尿，或氮质血症、高钾血症时，则应考虑行血液透析治疗。③若DIC明显，还应考虑肝素治疗。④血浆交换治疗：以彻底清除患者体内的异形红细胞及有害的抗原抗体复合物。

3. 预防　①加强输血、配血过程中的核查工作。②严格按照输血的规程操作，不输有缺陷的红细胞，严格把握血液预热的温度。③尽量行同型输血。

四、细菌污染反应

虽然发生率不高，但后果严重。患者的反应程度依细菌污染的种类、毒力大小和输入的数量而异。若污染的细菌毒力小、数量少时，可仅有发热反应。反之，则输入后可立即出现内毒素发生休克（如大肠杆菌或绿脓杆菌）和DIC。临床表现有烦躁、寒战、高热、呼吸困难、恶心、呕吐、发绀、腹痛和休克。也可以出现血红蛋白尿、急性肾衰竭、肺水肿，致患者短期内死亡。

1. 原因　由于采血、贮存环节中无菌技术有漏洞而致污染，革兰阴性杆菌在4℃环境生长很快，并可产生内毒素。有时也可为革兰阳性球菌污染。

2. 治疗 ①立即中止输血并将血袋内的血液离心，取血浆底层及细胞层分别行涂片染色细菌检查及细菌培养检查。②采用有效的抗感染和抗休克治疗，具体措施与感染性休克的治疗相同。

3. 预防 ①严格无菌制度，按无菌要求采血、贮血和输血。②血液在保存期内和输血前定期按规定检查，如发现颜色改变、透明度变浊或产气增多等任何有受污染的可能时，不得使用。

五、循环超负荷

常见于心功能低下、老年、幼儿及低蛋白血症患者，由于输血速度过快、过量而引起急性心衰和肺水肿。表现为输血中或输血后突发心率加快、呼吸急促、发绀或咳吐血性泡沫痰。有颈静脉怒张、静脉压升高，肺内可闻及大量湿啰音。胸片可见肺水肿表现。

1. 原因 ①输血速度过快致短时间内血容量上升超出了心脏的负荷能力。②原有心功能不全，对血容量增加承受能力小。③原有肺功能减退或低蛋白血症不能耐受血容量增加。

2. 治疗 立即停止输血。吸氧，使用强心剂、利尿剂以除去过多的体液。

3. 预防 对有心功能低下者要严格控制输血速度及输血量，严重贫血者以输浓缩红细胞为宜。

六、输血相关的急性肺损伤

输血相关的急性肺损伤（TRAM）的发生机制为供血者血浆中存在白细胞凝集素或 HLA 特异性抗体所致。临床上 TRALI 常与肺部感染、吸入性肺炎或毒素吸收等非输血所致的 ARDS 难以区别。TRALI 也有急性呼吸困难、严重的双侧肺水肿及低氧血症，可伴有发热和低血压，后者对输液无效。这些症状常发生在输血后 1~6 小时内，其诊断应首先排除心源性呼吸困难。TRALI 在及时采取有效治疗（插管、输氧、机械通气等）后，48~96 小时内临床和生理学改变都将明显改善。随着临床症状的好转，X 线肺部浸润在 1~4 天内消退，少数可持续 7 天。预防 TRALI 的措施为，不采用多次妊娠供血者的血浆作为血液制品，可减少 TRALI 的发生率。

七、输血相关性移植物抗宿主病

输血相关性移植物抗宿主病（TA－GVHD）是由于有免疫活性的淋巴细胞输入有严重免疫缺陷的受血者体内以后，输入的淋巴细胞成为移植物并增殖，对受血者的组织起反应。患者发病前常已有免疫力低下、低蛋白血症、淋巴细胞减少或骨髓抑制等异常。临床症状有发热、皮疹、感染、肝炎、腹泻和骨髓抑制，发展恶化可致死亡。TA－GVHD 无有效的治疗手段，故应注重预防。对用于骨髓移植、加强化疗或放射疗法的患者所输注的含淋巴细胞的血液成分，应经过射线辐照等物理方法去除免疫活性淋巴细胞。

八、疾病传播

病毒和细菌性疾病可经输血途径传播。病毒包括 EB 病毒、肝炎病毒、HIV 和人类 T 细胞白血病病毒（HTLV）Ⅰ、Ⅱ型等；细菌性疾病如布氏杆菌病等。其他还有梅毒、疟疾等。以输血后肝炎和疟疾多见。预防措施有：①严格掌握输血适应证；②严格进行献血员体检；③在血制品生产过程中采用有效手段灭活病毒；④自体输血等。

（王学民）

第三节 自体输血

自体输血（autologous blood transfusion）或称自身输血（autotransfusion）是收集患者自身血液后在需要时进行回输。主要特点是既可节约库存血，又可减少输血反应和疾病传播，且不需检测血型和交叉配合试验。目前外科自体输血常用的有三种方法。

一、预存式自体输血

选择符合条件的择期手术患者，于手术前若干日内，定期反复采血贮存，然后在手术时或急需时输还患者。

对患者选择条件的标准与血液稀释回输的要求相同。手术前采取自体血，一次采血量不超过总量的12%；采血量为总血量10%时，相等于血库同种血供血者的采血量。如患者无脱水，不需补充任何液体；如一次采血量达到12%时，最好能适当补充晶体液。采取的血液可预存于血库内，时间一般不宜超过10日。如果去除血浆，将余下的压积红细胞保存在 -80℃冰箱内，则冰冻的红细胞可保存数月至数年之久。在采血期间口服硫酸亚铁 200~300mg，每天3次，对红细胞再生和防止贫血有一定作用。

凡有以下情况者，应列为自体输血的禁忌证；①血液受胃肠道内容物、消化液或尿液等污染者。②血液可能受恶性肿瘤细胞沾污者。③有脓毒血症或菌血症者。④并发心功能不全、阻塞性肺部疾病、肝肾功能不全或原有贫血者。⑤胸、腹腔开放性损伤，超过4小时以上者。⑥凝血因子缺乏者等。

二、回收式自体输血

常采用自体输血装置，抗凝和过滤后再回输给患者。在下列情况可采用：①腹腔或胸腔内出血，如脾破裂、异位妊娠破裂。②估计出血量在100mL以上的大手术，如大血管手术、体外循环下心内直视手术、肝叶切除术等。③手术后引流血液回输，是近几年开展的新技术，回输时必须严格无菌操作，一般仅能回输术后6小时内的引流血液。自体失血回输的总量最好限制在 3 500mL内，大量回输时适当补充新鲜冰冻血浆或多血小板血浆。

三、稀释式自体输血

临手术前自体采血，用血浆增量剂去交换失血，因而患者的血容量保持不变，而血液处于稀释状态。所采取的血，可在手术中或手术后补给。适量的血液稀释不会影响组织供氧和血凝机制，而有利于降低血液黏稠度，改善微循环等作用。

只要没有禁忌证，血液稀释回输对预计术中失血达1~2L的大多数手术都适用，具体方法是在麻醉后，手术开始前，开放二条静脉通路。一条静脉采血，采血量取决于患者状况和术中可能的失血量，一般为患者血容量的20%~30%，以红细胞不低于25%，白蛋白30g/L以上，血红蛋白100g/L左右为限，采血速度约为5分钟200mL。

在采血同时，经另一条静脉滴注血浆增量剂，如电解质平衡代血浆、羟乙基淀粉氯化钠代血浆和右旋糖酐氯化钠代血浆。在这个过程中，要保持患者的血容量正常。采集的血液可保存于4℃冰箱内，如果手术时间短，也可保存于室温条件下。当手术中失血量超过300mL时，可开始输给自体血。先输最后采取的血，因为最先采取的血液，最富于红细胞和凝血因子，宜留在最后输入。

（王学民）

第四节　血液成分制品和血浆增量剂

一、血液成分制品

由于应用血液成分输血具备许多优点，对于血液成分制品的研究，迅速取得进展，并且在临床上日益受到重视和推广。血液成分为血细胞、血浆和血浆蛋白成分三大类。

1. 血细胞　如下所述。

（1）红细胞制品：浓缩红细胞、洗涤红细胞、冰冻红细胞、去白细胞的红细胞。

（2）白细胞制剂：主要有浓缩白细胞（leukocyte concentrate）。但由于输注后并发症多，现已较少应用。

（3）血小板制剂：血小板的制备有机器单采法与手工法，前者可自由控制，且容易达到所规定的治疗剂量，产品中红细胞和白细胞污染量低，可减少或延迟同种免疫反应，同时可最大限度地减少肝炎等疾病的传播。血小板制剂可用于再生障碍性贫血和各种血小板低下的患者及大量输库存血或体外循环手术后血小板锐减的患者。成人输注 2 袋血小板 1 小时后血小板数量可至少增加 $5 \times 10^9/L$。

2. 血浆成分　有新鲜冰冻血浆、冰冻血浆和冷沉淀三种。新鲜冰冻血浆（FFP）是全血采集后 6 小时内分离并立即置于 20 ~ 30℃ 保存的血浆。冰冻血浆（FP）则是 FFP 4℃ 下融解时除去冷沉淀成分冻存的上清血浆制品。

（1）FFP 和 FP：两种血浆的主要区别是 FP 中Ⅷ因子（FⅧ）和Ⅴ因子（FV）及部分纤维蛋白原的含量较 FFP 低，其他全部凝血因子和各种血浆蛋白成分含量则与 FFP 相同，二者皆适用于多种凝血因子缺乏症、肝胆疾病引起的凝血障碍和大量输库存血后的出血倾向。对血友病或因 FⅧ 和 FV 缺乏引起的出血患者均可应用 FFP。

（2）冷沉淀（cryoprecipitate，Cro）：FFP 在 4℃ 融解时不融的沉淀物，因故得名。每袋 20 ~ 30mL 内含纤维蛋白原（至少 150mg）和 FⅧ（80 ~ 120U 以上）及血管性假血友病因子（VW 因子）。主要用于血友病甲、先天或获得性纤维蛋白缺乏症等。

3. 血浆蛋白成分　包括白蛋白制剂、免疫球蛋白及浓缩凝血因子。

（1）白蛋白制剂有 5% 、20% 和 25% 三种浓度。常用者为 20% 的浓缩白蛋白液，可在室温下保存，体积小，便于携带与运输。当稀释成 5% 溶液应用时不但能提高血浆蛋白水平，且可用来补充血容量，效果与血浆相当；如直接应用时尚有脱水作用，适用于治疗营养不良性水肿，肝硬化或其他原因所致的低蛋白血症。

（2）免疫球蛋白：包括正常人免疫球蛋白（肌内注射用）、静脉注射免疫球蛋白和针对各种疾病的免疫球蛋白（抗乙肝、抗破伤风及抗牛痘等）。肌内注射免疫球蛋白多用于预防病毒性肝炎等传染病，静脉注射丙种球蛋白用于低球蛋白血症引起的重症感染。

（3）浓缩凝血因子：包括抗血友病因子（AHF）、凝血酶原复合物（Ⅸ因子复合物）、浓缩Ⅷ、抗凝血酶Ⅲ（AT‐Ⅲ）和纤维蛋白原制剂等。用于治疗血友病及各种凝血因子缺乏症。其中Ⅻ因子复合物有利于促进伤口愈合。

二、血浆增量剂

血浆增量剂（plasma volume expander），是经天然加工或合成的高分子物质制成的胶体溶液，可以代替血浆以扩充血容量。其分子量和胶体渗透压近似血浆蛋白，能较长时间在循环中保持适当浓度，不在体内蓄积，也不会导致红细胞聚集、凝血障碍及切口出血等不良反应。产品无抗原性和致敏性，对身体无害。

临床常用的包括右旋糖酐、羟乙基淀粉和明胶制剂。

1. 右旋糖酐　是蔗糖经过肠膜状明串球菌分解而成的一种多糖类物质。临床上用来作为增加血容量的有下列两种：

（1）中分子量右旋糖酐：平均分子量 75 000，胶体渗透压高，能从组织中吸收水分保持于循环内，因而有增加血容量的作用，能维持 6 ~ 12 小时。因为血小板和血管壁可能被右旋糖酐所覆盖而引起出血倾向，24 小时用量不宜超过 1 000 ~ 1 500mL。

（2）低分子右旋糖酐：平均分子量为 40 000 左右，输入后在血中存留时间短，增加血容量的作用仅维持 1.5 小时。低分子右旋糖酐有渗透性利尿作用，注入后 3 小时自肾排出 50%。其主要用于降低血液黏稠度和减少红细胞凝聚作用，因而可改善微循环和组织灌流量。对血小板减少或有出血倾向的患者，最好避免应用。低分子右旋糖酐可进入肾小管细胞，由于渗透作用，促使肾小管细胞严重肿胀，以致管腔闭塞，引起急性肾功能不全。少尿患者用低分子右旋糖酐应慎重。

临床上使用右旋糖酐需注意以下情况：①右旋糖酐不含红细胞，无携氧能力，大量失血时，尚应输入一定量的全血。②会发生红细胞假凝集现象，在作血型鉴定和交叉配合试验时应注意。③大量输入右旋糖酐后，有时会引起凝血障碍，可能与血小板及Ⅳ因子活力降低有关。④偶可出现过敏反应，甚至休克，原因尚不明了。

2. 羟乙基淀粉（HES）代血浆　由玉米淀粉制成。6%羟乙基淀粉输入人体后，在血中存留率4小时为80%。24小时为60%，以后血中浓度逐渐降低，并很快从尿排出。羟乙基淀粉无毒性、抗原性和过敏反应，对凝血无影响。羟乙基淀粉注射液为6%羟乙基淀粉等渗氯化钠溶液，近年来应用较多的是6%羟乙基淀粉的电解质平衡代血浆，其电解质与血浆相近，含有钠、钾、氯和镁离子，并含有碳酸氢根，能提供碱储备，是一种较好的血浆增量剂。它不仅具有补充血容量，维持胶体渗透压的作用，尚能补充功能性细胞外液的电解质成分，预防及纠正大量失血和血液稀释后可能产生的酸中毒，效果优于羟乙基淀粉氯化钠血浆。临床上多用于血液稀释疗法，治疗各种微循环障碍性疾病。

（王学民）

第三章

普通外科常用诊疗技术

第一节　淋巴结活检术

一、概述

　　淋巴结活检是临床上最常见的诊断疾病和判断病情的重要方法，最常见的淋巴结活检部位包括颈部、腋窝和腹股沟淋巴结等，具体部位需根据淋巴结肿大情况和具体病情决定。本节以颈部斜方肌旁淋巴结活检为例进行介绍。

二、适应证

　　（1）性质不明的淋巴结肿大，经抗感染和抗结核治疗效果不明显。
　　（2）可疑的淋巴结转移癌，需做病理组织学检查以明确诊断者。
　　（3）拟诊淋巴瘤或为明确分型者。

三、禁忌证

　　（1）淋巴结肿大并伴感染、脓肿形成，或破溃者。
　　（2）严重凝血功能者。

四、操作方法

　　1. 体位　仰卧位，上半身稍高，背部垫枕，颈部过伸，头上仰并转向健侧。严格消毒、铺巾。采用利多卡因局部浸润麻醉。
　　2. 切口　根据病变部位选择。原则上切口方向应与皮纹、神经、大血管走行相一致，以减少损伤及瘢痕挛缩。前斜方肌旁淋巴结切除时采用锁骨上切口。在锁骨上一横指，以胸锁乳突肌外缘为中点，做一长2cm左右的切口。
　　3. 切除淋巴结　切开皮下、皮下组织和颈阔肌，向中线拉开（或部分切断）胸锁乳突肌，辨认肩胛舌骨肌。可牵开或切断以暴露肿大的淋巴结。于锁骨上区内将颈横动、静脉分支结扎，钝性分离位于斜方肌及臂丛神经前面的淋巴结，结扎、切断出入淋巴结的小血管后，将淋巴结切除。如淋巴结已融合成团，或与周围及外缘组织粘连紧时，可切除融合淋巴结中一个或部分淋巴结，以做病理检查。创面仔细止血，并注意有无淋巴漏，如有淋巴液溢出，应注意结扎淋巴管。必要时切口内放置引流片。如切断肌肉，应对端缝合肌肉断端。缝合切口。

五、并发症

　　淋巴结活检的可能并发症包括：①创面出血；②切口感染；③淋巴漏；④损伤局部神经等。

六、注意事项

（1）颈部淋巴结周围多为神经、血管等重要组织，术中应做细致的钝性分离，以免损伤。

（2）锁骨上淋巴结切除时，应注意勿损伤臂丛神经和锁骨下静脉。还要避免损伤胸导管或右淋巴导管，以免形成乳糜瘘。

（3）淋巴结结核常有多个淋巴结累及或融合成团，周围多有粘连。若与重要组织粘连，分离困难时，可将粘连部包膜保留，尽量切除腺体。对有窦道形成者，则应梭形切开皮肤，然后将淋巴结及其窦道全部切除。不能切除者，应尽量刮净病灶，开放伤口，换药处理。若疑为淋巴结结核，术前术后应用抗结核药物治疗。

（4）病理检查确诊后，应根据病情及时做进一步治疗（如根治性手术等）。

（王　海）

第二节　体表肿块穿刺活检术

一、概述

体表肿块穿刺活检因其操作简便，并发症低，准确率高，已成为表浅肿瘤获取组织病理诊断的重要方法。然而，目前部分学者认为，对于恶性肿瘤，穿刺活检有时因穿刺部位的原因，容易出现假阴性结果，而且存在针道转移的危险。因此，对于能够完整切除的体表肿块，多数建议行肿块的完全切除，只对于肿块无法完整切除或有切除禁忌证时才采用穿刺活检的方法。对于肿块的穿刺方式，目前有细针穿刺和粗针穿刺两种，前者对周围结构损伤小，但穿刺组织较少。后者虽然可取得较多的组织，但对周围损伤较大。

二、适应证

体表可扪及的任何异常肿块，都可穿刺活检，例如乳腺肿块、淋巴结等均可穿刺。

三、禁忌证

（1）凝血机制障碍。

（2）非炎性肿块局部有感染。

（3）穿刺有可能损伤重要结构。

四、操作方法

1. 粗针穿刺　如下所述。

（1）患者取合适的体位，消毒穿刺局部皮肤及术者左手拇指和示指，检查穿刺针。

（2）穿刺点用20%利多卡因做局部浸润麻醉。

（3）术者左手拇指和示指固定肿块，右手持尖刀作皮肤戳孔。

（4）穿刺针从戳孔刺入达肿块表面，将切割针芯刺入肿块1.5~2cm，然后推进套管针使之达到或超过切割针尖端，两针一起反复旋转后拔出。

（5）除去套管针，将切割针前端叶片间或取物槽内的肿块组织取出，用10%甲醛溶液固定，送组织学检查。

（6）术后穿刺部位盖无菌纱布，用胶布固定。

2. 细针穿刺　如下所述。

（1）患者选择合适体位，消毒穿刺局部皮肤及术者左手拇指和示指，检查穿刺针。

（2）术者左手拇指与示指固定肿块，将穿刺针刺入达肿块表面。

（3）连接20～30mL注射器，用力持续抽吸形成负压后刺入肿块，并快速进退（约1cm范围）数次，直至见到有吸出物为止。

（4）负压下拔针，将穿刺物推注于玻片上，不待干燥，立即用95%乙醇固定5～10min，送细胞病理学检查。囊性病变则将抽出液置试管离心后，取沉渣检查。

（5）术后穿刺部位盖无菌纱布，用胶布固定。

五、并发症

体表肿块穿刺活检的可能并发症包括：①出血；②感染；③肿瘤种植转移等。

六、注意事项

（1）不能切除的恶性肿瘤应在放疗或化疗前穿刺，以明确病理诊断。

（2）可切除的恶性肿瘤，宜在术前7d以内穿刺，以免引起种植转移。

（3）穿刺通道应在手术中与病灶一同切除。

（4）穿刺应避开恶性肿瘤已破溃或即将破溃的部位。

（5）疑为结核性肿块时，应采用潜行性穿刺法，穿刺物为脓液或干酪样物，则可注入雷米封或链霉素，避免其他细菌感染，术后立即抗结核治疗。

（王　海）

第三节　腹腔灌洗术

一、概述

腹腔灌洗引流术又称治疗性持续性腹腔灌洗引流术，它在医学上并不是一项新的治疗方法，但近年来重新得到重视，并逐渐加以改进。从单纯的生理盐水灌洗发展到目前的灌洗液中配以抗生素、微量肝素、糜蛋白酶等。

二、适应证

1. 诊断性腹腔灌洗术　如下所述。

（1）用一般诊断方法及腹腔穿刺诊断仍未明确的疑难急腹症。

（2）症状和体征不甚明显的腹部创伤病例，临床仍疑有内脏损伤，或经短期观察症状和体征仍持续存在者。特别是神志不清或陷于昏迷的腹部创伤者。

2. 治疗性腹腔灌洗术　用肝素溶液持续腹腔灌洗治疗就诊晚、污染严重的弥漫性腹膜炎，以预防腹腔脓肿形成。

三、禁忌证

（1）明显出血素质。

（2）结核性腹膜炎等有粘连性包块者。

（3）肝性脑病或脑病先兆。

（4）包虫病性囊性包块。

（5）巨大卵巢囊肿者。

（6）严重肠胀气。

（7）躁动不能合作者。

四、操作方法

（1）排空膀胱：仰卧位，无菌条件下于脐周戳孔，插入套管针。导管置入后即进行抽吸。若有不凝血10mL以上或有胆汁样液、含食物残渣的胃肠内容物抽出时，无灌洗之必要，立即改行剖腹探查。反之则经导管以输液的方法向腹腔快速（5~6min）注入等渗晶体液1 000mL（10~20mL/kg），协助患者转动体位或按摩腹部，使灌洗液到达腹腔各处。然后，将灌洗液空瓶置于低位，借虹吸作用使腹腔内液体回流。一般应能回收500mL左右。取三管标本，每管10mL左右，分别送红细胞与白细胞计数、淀粉酶测定及沉渣涂片镜检和细菌学检查。必要时尚可做血细胞压积，氨、尿素及其他有关酶类的测定。一次灌洗阴性时，视需要可将导管留置腹腔，短时观察后重复灌洗。

（2）结果判定：回流液阳性指标：①肉眼观察为血性（25mL全血可染红1 000mL灌洗液）。②浑浊，含消化液或食物残渣。③红细胞计数大于0.1×10^{12}/L或血细胞比容大于0.01。④白细胞计数大于0.5×10^{9}/L。但此项需注意排除盆腔妇科感染性疾病。⑤胰淀粉酶测定大于100U /L（苏氏法）判定为阳性。⑥镜检发现食物残渣或大量细菌。⑦第二次灌洗某项指标较第一次明显升高。

凡具以上1项阳性者即有临床诊断价值。

五、并发症

可能发生的并发症有：①出血；②腹腔脏器损伤；③心脑血管意外。

六、注意事项

（1）腹腔灌洗对腹内出血的诊断准确率可达95%以上。积血30~50mL即可获阳性结果。假阳性及假阴性率均低于2%。

（2）腹腔灌洗必须在必要的B超、CT等影像学检查之后进行，以免残留灌洗液混淆腹腔积血、积液。

（3）有腹部手术史尤其是多次手术者忌做腹腔灌洗。一是穿刺易误伤粘连于腹壁的肠管。二是粘连间隔影响灌洗液的扩散与回流。妊娠和极度肥胖者亦应禁用。

（4）判断灌洗结果时需结合临床其他资料综合分析。灌洗过程中要动态观察，必要时留置导管，反复灌洗及检验对比。

（5）单凭腹腔灌洗的阳性结果做出剖腹探查的决定，可能带来过高的阴性剖腹探查率。

（王　海）

第四节　体表肿块切除术

一、概述

体表肿块切除的目的主要为切除体表的新生物或取活检。

二、适应证

已确诊为体表良性肿物者或取活检。

三、禁忌证

（1）明显出血体质。
（2）严重心肺功能不全，严重心律失常。
（3）全身情况衰竭，休克等。

四、操作方法

（1）一般脂肪瘤，纤维瘤、性质未定的体表肿物和浅表淋巴结切除，可做直切口。对需要连同皮肤一同切除的体表肿物，如小海绵状血管瘤、鸡眼、痣、疣等，可做梭形切口。

（2）显露与分离切开皮肤、皮下组织后，用组织钳提起牵开皮肤边缘，仔细分离暴露。用组织钳或镊提起肿物或梭形切开的皮肤，用组织剪或止血钳紧贴肿物的囊壁或包膜仔细剥离，注意严密止血。

（3）切除与送检肿块切除后，用95%的酒精固定并送病检。

五、并发症

可能发生的并发症有：①出血；②感染。

六、注意事项

（1）注意切缘阴性。

（2）尽量不损伤包膜，完整切除。

（王　海）

第五节　乳腺包块切除术

一、概述

乳房内有15～20腺叶，每一腺叶分成很多腺小叶。每一腺叶有单独的导管，腺叶和乳管内以乳头为中心呈放射状排列。乳腺是许多内分泌腺靶器官，随月经周期变化。乳腺包块中常见的有慢性囊性增生病、纤维腺瘤、乳腺囊肿、乳腺癌性包块等。一旦发现应手术切除，但易再发。

二、适应证

诊断为乳腺纤维腺瘤、乳管内乳头状瘤、乳腺囊肿、乳腺小叶增生局部有腺瘤形成、乳腺内脂肪瘤、寄生虫性囊肿或性质未明确的乳腺局限性肿块。

三、禁忌证

急性心肌梗死，急性肺栓塞，严重肝肾功能、心肺功能不全等情况。

四、操作方法

（1）根据肿瘤体积大小决定切口方位和长度，一般乳腺上半部多采用弧形切口，乳腺下半部多采用放射状切口。弧形切口的优点是显露好，处于乳腺内侧的病变采用弧形切口优于放射状切口，同时其美容效果也优于后者。

（2）切开皮肤，皮下组织后找到肿瘤组织。

（3）用组织钳夹持肿瘤组织或用1号线缝置实质性肿瘤，在包膜上适当的牵拉。

（4）乳腺腺瘤、有明确包膜的囊肿等可在其与正常乳腺的间隙中做锐性与钝性分离。病变处与正常组织无明确界限者应将肿瘤组织及其周围0.5～1.0cm内的正常组织一并切除。

（5）肿瘤切除后应检查残腔内有无活动性出血，将一条橡皮片引流管置入创口的深部。

（6）将乳腺残面对合，尽可能避免局部出现凹陷，缝合皮下脂肪层和皮下组织，应使切口满意对合。

五、并发症

（1）术后伤口感染。

（2）术后伤口裂开，不愈合。

（3）术后出血，严重需再次探查止血。

六、注意事项

（1）术后伤口可加压包扎1d，但如患者出现呼吸困难，说明绷带加压过紧，如绷带滑脱，说明绷带加压过松。

（2）术后可预防性应用抗生素。

（3）防止术后出血。

（4）术后每2~3d换药一次，术后7~8d拆除伤口缝线。

（王　海）

第四章

围手术期处理

第一节 术前准备

术前准备的内容及时间与疾病的性质、患者的机体条件及手术方式密切相关。按手术期限的轻重缓急，临床上将手术分为三类，即急症手术、限期手术和择期手术。急症手术是以抢救患者生命为主要目的，必须在最短时间内完成必要的术前准备，争分夺秒地实施紧急手术，如外伤性脾破裂、呼吸道窒息、胸腹腔内大血管破裂等。限期手术疾病的手术时间虽然可以选择，但有一定限期，否则将延误手术时机，如各种恶性肿瘤根除术。择期手术如胃、十二指肠溃疡的胃大部切除术、一般良性肿瘤切除术及腹股沟疝修补术等，可在充分术前准备后选择恰当时机进行手术。

术前准备一方面要在手术前对外科疾病准确诊断、判断其严重程度，并根据病情的轻重缓急，严格把握手术指征，制定合理周密的手术方案；另一方面要充分评估患者对手术、麻醉的耐受力，尽可能查出并纠正可能影响整个病程的各种潜在因素，提高手术安全性。评估患者对手术耐受力包括了解患者营养状况、水、电解质及酸碱平衡状况、重要器官功能以及心理状态等。手术前需要详细询问病史、进行全面体格检查、常规实验室检查以及涉及重要器官功能的特殊检查，以充分了解患者的全身情况。

患者对手术的耐受力可归纳为两类：①耐受力良好，指外科疾病对全身的影响较少，或即使有一定影响也容易纠正。此类患者身体状况较好，重要器官无器质性病变或其功能处于代偿状态。对这一类患者，术前只需进行一般性准备；②耐受力不良，指外科疾病已经对全身造成明显影响，此类患者的全身情况不佳，或重要器官已有器质性病变，功能濒于或已有失代偿。对这一类患者，需做积极和细致的术前准备，待机体状况改善方可施行手术。

一、一般准备

包括心理和生理两方面准备。

1. 心理准备 患者术前心理变化往往会很复杂，难免有紧张、焦虑、惊恐等情绪，对手术及预后存在多种顾虑。医务人员应将病情、施行手术的必要性、手术方式、手术可能发生的并发症、术后恢复过程及可能取得的效果等，以恰当的言语和关怀安慰的口气向患者作适度的解释，以取得患者的信任和配合。应该强调的是，医务人员也应就疾病诊断、手术指征、手术方式、术中术后可能出现的并发症及意外、预后以及预计医疗费用等，向患者家属或监护人作更详细全面的介绍、解释，以取得他们的信任、同意和协助。在医务人员、家属的共同鼓励、安慰下，让患者正确认识外科治疗过程，以良好、平静的心态接受外科治疗。应履行书面知情同意手续，由患者本人（或受委托人）签署手术志愿书、麻醉志愿书等。

2. 生理准备 是对患者生理状态的调整和准备，使患者在较好的状态下安全度过手术和术后的治疗过程。

（1）对手术后变化的适应性训练：术后患者短期内多不能下床活动，不习惯在床上大、小便，术前应指导患者进行练习。患者术后常因切口疼痛不愿咳嗽，应在术前指导患者正确的咳嗽、咳痰方法，并指导家属协助患者排痰。有吸烟习惯的患者，术前 2 周应停止吸烟。

（2）纠正水、电解质及酸碱平衡紊乱：患者术前可能出现水、电解质及酸碱平衡紊乱，如急性肠梗阻或弥漫性腹膜炎患者常伴有等渗性脱水和代谢性酸中毒、瘢痕性幽门梗阻者并发低渗性脱水和低氯性碱中毒，术前应尽量予以纠正。

（3）备血、输血：施行中、大型手术者，术前应做好血型和交叉配合试验，准备好一定数量的全血或成分血，以便在术中出现大出血时及时补充。对于术前明显贫血者，应在术前纠正。择期手术前血红蛋白应提高至 100g/L 或血细胞比容至 35% 以上。

（4）预防感染：手术前应采取多种措施预防感染，如及时处理已发现的感染灶、不让患者与罹患感染者接触、杜绝上呼吸道感染者进入手术室、严格遵循无菌原则、手术时尽量减少组织损伤等。下列情况需要预防性应用抗生素：①涉及感染病灶或切口邻近感染区域的手术；②呼吸道、肠道、泌尿生殖系统的手术；③操作时间长、创伤大的手术；④开放性创伤，创面已污染或有广泛软组织损伤，创伤至实施清创的间隔时间较长，或清创所需时间较长或难以彻底清创者；⑤癌肿手术；⑥涉及大血管的手术；⑦需要植入人工制品的手术；⑧脏器移植手术；⑨糖尿病、再生障碍性贫血、肝硬化、慢性肾病、老年、营养不良等患者施行手术。

（5）补充热量、蛋白质和维生素：手术创伤和手术前后的饮食限制，不仅使患者的机体消耗增加，而且造成热量、蛋白质和维生素等摄入不足，以致影响组织修复和创伤愈合，降低机体防御感染的能力。因此，对于择期或限期手术的患者，应在术前通过口服或静脉途径，给予充分的热量、蛋白质和维生素。

（6）胃肠道准备：成人一般手术术前 12 小时起禁食，术前 4 小时禁饮，以防因麻醉或手术中呕吐而引起窒息或吸入性肺炎。涉及胃肠道手术者，术前 1～2 日便开始进流质饮食，术前置胃管胃肠减压。幽门梗阻者患者，术前尚需温盐水洗胃，以减轻胃壁水肿。对一般性手术，术前夜应做肥皂水灌肠，以减轻患者对术后排便的焦虑。结肠或直肠手术者术前应做好充分的肠道准备，包括术前 2～3 天开始口服肠道制菌药物并给予无渣饮食，手术前夜及手术当天清晨清洁灌肠或结肠灌洗，以减少术后并发感染的机会。

（7）其他：手术前夜，应认真检查各项准备工作是否完善。手术前夜患者需作好体力及精神上的准备，若不能安睡，可给予镇静剂，以保证良好的睡眠。如发现患者体温升高而与疾病无关，或妇女月经来潮等情况，手术即应延期。进手术室前，应排尽尿液。估计手术时间长的，或者施行的是盆腔手术，还应留置导尿管，使膀胱处于空虚状态。如果患者有可活动义齿，应予取下，以免麻醉或手术过程中脱落或造成误咽或误吸。耳环、项链、戒指、手镯、手表等均应取下交给家属。

二、特殊准备

对手术耐受力不良的患者，除了要做好一般的术前准备外，还需根据患者的具体情况，作好特殊准备。

1. 营养不良　肿瘤、术前禁食 >5 天，消化道功能不良的患者，术前均可能有不同程度的营养不良。营养不良可加重病情，导致患者免疫反应低下，降低患者对手术的耐受力，增加手术风险、术后并发症和死亡率。营养不良患者常有低蛋白血症，往往与贫血、低血容量并存，耐受失血、休克的能力降低。低蛋白状况可引起组织水肿，影响愈合。营养不良的患者抵抗力低下，容易并发感染。因此，术前应尽可能予以纠正。若血浆白蛋白在 30～35g/L，应补充富含蛋白质饮食予以纠正；若 <30g/L，则可输入血浆、人体白蛋白制剂，以期在较短时间内纠正低蛋白血症。

2. 心血管疾病　患者血压在 160/100mmHg（21.3/13.3kPa）以下者可不必作特殊准备。血压过高的患者，容易在手术过程中或手术后出现各种并发症：如手术时创面出血多；麻醉时血压容易波动，如手术前由于精神紧张，血压可骤升，而因麻醉后血管扩张、手术中失血或失液等影响，血压又可猛降；手术后血压可能持续偏低，但也可能出现反跳性高血压。因此，血压过高的患者有并发脑血管意外和充血性心力衰竭的危险。血压过高者术前应用合适的降血压药物，使血压稳定在一定水平，但并不一定要求降至正常后才做手术。对于进入手术室血压急骤升高的患者，应与麻醉医师共同处理，并根据病情和手术性质，选择实施或延期手术。

外科患者并发心脏疾病时，其手术的危险性明显高于无心脏疾病者。对于高危患者，外科医生应主动与麻醉医生和内科医生联系，共同对心脏危险因素进行评估和处理。心脏疾病的类型与手术耐受力有关，如表4-1。

表4-1　心脏疾病与手术耐受力的关系

心脏疾病类型	手术耐受力
非发绀型先天性、风湿性和高血压心脏病、心律正常而无心力衰竭的趋势	良好
冠状动脉硬化性心脏病、房室传导阻滞	较差，必须作充分的术前准备
急性心肌炎、急性心肌梗死和心力衰竭	甚差，除急症抢救外，推迟手术

心脏疾病者手术前准备的注意事项：①对长期使用低钠饮食和利尿药物并已有水、电解质平衡失调的患者，术前应予纠正；②并发贫血者携氧能力下降，对心肌供氧不利，术前应予少量多次输血；③心律失常若为偶发的室性期前收缩，一般不需特别处理。但若有心房颤动伴有心室率增快，或确定为冠心病并出现心动过缓，都应经内科治疗，尽可能使心室率控制在正常范围；④患者发生急性心肌梗死6个月内不宜施行择期手术，6个月以上且无心绞痛发作者，方考虑在良好的监护条件下施行手术。心力衰竭患者最好在控制3～4周后施行手术。

3. 呼吸功能障碍　中、大型手术术前应进行肺功能评估，尤其对有肺部疾病史或预期行肺切除术、食管或纵隔肿瘤切除者。危险因素包括慢性阻塞性肺疾病、吸烟、老年、肥胖、急性呼吸道感染等。

术前准备包括：①停止吸烟2周，避免吸入激惹性气体，指导患者做深呼吸和咳嗽练习，以排出呼吸道分泌物和增加肺通气量；②支气管扩张剂以及异丙肾上腺素等雾化吸入剂，可降低呼吸道阻力，增加肺活量。若哮喘反复发作，可口服地塞米松等来减轻支气管黏膜水肿；③经常咳脓痰者，术前3～5日即使用抗生素。若痰液稠厚，可采用蒸气吸入或口服药物使痰液变稀而易于咳出；④重度肺功能不全及并发感染者，必须采取积极措施，改善肺功能、控制感染后才能施行手术；⑤急性呼吸系感染者，择期手术应推迟至治愈后1～2周；如系急症手术，需用抗生素并避免吸入麻醉；⑥麻醉前用药要适当，以免抑制呼吸。

4. 脑血管疾病　围手术期脑卒中发生率不高，大多发生在术后，多为低血压、心房颤动引起的心源性栓塞。危险因素包括老年、高血压、冠状动脉病变、糖尿病、吸烟等。对无症状的颈动脉杂音，近期有短暂脑缺血发作者，应进一步检查治疗。近期有脑卒中者，择期手术应至少推迟2周，最好6周。

5. 肝脏疾病　任何手术前都应做各种肝功能检查，以判断有无肝功能损害。凡引起肝血流量减少而使肝脏供氧不足者，例如创伤、手术、麻醉、低血压、呼吸道不畅、长时间使用血管收缩剂等，都可加重肝细胞的损害。肝脏功能轻度损害不致影响手术耐受力。肝功能严重损害或濒于失代偿者，对手术耐受能力显著减弱，手术后可能出现腹腔积液、黄疸、出血、切口愈合不良、无尿甚至昏迷等严重并发症。因此，此类患者必须经过严格准备才可施行择期手术。若已出现明显营养不良、大量腹腔积液、昏迷前期神经精神症状者，则不宜施行任何手术。急性肝炎的患者，由于手术、麻醉可以加重肝细胞损害，除急症抢救外，不宜施行手术。

多数患者经一段时间内科治疗后，肝功能可以得到很大程度的改善，患者对手术的耐受力也明显提高。这些内科治疗措施包括给予高糖、高蛋白饮食，以改善营养状况，增加肝糖原储备；小量多次输新鲜血液、血浆或人白蛋白制剂，以纠正贫血、低蛋白血症，增加凝血因子；同时应补充多种维生素（如维生素B族、C、K）。如有胸腔积液、腹腔积液时，应在限制钠盐的基础上，应用利尿剂或抗醛固酮类药物等。

6. 肾疾病　手术、麻醉都可能加重肾负担，因此，施行较大手术前，必须对患者的肾功能进行评估。急性肾功能衰竭的危险因素包括术前尿素氮和肌酐升高、充血性心力衰竭、老年、术中低血压、脓毒症、使用肾毒性药物等。根据内生肌酐24小时清除率和血尿素氮测定值判断，肾功能损害程度可分三类（表4-2）。术前准备的要点在于最大限度地改善肾功能。肾功能损害程度愈重，手术耐受力愈差；轻、中度肾功能损害患者经过适当的处理后，一般都能较好地耐受手术；而重度损害者，则需要在有效的血液透析后才能实施手术。

表4-2　肾功能损害程度

测定法	肾功能损害		
	轻度	中度	重度
24 小时肌酐清除率（ml/min）	51～80	21～50	<20
血尿素氮（mmol/L）	7.5～14.3	14.6～25.0	25.3～35.7

7. 糖尿病　糖尿病患者的手术耐受力差，在尚未得到控制前，手术危险性显著增加。糖尿病患者在整个围手术期都处于应激状态，其并发症发生率和死亡率较无糖尿病者上升50%。糖尿病影响切口愈合，感染并发症增多，常伴发无症状的冠状动脉疾病。对糖尿病患者的术前评估包括糖尿病慢性并发症（如心血管、肾疾病）和血糖控制情况，并做相应处理：①仅以饮食控制病情者，术前不需特殊准备；②口服降糖药的患者，应继续服用至手术的前一天晚上；如果服长效降糖药，应在术前2～3日停用，改用胰岛素。禁食患者需静脉输注葡萄糖加胰岛素维持血糖轻度升高状态（5.6～11.2mmol/L），此时尿糖＋～＋＋；③平时用胰岛素者，术前应以葡萄糖和胰岛素维持正常糖代谢。在手术日晨停用胰岛素；④伴有酮症酸中毒的患者，需要接受急症手术，应当尽可能纠正酸中毒、血容量不足、电解质失衡（特别是低血钾）。术中应根据血糖监测结果，静脉滴注胰岛素控制血糖。

（张晓宇）

第二节　术后处理

术后处理从患者离开手术室开始，到患者出院结束。术后应采取措施尽可能地减轻患者痛苦和不适，预防和减少并发症，促进患者顺利康复。

一、一般处理

患者术后送回病房前，应整理好床位，备齐术后所需的用具，如胃肠减压装置、输液架、氧气、吸引器等，甲状腺手术患者床边还需要准备气管切开包。对意识不清的患者或脊髓麻醉后尚未恢复的患者须特别注意，从手术台托起至床上时，不能弯曲脊柱或拖拉弛软的下肢。将患者平稳搬移至病床时，应注意避免引流管脱出，然后接各种引流管。在患者尚未清醒或麻醉作用未消失前，不要贴身放热水袋取暖，以免烫伤。病房应保持安静，尽量减少对患者的刺激。

严密监测病情变化。对于行中、小型手术且病情平稳者，手术当日可每隔2～4小时测一次脉搏、呼吸和血压；而大手术或有可能发生内出血、气管压迫者，必须密切观察，每30～60分钟就应检查上述生命体征并予记录。若患者病情不稳定或特殊手术后，应随时监测心率、血压、血氧分压，或送入ICU监护直到患者情况稳定。要特别注意观察和发现呼吸道梗阻、出血（伤口、胸腹腔及胃肠道）、休克等情况的早期表现，查找原因，及时处理。

术后初期患者因切口疼痛、体力消耗，需要医护人员协助做好病床、口腔、皮肤的清洁工作，并在饮水、进食、排便、咳嗽、咳痰及翻身等方面都应给予指导和帮助。

二、卧位

手术后，应根据麻醉及患者的全身状况、术式、疾病的性质等选择卧位，以让患者处于舒适、便于活动或翻身并有利于病情恢复为原则。全身麻醉尚未清醒的患者，应取平卧位且头转向一侧，以便口腔内分泌物或呕吐物易于流出，避免吸入气管。蛛网膜下隙麻醉患者应平卧或头低卧位12小时，以防因脑脊液外渗所致的头痛。

颅脑手术后如无休克或昏迷，可取 15°~30°头高足低斜坡卧位，颈、胸手术后多采用 60°高半坐位卧式，便于呼吸及有效引流。腹部手术后多取低半坐位卧或斜坡卧位，以降低腹壁张力。若腹腔内有污染，在病情许可情况下应尽早改为半坐位或头高足低位。脊柱或臀部术后，可采用俯卧或仰卧位。休克患者，应取下肢抬高 15°~20°，头部和躯干抬高 20°~30°的特殊体位，以利于呼吸和静脉回流。

三、活动和起床

手术后患者原则上应早期床上活动，并争取在短期内下床活动。早期活动有利于增加肺活量、减少肺部并发症、促进全身血液循环和切口愈合、降低因静脉血流缓慢而并发深静脉血栓形成的发生率、增强患者康复的信心；早期活动还有利于肠道蠕动和膀胱收缩功能的恢复，减少腹胀和尿潴留的发生。

患者已清醒、麻醉作用消失后就应鼓励在床上活动，如进行深呼吸、四肢主动活动及间歇翻身等。床上足趾和踝关节伸屈活动或下肢肌松弛、收缩的交替运动，有利于促进静脉回流。早期起床活动，应根据患者的耐受程度，逐步增加活动量。离床活动一般在手术后第 2~3 日开始，可先坐在床沿上做深呼吸和咳嗽，再在床旁站立、行走，逐步增加活动范围、次数和时间。

有休克、心力衰竭、严重感染、出血、极度衰弱等情况，以及施行过特殊固定、有制动要求的手术患者则不宜早期活动。

四、饮食和输液

何时开始进食、进何种饮食，与手术范围大小及是否涉及胃肠道相关。通常可以根据下列两种情况来掌握。

1. 非腹部手术　视手术大小、麻醉方法和患者的反应，来决定进食时间。一般的体表或肢体的手术，或全身反应较轻者，术后即可进食。若手术范围较大或全身反应较明显，则需待 2~4 日后方可进食。局部麻醉下施行的手术且无任何不适反应者，术后即可给予饮食；蛛网膜下隙麻醉和硬脊膜外腔麻醉者，术后 3~6 小时即可根据患者情况进食；全身麻醉者须待麻醉清醒，恶心、呕吐反应消失后方可进食。

2. 腹部手术　腹部手术尤其是胃肠道手术后，一般需禁食 24~48 小时。待肠道蠕动恢复、肛门排气后，方可考虑进少量流质饮食，并逐步增加到全量流质饮食。一般在第 5~6 日开始进半流质，第 7~9 日恢复至普通饮食。在禁食及给予少量流质饮食期间，应经静脉来补充水、电解质和营养物质。

术后患者的输液量应考虑生理需要量、已丧失量和昨日额外损失量三部分，尤其是前一天各引流管的引流量，以免出现或加重水、电解质紊乱。对于手术前即已出现的水、电解质及酸碱平衡紊乱应继续予以纠正。若禁食时间较长，还需通过静脉提供营养。

五、缝线拆除

所缝合的伤口待完全愈并发可承受一定张力后即可考虑拆线。缝线拆除时间由切口部位、局部血液供应情况、患者年龄等决定。一般头、面、颈部拆线时间为术后 4~5 日，下腹部、会阴部 6~7 日，胸部、上腹部、背部、臀部 7~9 日，四肢 10~12 日（近关节处可适当延长），减张缝线 14 日后方考虑拆除。青少年患者拆线时间可适当缩短，而年老、营养不良患者拆线时间应延迟。

拆线时应记录切口类型和切口愈合情况。切口类型可分为三类：①清洁切口（Ⅰ类切口），指无菌切口，如甲状腺手术切口、疝修补手术切口等；②可能污染切口（Ⅱ类切口），即指手术时可能有污染的缝合切口，如胃肠道手术的腹壁切口等。皮肤表面的细菌不容易被彻底消灭的部位、6 小时内经过清创术缝合的伤口、新缝合的切口再度切开者，也都属此类；③污染切口（Ⅲ类切口），即指直接暴露于感染区或感染组织的切口，如阑尾穿孔的阑尾切除术、肠梗阻坏死的手术等。切口的愈合情况也分为三级进行记录：①甲级愈合，用"甲"字表示，系指伤口愈合优良，无不良反应；②乙级愈合，用"乙"字表示，系指伤口愈合处有炎症反应，如红肿、硬结、血肿、积液等，但未化脓；③丙级愈合，用"丙"字表示，指切口化脓，需要做切开引流等处理。应用上述切口分型和切口愈合分级方法，观察切口愈合情况并记录。如甲状腺大部切除术后愈合优良则记以"Ⅰ/甲"，胃大部切除术后切口出现血肿则记以"Ⅱ/乙"。

六、引流物及引流管的管理

手术时应用的引流物种类较多，通常放在三种部位，即切口、体腔（如胸、腹腔引流管）和空腔脏器（如胃肠减压管、导尿管等）。要经常检查所放置的引流物或引流管有无阻塞、扭曲等情况；换药时要将露在体外的部分妥善固定，以免滑入体内或脱出，同时应观察记录引流量和颜色的变化。胃肠减压管一般在肠道功能恢复、肛门排气后，即可拔除；乳胶引流片一般在术后 1~2 日拔出；烟卷式引流大都在 72 小时内拔除；其他置入体腔的引流管，待引流量明显减少，一般少于 50mL/d，即可拔除。胸腔引流管、T 形管等有特殊的管理要求。

七、各种不适的处理

1. 疼痛　麻醉作用消失后切口会出现疼痛，咳嗽、翻身时又会加剧切口疼痛，此时患者往往不愿改变体位。切口疼痛在术后 24 小时内最剧烈，2~3 日后疼痛明显减轻。若切口持续疼痛或疼痛减轻后再度加重，可能有切口血肿、炎症乃至脓肿形成，应仔细检查，及时处理。

疼痛除造成患者痛苦、影响患者休息外，还可以影响各器官的生理功能，以致影响患者整个恢复过程，因此必须有效解除。应指导患者及家属在咳嗽、翻身、活动肢体时，应用手按抚伤口部位，以减少对切口张力刺激引起的疼痛。一般小手术后，可以口服镇静、止痛类药物。大手术后 1~2 日内，常需用哌替啶作肌内或皮下注射（婴儿禁用），必要时可 4~6 小时重复使用。近几年利用手术中所放置的硬膜外导管，术后用镇痛泵持续镇痛取得了良好的效果。

2. 发热　发热可能是术后最常见的症状，一般在术后 3 日内，体温升高幅度在 1.0℃左右。如体温升高幅度过大，或恢复接近正常后再度发热，或发热持续不退，就应寻找其他原因。可能的原因是感染、致热原、脱水等。术后 24 小时以内发热，常常是由于代谢性或内分泌异常、低血压、肺不张和输血反应。术后 3~6 日的发热，要警惕感染的可能。如警惕静脉内所留置输液导管是否存在导管败血症；留置导尿管是否并发尿路感染；手术切口或肺部是否有感染。若发热持续不退，应警惕是否由更为严重的并发症所引起，如腹腔脓肿等。

除了应用退热药物或物理降温法对症处理外，更应从病史和术后不同阶段可能引起发热原因的规律进行分析，并进行如胸片、创口分泌液的涂片和培养、血培养、尿液、B 超等检查，明确诊断，并作针对性治疗。

3. 恶心、呕吐　术后恶心、呕吐的常见原因是麻醉反应，待麻醉作用消失后，即可停止。其他原因如颅内压增高、糖尿病酸中毒、尿毒症、低钾、低钠等。腹部手术后反复呕吐，须警惕急性胃扩张或肠梗阻可能。使用哌替啶、吗啡后亦可有呕吐反应。处理上除应用镇静、镇吐药物来减轻症状外，应着重查明原因，进行针对性治疗。

4. 腹胀　术后早期腹胀一般是由于手术后胃肠道蠕动受抑制，肠腔内积气尚不能排出所致。这种现象随着术后胃肠道蠕动恢复、肛门排气后可自行缓解。严重腹胀一方面可使膈肌升高而影响呼吸功能，另一方面也可因下腔静脉受压而影响血液回流。此外，严重腹胀对胃肠吻合口和腹壁切口的愈合也将产生影响，故需及时处理。如手术后已数日仍有腹胀、肛门未排气、肠鸣音未恢复，可能是由腹膜炎或其他原因所致的肠麻痹。若患者术后腹胀伴有腹部阵发性绞痛、肠鸣音亢进、甚至出现气过水声或金属音，则考虑为早期肠粘连或其他原因（如腹内疝等）所引起的机械性肠梗阻可能，应做进一步检查和处理。

处理可采用持续胃肠减压，或放置肛管、用高渗溶液低压灌肠等。如系非胃肠道手术所致，亦可应用促进肠蠕动的药物，直至肛门排气。对于因腹腔内感染引起的肠麻痹，或已确定为机械性肠梗阻者，若经过非手术治疗不能好转，尚需再次手术。

5. 呃逆　手术后发生呃逆者并不少见，多为暂时性，亦可为顽固性。呃逆可能是因膈肌受刺激或是神经中枢因素引起。如果上腹部手术后出现顽固性呃逆，要特别警惕吻合口或十二指肠残端漏所导致的膈下感染可能。此时，应作摄片或超声检查，明确膈下是否积液、感染，以便及时处理。

手术后早期发生呃逆者，可采用压迫眶上缘，短时间吸入二氧化碳，抽吸胃内积气、积液，给予镇静或解痉药物等措施治疗。如经检查仍未发现明显原因，且上述治疗措施无效，可在颈部做膈神经封闭。

6. 尿潴留　手术后尿潴留较为常见，尤其是多见于老年患者或直肠肛门手术后的患者。全身或椎管内麻醉后排尿反射受抑制，切口疼痛又引起膀胱后尿道括约肌反射性痉挛，加之患者不习惯在床上排尿等，这些都可引起尿潴留。由这些原因引起的尿潴留都是暂时性的，经过适当处理就可以解决。

手术后尿潴留是引起尿路感染的主要原因。膀胱膨胀过久会使膀胱壁肌肉失去张力，在短期内不易恢复。因此，凡是手术后 6~8 小时尚未排尿，或虽有排尿，但尿量甚少，次数频繁，就应在下腹部耻骨上区做叩诊检查，如发现有明显浊音区即说明有尿潴留，应及时处理。应安定患者情绪，焦急、紧张更会加重括约肌痉挛，使排尿困难。如无禁忌，可协助患者坐于床沿或立起排尿。下腹部热敷、轻柔按摩、用止痛镇静药解除切口疼痛，或用卡巴胆碱等刺激膀胱壁层肌收缩药物，都能促使患者自行排尿。如采用上述措施无效，则可在严格无菌条件下进行导尿。尿潴留时间过长，导尿时尿液量超过 500mL 者，应留置导尿管 1~2 日，有利于膀胱壁的逼尿肌恢复收缩力。若由于器质性病变所引起的尿潴留，例如施行盆腔广泛手术（如直肠癌根治术）后骶前神经受损影响膀胱功能、老年男性患者前列腺肥大等，均须留置导尿管。

（张晓宇）

第三节　术后并发症的处理

任何手术后都可能发生各种并发症，掌握其发生原因、预防措施、临床表现以及治疗手段，是术后处理的一个重要组成部分。术后并发症可分为两类：一类是各种手术后都可能发生的并发症；另一类是与手术方式相关的特殊并发症，如胃大部切除术后的倾倒综合征。

一、术后出血

术后出血可以发生在手术切口、空腔脏器及体腔内，常由术中止血不完善、创面渗血未完全控制或原痉挛的小动脉断端舒张以及结扎线脱落等所致。

覆盖切口的敷料被鲜血渗湿时就应疑及手术切口出血。此时，应打开敷料检查伤口，如有血液持续涌出，或在拆除部分缝线后看到出血点，诊断即已明确。手术后体腔内出血发生隐蔽，后果严重。腹部手术后腹腔内的出血如果不是来自较大的血管，特别是没有放置引流物者，其早期诊断极为困难，只有通过密切的临床观察，必要时行腹腔穿刺才能明确诊断。胸腔手术后从胸腔引流管内每小时引流出血液量持续超过 100mL，则提示有内出血，此时拍胸部 X 线片可显示胸腔积液。患者术后早期出现休克表现，经输给足够的血液和液体后，其休克征象和监测指标均无好转，或继续加重，或一度好转后又恶化等，均提示有术后出血。

手术时务必严格止血，结扎务必规范牢靠，切口关闭前务必检查手术野有无出血点，都是预防术后出血的关键。一旦确诊为术后出血，都需再次手术止血。

二、切口感染

切口感染的原因除了细菌侵入外，还受血肿、异物、局部组织血供不良、全身抵抗力削弱等因素的影响。术后 3~4 日，切口疼痛加重，或减轻后又加重，并伴有体温升高，脉率加速，白细胞计数增高，即提示切口可能感染。检查可发现切口局部有红、肿、热和压痛，或有波动感等典型体征。有疑问时，可以做局部穿刺，或拆除部分缝线后用血管钳撑开，进行观察。凡有分泌液者，均应取标本做细菌学检查，以便明确诊断，并为选择有效的抗生素提供依据。

切口感染重在预防：①严格遵守无菌操作原则；②手术操作应尽量轻柔精细；③严格止血以避免切口渗血、血肿；④加强手术前后处理，增强患者抗感染能力。如切口已有早期炎症现象，应使用有效的抗生素、局部理疗或酒精湿敷等。已形成脓肿者，应予局部拆线、撑开引流、加强换药处理。若创面较大，则待创面清洁后考虑行二期缝合，以缩短愈合时间。

三、切口裂开

切口裂开多见于腹部及肢体邻近关节部位的手术切口。主要原因有：①营养不良，组织愈合能力差；②切口缝合技术有缺点，如缝线打结不紧、组织对合不全等；③腹腔内压力突然增高，如剧烈咳嗽或严重腹胀等。

切口裂开常发生于术后1周左右。患者往往在一次腹部突然用力时自觉切口疼痛和突然松开，创口突然有大量淡红色液体或橘黄色浆液溢出是裂开的特征表现，严重者有肠管或网膜脱出。切口裂开分为完全裂开和部分裂开，前者切口全层裂开，后者除皮肤缝线完整而未裂开外，深层组织全部裂开。

对高危患者可用以下方法预防切口裂开：①在依层缝合腹壁切口的基础上，加用全层腹壁减张缝线；②应在麻醉良好、肌肉松弛条件下缝合切口，避免因强行缝合造成腹膜等组织撕裂；③及时处理腹胀；④患者咳嗽时，最好平卧，以减轻咳嗽时横膈突然大幅度下降，骤然增加腹内压力；⑤适当的腹部加压包扎。

切口完全裂开时，要立即用无菌敷料覆盖切口，在良好的麻醉条件下重新缝合，同时加用减张缝线。切口部分裂开的处理，按具体情况而定。

四、肺不张

术后肺不张常发生在胸、腹部大手术后，多见于老年人、长期吸烟和患有急、慢性呼吸道感染者。由于这些患者肺的弹性回缩功能已有削弱，手术后呼吸活动受到限制，肺泡和支气管内容易积聚分泌物，如不能很好咳出，就会堵塞支气管，造成肺不张。

由于肺不张区域内的支气管腔梗阻，空气不能进入肺泡，导致肺通气/血流比值失调、缺氧和二氧化碳蓄积。早期表现为发热、烦躁不安、呼吸和心率增快、血压上升等。若持续时间较长，则可出现呼吸困难和呼吸抑制、发绀和严重缺氧，直至血压下降甚至昏迷。颈部气管可能向患侧偏移，胸部叩诊时常在肺底部发现浊音或实音区，听诊时有局限性湿性啰音、呼吸音减弱、消失或为管性呼吸音。血气分析中 PaO_2 下降和 $PaCO_2$ 升高。胸片出现典型的肺不张征象，即可确定诊断。继发感染时，体温明显升高、白细胞计数和中性粒细胞比例增加。

预防肺不张的措施有：①手术前锻炼深呼吸。腹部手术者，须练习胸式深呼吸；胸部手术者，练习腹式深呼吸，既可增进吸气功能，又可减轻伤口疼痛；②术后避免限制呼吸的固定或绑扎；③减少肺泡和支气管内的分泌液。患者如有吸烟习惯，术前2周应停止吸烟；④鼓励咳痰，利用体位或药物以利排出支气管内分泌物；⑤防止术后呕吐物或口腔分泌物误吸。

术后并发肺不张的治疗，主要是要鼓励患者深吸气、帮助患者多翻身、解除支气管阻塞，使不张的肺重新膨胀。帮助患者咳痰的方法有：先用双手按住患者季肋部或切口两侧以限制患者腹部或胸部活动的幅度，让患者在深吸气后用力咳痰，并作间断深呼吸。若痰液黏稠不易咳出，可使用蒸气吸入、超声雾化器或应用痰液稀释剂等，使痰液变稀，以利咳出。如痰量过多又不易咳出者，可经支气管镜吸痰，必要时还可考虑做气管切开术，便于吸引痰液。同时给予抗生素治疗。

五、尿路感染

尿潴留是术后并发尿路感染的基本原因，感染可起自膀胱，若感染上行则引起肾盂肾炎。

急性膀胱炎主要表现为尿频、尿急、尿痛，有时尚有排尿困难，一般都无全身症状，尿液检查有较多的红细胞和脓细胞。急性肾盂肾炎多见于女性，主要表现为畏寒、发热、肾区疼痛、白细胞计数增高，中段尿做镜检可见大量白细胞和细菌，大多数是革兰染色阴性的肠源性细菌。尿液培养不仅可明确菌种，而且为选择有效抗生素提供依据。

术后指导患者自主排尿，防止并及时处理尿潴留是预防膀胱炎及上行感染的主要措施。置导尿管和冲洗膀胱时，应严格掌握无菌技术。尿路感染的治疗，主要是应用有效抗生素、维持充分的尿量以及保持排尿通畅。

（张晓宇）

第五章

外科手术

外科技术（即手术技术）是手术学科医生必须掌握的一项技能。近年来由于显微外科和微创外科器械和技术的发展，手术方法发生了很大变化，手术涉及的领域和难度在逐步增加。根据手术操作技术、方法、目的的不同，可将外科技术可分为3种：基本技术、显微技术和微创技术。

第一节　手术基本技术

手术的种类很多，尽管其大小、涉及的范围和复杂程度不同，但都是通过一些基本操作技术来完成，这些技术包括切开、分离、止血、结扎、缝合等。正确、熟练地掌握这些技术，是对一名合格外科医生的基本要求。

一、切开

切开是进行手术的第一步，主要用于皮肤、黏膜及体内组织器官的切开，采用的主要器械是手术刀、电刀。

1. 体表切口　正确选择手术切口是显露术野的第一步，理想的手术切口应符合下列条件：①能充分显露术野，便于手术操作；②尽量接近病变部位，同时能适应实际需要，便于延长和扩大；③操作简单，组织损伤小；④有利于切口愈合、功能恢复，瘢痕小。

在实际工作中，切口的设计还应注意下列问题：①切口最好和皮肤皱纹平行，尤其是面部和颈部手术。此切口不仅缝合时张力低，而且愈合后瘢痕小。②较深部位切口应与局部血管、神经走行相平行，以减少其损伤。③避开负重部位，如肩、足部手术切口设计应避开负重部位，以免劳动时引起疼痛。

切开前需要固定皮肤。小切口由术者用拇指和食指固定切口两侧；较长切口需要助手协助固定切口的另一侧。刀腹与皮肤垂直，用力均匀地一次切开皮肤及皮下组织。

2. 体内组织、器官切开　切开体内组织、器官时，应熟悉、辨析清楚下面的组织结构，可先切开一个小口，确定无误后再延长切口。如切开腹膜时，一般术者与助手配合，用镊子将腹膜提起，触摸未夹住内脏时，先切开一个小口，直视下再逐步延长腹膜切口。骨骼的切开需要采用骨锯、骨凿、骨钻等器械。应用电刀切开的同时可以止血，但是对组织的损伤要大于手术刀。

使用手术刀的执刀方法主要有4种：持弓式、指压式、执笔式和反挑式。

二、分离

分离是显露深部组织、游离病变的重要操作。按照正常组织间隙进行分离，不仅容易分开，而且损伤小、出血少。常用的方法有2种。

1. 锐性分离　用锐利的刀或剪进行的分离。常用于较致密组织的操作，如腱膜、腱鞘、瘢痕组织等。一般用刀刃在直视下沿组织间隙做垂直的短距离切开。用剪刀进行锐性分离，可采用推剪的方法，即将剪刀张开少许，轻轻向前推进。锐性分离组织损伤小，要求在直视下进行，动作应精细、准确。

2. 钝性分离 用刀柄、止血钳、剥离纱球或手指等插入组织间隙内,用适当的力量推开周围组织。常用于正常肌肉、筋膜、腹膜后、脏器间及良性肿瘤包膜外疏松组织的分离。该方法分离速度快,亦可在非直视下进行,但力量要适当,避免粗暴造成不必要的组织撕裂或重要脏器的损伤。在实际操作中,上述两种方法常配合使用。

三、止血

术中止血可使术野清晰、便于操作,还可减少出血量。常用的止血方法如下。

1. 压迫止血法 适用于找不到明确出血点的毛细血管出血或渗血。一般用纱布压迫,使血管破口缩小、闭合,短时间内形成血栓而止血。对于较广泛的渗血,使用 50～60℃ 温热盐水纱布压迫,由于热凝固作用而产生较好的止血效果。

2. 临时夹闭止血法 是手术过程中使用较多的止血方法,适用于明显的活动性小血管出血。常用的方法是用血管钳准确地夹住出血点。操作时钳的尖端朝下,尽可能少夹持组织,这样既能止血,又可避免损伤过多的组织,一般夹持数分钟后即可止血。如止血未果,则需要采用电凝或结扎法止血。颅脑手术切开头皮的皮瓣缘出血、渗血较多,使用具有弹性的塑料头皮夹,连续夹持皮缘,其操作速度快,临时止血效果好。待颅内手术结束,取下塑料夹时已多无出血,直接对合缝皮即可。

3. 结扎止血法 是常用、可靠的止血方法。在组织切开或分离时,对较大的出血点用血管钳的尖端快速准确地夹住,然后结扎止血。如已分离出要切断的较大血管,可先用血管钳夹住血管两端,在其中间切断,然后结扎;也可先套线结扎后再剪断。常用的结扎方法有两种:

(1) 单纯结扎:用结扎线绕过血管钳夹下面的血管或组织,对其进行结扎。适用于小血管出血。

(2) 缝合结扎:用缝线通过缝针穿过血管端或组织,绕过一侧后再缝合,绕过另一侧打结,结扎后形成"8"字(图 5-1)。适用于结扎较大的血管。

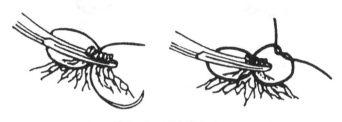

图 5-1 贯穿逢扎止血

对较大血管的出血,上述两种方法常联合使用。先在血管的近端用较粗的线单纯结扎,然后在远端贯穿缝合结扎,此方法结扎止血更为安全、可靠。

4. 电凝止血法 高频电刀通过电极尖端产生的高频高压电流使接触的组织蛋白凝固止血,适用于不易结扎的小血管出血、渗血。该方法止血迅速、操作节省时间,但对于较大的出血点,有时止血效果不够可靠。对于小的出血点可直接用电凝器烧灼止血;较大的出血点,应用血管钳或镊子夹住,再与电凝器接触传导到夹住的组织使其凝固止血。止血时血管钳或镊子勿接触身体其他部位,以免灼伤。高能超声刀的止血效果好于高频电刀,可直接闭合直径 2mm 以下的血管。

5. 其他止血法 ①对于用一般方法不易控制的创面渗血,可用明胶海绵、止血纱布、止血纤维或纤维蛋白胶等外用止血药物进行止血。应用时先清除积血,然后将止血物覆盖、填塞于渗血创面,并适当加压。纤维蛋白胶直接喷洒于渗血创面。②骨断端渗血用骨蜡止血效果最好,它通过产生一种机械性屏障作用来阻止骨骼表面的局灶性出血。③止血带止血法主要用于以下两种情况:一是四肢大血管出血的急救;二是有些四肢远端的手术,为减少出血及术野清晰而使用。

四、结扎和剪线

缝合或钳夹止血的组织常需要进行结扎。如果结扎不确切,结扣松开、脱落,将发生出血或缝合组织裂开。结扎的方法有以下两种:

1. 缝线结扎 应用缝线结扎时需要打结，打结所系的结扣要求牢固，不易松动、脱落，而且操作应简单、迅速。

（1）结扣种类：大致分为4种（图5-2）。A. 方结：由相反方向的两扣结组成，是最常用的一种。成结后越拉越紧，不易松开、滑脱，适用结扎各种组织。B. 三重结：在方结的基础上再加一个与第2扣方向相反的扣。增加1个扣结，更为牢固、不易松动，但操作较方结费时。C. 外科结：第1扣重绕两次，使摩擦系数增大，优点是系第2扣时第1扣结不易松开。D. 顺结：又称为十字结或假结，是由方向相同的两个扣构成，因易松开、脱落，很少使用。

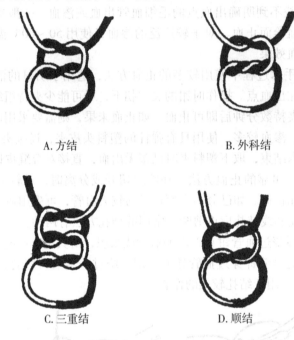

A.方结　　　　　　　　　　　　B.外科结

C.三重结　　　　　　　　　　　　D.顺结

图5-2　结的种类

如果打结时仅沿线的一边滑下结扎时即可造成滑结。所以在打结过程中双手用力应均匀，否则将成为滑结。

（2）打结方法：有以下3种：①单手打结法：打结时绕线动作以一只手为主，另一只手辅助抻线，但成结时双手用力应均匀。主要用拇、食、中指进行操作，左右手均可做结。该方法简单，操作速度快，为最常用的一种方法。对于初学者，建议多练习左手作结。②双手打结法：又称为张力结法。系紧第1个扣后，双手牵紧线，完成第2个扣。该方法可以在第1个扣不反松的情况下完成第2个扣，对张力较大或深部组织的结扎更方便、可靠，但是操作速度稍慢。③持钳打结法：适用于线头过短、术野较深而窄、手指不能伸入，或小型手术仅有术者1人操作，为减少纫线而使用。

打结时应注意以下几点：①打第1扣时，拉线的方向应顺着结扣的方向，如与结扣的方向相反或呈直角，线则容易在结扣处折断。②作结时牵拉并收紧两根缝线的着力点，距线结不要过远，应以食指尖向被结扎的组织下压推紧，不可将组织上提，以免拉脱或撕断组织。③作第2扣时，注意第1扣不要松开，必要时可由助手用血管钳轻轻夹住第1扣处，待第2扣靠近第1扣时再松钳、系紧。④打结的速度应沉稳，以持续适度的拉力系，避免突然加力、拉力过大而拉断缝线或切割组织。

2. 结扎夹结扎 手术中除了常用的缝线结扎方法外，还可采用结扎夹结扎。在开放性手术中，主要用于深部术野结扎困难或保留较短的血管或束状组织（图5-3）。而在腔镜手术中，结扎夹常用于结扎组织、血管等，操作上比缝线更容易、迅速，而且方便、安全。结扎夹适用于中、小血管的结扎，处理大血管应采用血管闭合器，闭合血管的效果很可靠。

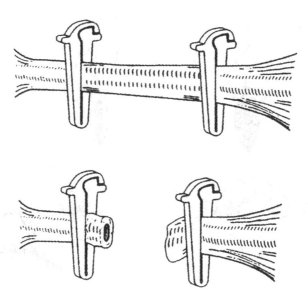

图 5-3　结扎夹结扎

3. 剪线　剪线应在直视下进行，不熟练者可采取"靠、滑、斜、剪"四个动作来完成。将剪刀尖部张开一个小口，以一侧剪尖端刀锋沿着拉紧的线顺滑至结扣处，剪刀略向上倾斜 30°～45° 后剪断（图 5-4）。一般丝线线头宜留 1～2mm；合成可吸收线 6～10mm。线剪不要张口太大，以免误伤缝线周围组织。

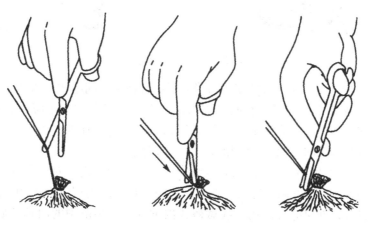

图 5-4　剪线方法

五、缝合与拆线

组织切开、断裂或恢复空腔脏器的连续性，除特殊情况外，一般均需缝合后才能达一期愈合。在正常愈合能力下，愈合是否完善，常取决于缝合方法和操作技术是否正确。根据使用的材料和方法不同，将缝合方法分为两大类，即手工缝合法和器械缝合法。

（一）手工缝合法

该方法应用灵活，不需要特殊设备和材料。缝合方法基本上可分为单纯缝合、内翻缝合和外翻缝合 3 种，每种中又可进行间断和连续缝合两种方式（图 5-5）。间断缝合为一次缝合后即结扎、剪断，此方法缝合牢固、可靠。连续缝合是用一根线进行的顺序缝合，直至完成。该方法具有缝合速度快、拉力均匀等优点，缺点是一处断线，全线将松脱。连续缝合后的吻合口直径要小于间断缝合。

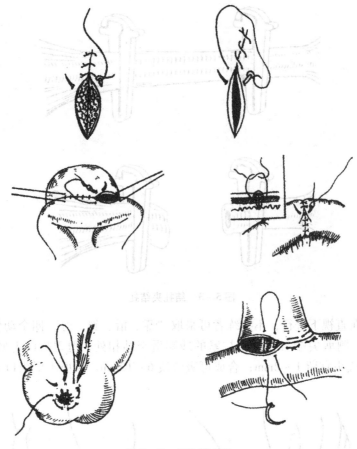

图 5-5　各种缝合法

1. 单纯缝合法　操作简单，将切开的组织边缘对正缝合即可。间断式或双间断式缝合（"8"字缝合）多用于缝合皮肤、皮下组织、筋膜和肌腱等组织；连续式缝合常用于腹膜、胃肠道吻合的内层；另一种连续式缝合亦称连续交锁式缝合或称毯边式缝合，多用于胃肠道吻合的后壁内层，优点是具有较好的止血效果。缝合时两边缘的针距、边距相等，才能对合整齐。

2. 内翻缝合法　将缝合组织的边缘向内翻入缝合，使其外面光滑、对合良好。多用于胃肠道的吻合，浆肌层的对合有利于愈合，并减少感染的发生。胃肠道吻合的内层缝合可用肠线做连续内翻缝合，也可用丝线间断内翻缝合；外层缝合多用丝线做褥式内翻缝合。小范围的内翻，如阑尾根部残端的包埋，多采用荷包缝合法。

3. 外翻缝合法　将缝合的组织边缘向外翻出缝合，使其内面光滑。多用于吻合血管或缝合腹膜，可减少血管内血栓形成和腹膜与腹腔脏器粘连。

手工缝合方法很多，不论采用何种，均应注意下列事项。

（1）应按组织的解剖层次分层进行缝合，缝合的组织要求对位正，不夹有其他组织，少留残腔。

（2）结扎缝线的松紧度要适当，以切口的边缘紧密相接为宜，过紧影响血液循环，过松则使组织对合不良，不利于愈合。

（3）缝合间距以不发生裂隙为宜。例如，皮肤缝合针距常掌握在 1~1.5cm，进出针与切口的边距以 0.5~1cm 为宜。

（4）对切口边缘对合张力大者，可采用减张缝合。

（二）器械缝合法

该方法是采用含有金属钉的特制器械（多为一次性使用），直接将组织一次性连续缝合。常使用的是闭合器和吻合器，根据钉书器的原理制成，通过交错的二或三排钉将两部分组织钉合。用此法代替手工缝合，可省时、省力，且组织对合整齐。器械缝合在腔镜手术中更具有优势，但价格昂贵，有些手术区的解剖关系和各种器官不同，也不适合使用。目前常用的缝合器械有：管状吻合器、直线切割闭合器、闭合器等。主要用于消化道手术，各种组织、较大血管断端的闭合。使用前须详细了解器械的结构、性能、钉的闭合厚度等，掌握使用方法并能够熟地进行操作，以免术中失误或造成重大差错。

（三）拆线

皮肤缝合线需要拆除，因全身不同部位的愈合能力及局部的张力强度不同，拆线的时间不一。一般来说，胸、腹、会阴部手术后 7d 拆线；头、面、颈部手术后 5～6d 拆线；四肢、关节部位手术以及年老体弱、营养状态差或有增加切口局部张力因素存在者，可在术后 9～12d 或分期拆线。

拆线时先后用碘酊、酒精或聚维酮碘消毒切口，然后用镊子提起线结，用剪刀在线结下靠近皮肤处剪断缝线，随即抽出。这样可使露在皮肤外面的一段线不经皮下组织抽出，以减少皮下组织孔道感染。抽出缝线后，局部再用酒精涂擦一遍，然后用无菌辅料覆盖。

（四）显露

显露的作用是使术野暴露清楚，它是手术操作的重要技术之一。无论是开放性手术，还是腔镜手术，只有将术野显露清楚，才能够安全、快速、准确地进行操作。

1. 体位、切口与路径　如下所述。

（1）体位：选择合适的体位有利于深部术野的显露。一般根据手术切口、手术路径、病变部位等选择体位。

（2）切口：根据疾病、术式选择合适的切口，以利于术野的显露。同一种疾病的切口可能因手术路径、术式不同而有所差异。

（3）手术路径：切开体表是手术入路的第 1 步，随后是到达体内处理病变需要经过的路径。合适的手术路径能够清楚地显示术野，减少由于过度牵拉造成的损伤。

2. 术中显露　术中显露是一种技能，也是手术思路清晰与否的一种检验。显露主要依据术者的意图，由助手协助完成，借助拉钩、止血钳、手掌、纱布等，推开阻挡的脏器，显露出操作部位。

（袁向科）

第二节　显微外科技术

显微外科技术是在手术显微镜或手术放大镜下，应用显微器械和材料，主要是对微小组织、器官进行精细操作的一项技术。镜下的精细操作技术开辟了微观领域的手术，使组织器官的修复、重建、替代等达到了一个更高水平，极大地促进了外科学的发展。显微外科技术的很多方面属于微创技术的范畴。目前，显微外科技术已经广泛应用于手术学科的各个专业，如骨外科、整形外科、神经外科、泌尿外科、眼科、妇科、产科、耳鼻喉科、口腔颌面外科等。

一、手术显微镜

手术显微镜可分为显微镜与放大镜两种。

1. 手术显微镜　手术显微镜种类很多，因手术操作的内容、术野等方面的差异，各专业选用显微镜的类型有所不同。在镜下进行操作，术野放大，超越了人类原有视力的极限，从而大大提高了对人体组织解剖结构的辨认力，使操作更加精细，损伤减少，有利于组织愈合。

目前临床使用的多为双人双目且带有 1 人示教目镜的手术显微镜（图 5－6）。放大倍数可达 6～40倍，一般 6～25 倍就可以满足临床操作。手术显微镜的焦点距离、瞳距可调解，每组目镜都能调节瞳孔间距离和屈光度，以适应不同使用者的需要。在使用手术显微镜时，应注意无菌操作的原则，术中手术人员只能触摸手术显微镜的无菌区。

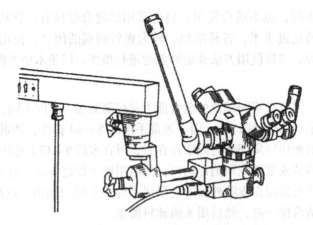

图 5 - 6　双人双目手术显微镜

2. 手术放大镜　手术放大镜是附于术者眼镜架上的一套放大镜，如术者原来就戴眼镜，可在原镜架上装配。若术者的视力正常，可以在一个平镜上装配这套放大镜。放大倍数 2 ~ 8 倍不等，多选择 2.5 或 3.5 倍。手术放大镜是一种简易、方便的放大系统，镜子的瞳距和屈光度可以调解（图 5 - 7）。缺点是长时间操作时稳定性差，易产生视疲劳。适用于单纯进行血管、神经吻合等。

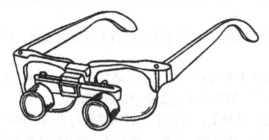

图 5 - 7　手术放大镜

二、显微手术器械

包括镊子、剪刀、持针器、血管夹等。显微器械轻巧、锐利、不反光及无磁性，在手术显微镜或放大镜下使用方便、组织损伤小，利于更精细的操作。

三、显微外科的应用范围

从功能上大致可归纳为两方面。

1. 显微吻合或缝合　如下所述。

（1）微血管、淋巴管、神经吻合：常见的手术有：①创伤修复性手术：断指、肢再植术。②整形手术：游离皮瓣、肌皮瓣、骨瓣移植术，拇指再造术等。③小器官移植手术：卵巢、睾丸、甲状旁腺移植术等。④其他辅助性手术：例如游离空肠血管吻合代食管术。⑤周围神经修复术：使神经外膜、束膜对合更准确，提高手术效果。⑥淋巴管吻合术：将淋巴管远端与近端吻合，用于治疗下肢慢性淋巴水肿、乳糜尿等。

（2）微小管道吻合：用于输卵管、输精管、附睾管、鼻泪管等吻合，手术操作精细，吻合可靠，再通率高。

2. 精细操作　颅脑、眼、内耳等部位的手术需要精细操作，目前这些部位的手术几乎均借助显微镜来完成。由于镜下的放大作用，容易辨别正常组织结构与病变的关系，镜下操作轻柔、准确，造成的副损伤小，显著地提高了手术疗效。

四、显微外科技术与训练

1. 基本技术　在手术显微镜或放大镜下进行的精细操作。

（1）显微吻合或缝合：其中微血管吻合技术要求较高，包括以下几方面：①无创技术：勿用器械损伤血管壁，特别是血管内膜，以减少血栓的发生。②血管及血管床肝素化：血管吻合全过程用肝素生理盐水滴注、冲洗血管表面和血管腔，以避免局部血液凝固。③血管断端处理：仔细检查血管壁损伤情况，确定切除范围，将血管断端修理整齐。④吻合血管：多采用二点法间断吻合。吻合的针距、边距根据血管的口径、管内血流压力、管壁厚度等因素而定。一般吻合动脉边距约为血管壁厚度的2倍。因静脉壁较薄，边距较动脉稍大。线节打在腔外，使血管处于轻度外翻、内膜对合完好的状态。吻合完毕，检查有无漏血，放开血管夹的顺序根据血流方向而定，动脉是先远心端后近端，静脉反之。

（2）精细操作：由于每例手术可能因病变、部位、术式不同，操作会有所不同。所以，除了吻合技术外，术者需要掌握镜下的分离、切开、止血、缝合、切除病变等基本操作技术，还要具有良好的镜下组织结构辨析能力。

2. 显微外科技术训练　在显微镜下操作，要求术者动作轻巧、稳定、准确。初学者需要有一个适应镜下操作和使用显微器械的训练过程。由于视野较小和视物放大，容易产生镜下动作过度及操作时手的抖动，较好的练习方法是先使肘部和腕部依附于手术台面，保持手的稳定性。可先将一张报纸置于镜下，用小镊子描上面的字，然后练习双手持镊交替拾针线，当能准确夹持缝合针时可开始缝合训练。一般先在镜下缝合旧的医用手套，通过练习，做到双手配合协调，动作准确平稳。然后开始做动物实验，吻合大白鼠尾动脉、颈动脉和股动脉，验证血管通畅率。经过4~6周的基础训练，可以基本掌握细小血管的吻合技术，再经过一定时间的临床助手操作，即可以独立进行显微外科手术。

（袁向科）

第三节　微创外科技术

微创外科（minimally invasive surgery，MIS）也称之为"微侵袭外科"或"微侵入外科"。微创手术不是一种或一类手术方式，不是单纯小切口的手术，不等于不充分的常规手术。"微创"的概念就是在同一种手术中，以最小的创伤来获得同样或更好的疗效。微创一直是外科医生所追求的一种境界。微创技术包括内镜、腔镜、介入技术以及显微外科技术等。

一、内镜外科技术

内镜是指能够进入体内，具有照明装置，可以进行诊断或治疗作用的器械或仪器。内镜的种类很多，习惯上将通过身体自然通道由体外开口进入体内的称之为内镜；而把需要戳孔进入体腔或潜在腔隙的命名为腔镜。但是，两者在结构、功能上又不能完全分开。

（一）内镜种类及基本原理

根据镜身是否可弯曲，将内镜分为硬质内镜和软质内镜两种。

1. 硬质内镜　内镜多由镜身和显像及光源系统两部分组成。常用的硬质内镜有：膀胱镜、宫腔镜（子宫镜）、食管镜、气管镜、肛管直肠镜等。

（1）镜身：呈管式，由金属材料制成，不能弯曲。操作通过镜身的内腔或腔内的通道进入器械来完成。老式内镜的镜身深入体内的末端装有光源，操作时经镜子内直接观察镜前情况，缺点是亮度差、视野小。目前临床还在应用的有食管镜、气管镜，主要用于取异物、对肿瘤进行激光、冷冻治疗等。新型的内镜前部装有摄像头，通过光导纤维与体外的冷光源连接。镜身腔内留有1或2个通道，经通道可向内注水、置入器械进行操作。通过体外的显示器来进行观察、指导操作。

（2）摄像及光源系统：目前多种内镜、腔镜的该系统可以共用。光源器上有标注腹腔镜、膀胱镜等插口，不同的插口主要是根据术野显像的要求来设定。如腹腔、胸腔的手术视野空间为空气；而膀胱、关节手术需要注水，摄像头在水中摄取图像。该系统包括以下几部分组成：①微型摄像头及数模转换器：术中由摄像头摄取图像，通过光电偶合器将光信号转化为数字信号，传送到显示器显示出图像。②显示器：目前已有全数字显示器，图像的解析度可达1 250线，图像非常清晰。③冷光源：通过光导纤维与腔镜相连，具有亮度高，传导热量小、镜身不会灼伤身体等优点。④录像机与图像存储系统：手术全过程可以录像、存储。

2. 软质内镜　软质内镜的镜身柔软、细长、可弯曲。内镜前部装有摄像头，通过光导纤维与体外的冷光源、显示器连接。根据内镜内部结构不同，分为纤维内镜和电子内镜两种。镜身腔内有小口径的通道，可置入器械进行操作。目前使用的内镜多为电子内镜，其图像更为清晰。常用的软质内镜有：食管镜、胃镜、十二指肠镜、结肠镜、支气管镜、输尿管镜等。

（二）内镜手术的应用范围及特点

与外界相通可进入体内的自然通道有：①消化系统（双向）；②泌尿系统；③女性生殖系统；④呼吸系统等。通过这些通道进入体内操作，具有手术创伤小、体表无切口、出血少，恢复快、并发症少等优点，但操作的能力和范围有限，主要是采取咬除、套扎、电灼、扩张、切割等方法来处理病变。

1. 硬质内镜手术　手术通过内镜本身的通道进入器械进行操作，手术的方法有：①活检钳咬除、圈套套除或网袋套除病变等，适用于带蒂的息肉、黏膜层肿瘤、增生，结石等。②采用激光、电凝、冷冻、微波热凝等方法，造成病变坏死、脱落。③切除病变：例如对前列腺进行旋切、分割切除等。④球囊扩张、支架置入：适用于管腔狭窄的病变。⑤镜下观察、协助置入放射源物质，实行对恶性肿瘤的内照射。

2. 软质内镜手术　软质内镜与硬质内镜的操作方法和范围相似，由于镜子可弯曲，达到体内的部位比硬质内镜更深入。软质内镜是诊断体内疾病的重要工具，经自然通道进入体内可直接观察病变、咬取组织病检。近年来，由于内镜功能的改进和高性能器械的发明，治疗的范围也在扩大。软质内镜手术还可与介入治疗相结合，在X线观察下，对病变进行处理。如借助十二指肠镜将导丝经十二指肠乳头置入胆总管内，然后通过导丝将带球囊的导管置于结石上方，充气后将结石拉出。

血管镜应归属于软质内镜，手术需要切开体表，游离出血管穿刺进入。镜子进入的是密闭、液体流动的管道，操作时需要阻断血流。因血液透光度差，血管中需要用生理盐水置换血液。血管镜外径1～2mm，可对中、小血管内病变，进行病灶清除、修复、扩张、置入支架等治疗。

二、腔镜外科技术

自从1910年瑞典的Jacobaeus首次将腔镜用于观察腹腔以来，随着腔镜图像清晰度增加，相关设备、仪器和器械的发展，使腔镜手术逐步开展起来。1987年法国医生Mouret用腹腔镜为一名女患者治疗妇科疾病，同时切除了病变的胆囊。从此，开启了以腔镜手术为代表的微创外科时代。到目前为止，腔镜手术范围仍在不断扩大，有些手术已经取代了开放性直视手术。

（一）腔镜手术的基本设备

腔镜手术的广泛开展，除了腔镜本身的发展外，与配套设备和手术仪器、器械的发展密切相关。

1. 腔镜的组成　根据结构不同可分为两种。

（1）镜身无通道腔镜：镜身深入体内的末端装有摄像头，光源反射镜面分为0°、30°、45°不等，其视野广、图像清晰，几乎不出现失真。摄像及光源系统与内镜基本相同。常用的有腹腔镜、胸腔镜、关节镜等。上述几种腔镜结构大致相同，根据使用部位的不同，设计的镜身长短、粗细不一，常用的腔镜外径为4～10mm。

（2）镜身有通道腔镜：与新型的内镜完全一样，镜内留有操作通道。只是手术时需要在体表戳孔，穿过组织达到病变后进行操作。常用的有肾镜、脑室镜、椎间孔镜等。

2. 腔镜手术操作所需的设备、仪器和器械　如下所述。

（1）配套设备：①CO_2气腹系统：由气腹机、二氧化碳钢瓶、气体输出管道组成。CO_2注入腹腔，不易发生气栓。气腹状态下，视野空间大，有利于操作。②注水冲洗系统：包括储水瓶、加压器、吸引器、管道等。关节手术术中需要向术野不断注水、冲洗，以保持术野清晰。胸、腹腔手术结束时多需要注水冲洗、检查有无渗血、漏气等。

（2）能源系统：常用的系统有高频电切、电凝刀、超声刀、激光器等，操作时通过与这些系统连接的器械，在体内进行切割、止血等操作。这些能源系统使手术更为方便、快捷。

（3）器械：①多数与开放手术的各种器械相似，具有切开、分离、夹持等功能。常用的器械有抓钳、持钳、分离钳、肠钳、剪子、扇形牵拉钳、穿刺针、钛夹钳、切割闭合器等。该类器械的特点是可张开与闭合的钳翼、关节位于前部，手术时在腔内，手柄距关节较远，在腔外操作。多数器械操作时手感不明显，需要靠视频显示图像来指导操作。②电凝器械是常用的分离、止血工具。根据其前端的形状，可分为电凝钩、铲、棒等，使用时与体外的能源系统连接。③套管：腹腔镜手术使用的是封闭式套管，经套管反复出入腔镜或器械时不漏气，仍能够保持气腹状态。胸腔镜使用开放式套管，戳孔后置入，仅起到进出腔镜或器械的通道作用。

（二）腔镜手术的应用范围及特点

1. 手术范围　根据腔镜进入体内的途径和所达到的部位，手术大致分以下几种。

（1）体内腔隙：腹腔（包括腹膜后器官）、胸腔、关节腔等。体表戳孔将腔镜插入到体腔内，再戳1个或数个孔，置入专用器械进行操作。几乎能够完成腔内各种组织器官的切除、修复、置换等不同类型的手术。腹腔、胸腔、大关节腔手术应用较多，如胆囊切除、肺叶切除、膝关节半月板修复等。

（2）再造的腔隙：在组织间或器官周围通过扩张、持续注入 CO_2，再造腔隙后进行手术。如甲状腺切除术，为了避免颈部手术所遗留的瘢痕，体表切口选择在胸部，腔镜经胸部皮下抵达颈部，在甲状腺周围再造腔隙完成手术。臀肌挛缩综合征是在挛缩的臀肌周围再造腔隙后切断挛缩肌。

2. 手术特点　两种腔镜的手术有所不同。①镜身无通道腔镜：根据病变进入腔镜，再选择1个或多个孔进入器械进行操作。其手术操作的方法、达到的范围完全可与直视手术相比。术中能够灵巧地进行切开、分离、结扎、止血、显露等操作，可对病变进行去除、修复、吻合等处理。切开、分离时多采用电刀、超声刀。由于缝合操作较困难，使用闭合器进行缝合更方便。吻合则使用吻合器，或辅助小切口在体外完成吻合。②镜身有通道腔镜：手术操作与硬质内镜相同，但需要在体表戳孔进镜后显露病变进行处理。

腔镜手术具有应用广泛，创伤小，出血少，恢复快等特点。下面简述常用的3种腔镜手术。

（1）腹腔镜手术：首先在脐孔下10mm切口，进入穿刺针，建立气腹。选择进镜部位，戳孔、放置封闭式套管。经套管置入腹腔镜探查腹腔。探查后根据手术需要，在腔镜的直视下确定需要孔道的位置和数量，进入器械后进行操作。手术方法与直视手术基本相同。几乎可进行腹腔、腹膜后各种脏器的手术，涉及普外、泌尿、血管、妇产等专业。

（2）胸腔镜手术：胸腔镜手术中术野的显露关键在于麻醉师，准确定位气管内双腔插管，保证术侧肺不通气，便于操作。手术先经肋间分别戳孔，置入开放式套管，经套管插入腔镜，探查胸腔。而后根据手术需要，再选择戳孔，进入器械操作。可进行肺、食管及心脏和血管等手术。直线切割缝合器的发明为胸腔镜手术的广泛开展发挥了重要作用。它的闭合夹长度有3.0cm、4.5cm、6.0cm几种，可进行不同长度组织或血管的闭合。

（3）关节镜手术：确定进入腔镜的位置后，切开皮肤，进入戳孔，再置入腔镜，探查关节腔。然后，根据需要另戳孔进入器械操作，可进行关节内组织的清理、修复、重建等。目前新型关节镜外套内具有注水管道，术中通过注水冲洗，保证术野清晰。手术中可活动关节以利于术野显露。关节镜手术已经取代了大部分开放性手术，常见的手术部位有膝、肩、踝关节等。

（三）腔镜技术训练

胜任腔镜手术的医师应具备两方面能力：①熟练地掌握腔镜的操作技术；②直视下能够完成该手术。尽管腔镜手术术式、基本技术与直视手术相似，但是，通过显示器上的图像进行操作则相差很多。对于初学者来说，切开、分离、止血的每一次操作，要做到准确、到位，需要经过专门训练，才能逐步达到使用器械随心应手的程度。另外，助手协助操作，调节镜子保证良好视野的能力等也需要训练。

目前，国内已经建立很多腔镜手术技术训练中心。使用与手术相同的腔镜和器械进行模拟训练，如在暗箱中进行夹纸片、拾豆粒、剥葡萄皮等基本功训练，进一步在动物活体上练习，完成某项手术。最后，逐步从人体手术的助手过渡到术者。

三、介入治疗技术

介入治疗是在 X 线透视、超声、CT、MRI 等影像设备监视下，通过介入穿刺插管或直接穿刺技术，对病变进行诊断或治疗的一种方法。它不仅是穿刺针、导管的进入，而且有些操作与切开手术的基本相同，例如，房间隔缺损封堵术与补片修补术。所以，有的学者将介入治疗列入广义手术的范畴。介入治疗具有创伤小、操作简便、定位准确、并发症少等优点，是微创外科技术的重要组成部分。介入治疗是一项能够在多学科应用的技术，多数是内科心血管医生、放射介入医生进行操作，少数由手术科室医生来完成。

根据介入途径不同，可将介入治疗分为血管内和血管外两种。

1. 血管内介入治疗 它具有两个特征：一是采用可达远距离的导管进行诊疗性操作；二是在 X 线或 MRI 等成像系统监控下完成。临床上一般所指的介入治疗是血管内的介入治疗。通过进入血管、心脏内的器械，对病变进行扩张、疏通、封堵等治疗。几乎所有的病例都是通过进入循环系统的导丝－导管对病变进行处理，极少数病例在纤维血管镜下直接进行检查与治疗。进入血管内的途径多采用经皮穿刺，亦可以在术中直接穿刺入动脉或静脉。

目前用于治疗的手术有：①血管：取栓术、栓塞止血术，血管扩张成形术、血管内支架植入术、血管腔内放置血管移植术、注射化疗药物等。②心脏：房间隔、室间隔缺损封堵术，心脏射频消融术、心脏起搏器安置术等。

2. 血管外介入治疗 在 X 线、B 超引导下，采用穿刺针刺入体内，对深部组织、器官进行诊断或治疗。分为穿刺针和导丝－导管两种方法。

（1）穿刺针：在影像可视下将穿刺针穿入体内，准确定位后通过进入的穿刺针取组织标本进行诊断，或采用特殊的穿刺针直接完成射频、微波、电凝、冷冻等治疗，也可直接注入药物、乙醇、骨水泥、放射性粒子等进行治疗。B 超与 CT 或 MRI 的引导下穿刺的方法和对象有所不同。①B 超：适用于肝、胰、肾等体内实质脏器病变，以及腹膜后肿物等。这些组织、器官在 B 超下显示清楚，操作时可连续观察穿刺针进入的位置。②CT、MRI：适用于肺、肝、胰、肾、骨骼等组织器官，穿刺针进入合适位置，停止操作后再扫描观察位置是否合适。

（2）导丝－导管：应用范围有限。①经皮穿刺：穿刺进入管腔、通道，在 X 线监视下置入导丝－导管进行治疗。如经皮肝、胆囊穿刺置管引流术，方法是经皮穿刺入肝内胆管后，置入导丝－导管，留置引流管等。②内镜与介入治疗结合：首先插入内镜，然后在 X 线监视下置入导丝－导管，进行扩张、取石、置入支架等治疗。如十二指肠镜与 X 线配合下的胆管内取石术，膀胱镜与 X 线联合输尿管狭窄置管术等。

（袁向科）

第六章

外 科 感 染

第一节　发病机制

感染是致病菌与宿主防御机制之间的复杂反应过程。目前外科感染仍是外科医师面临的一大挑战，并未因抗生素的不断更新而彻底解决。相反，由于外科手术范围的扩大、手术难度的提高和各种新诊疗手段的应用而有增加的趋势（医院内感染和医源性感染）。

一、病因学

外科感染过程涉及致病菌、环境条件以及宿主免疫防御机制的相互作用，如3者处于相对平衡状态，发生感染的机会极小。倘若失去这种平衡，例如细菌的数量或毒性增加；环境条件有利于细菌的侵入和繁殖；或宿主的免疫防御功能缺陷或被抑制，则不可避免地会引起感染的发生。Altemier曾对创口感染的危险提出下列公式：

创口感染的危险 = 污染细菌数×毒性/宿主抵抗力。显然，创口污染细菌越多，毒性越大，宿主抵抗力越弱，则创口感染的危险性越大，反之亦然。

（一）细菌因素

在外科感染的发生和发展过程中，致病菌无疑起着主导作用，其中细菌的数量和毒性尤为重要。致病菌数量越多，毒性越强，发生感染的机会也越大。一般而言，伤口细菌数超过 $10^5/g$ 组织，就有发生感染的可能；细菌的毒性指细菌侵袭组织的能力而言，不同菌种和菌株具有不同的毒性。因此，在一般情况下，有些细菌致病，有些不致病，或仅条件致病。

临床资料证明，革兰阳性菌脓毒症的发生至20世纪90年代已达脓毒症的40%以上，其中金黄色葡萄球菌感染居首位，它常与革兰阴性菌脓毒症同时发生，产生协同作用。金黄色葡萄球菌的致病成分较革兰阴性菌更为复杂，包括细胞壁成分：肽聚糖和磷壁酸，两者为单核/巨噬细胞和淋巴细胞的强烈刺激因子，可诱导肿瘤坏死因子（TNF-α）、白介素（IL）、γ干扰素（IFN-γ）和一氧化氮等炎症介质的合成和释放，其能力为革兰阴性菌脂多糖的100~10 000倍。金黄色葡萄球菌的胞外酶和外毒素，例如肠毒素和中毒性休克毒素均属多肽类蛋白质超抗原（SAg），具有强烈的抗原刺激能力。以淋巴细胞为主要靶细胞，与淋巴细胞的抗原受体结合，释放大量促炎症因子，如TNF-α、IFN-γ。此外，中毒性休克毒素也可刺激单核/巨噬细胞，释放促炎症因子，直接抑制心肌功能。当肠毒素和脂多糖共同作用时，可使TNF、TNF-α和IL-6等炎症介质的水平更高，持续时间更长，而使各自的致死剂量降低100倍。

细菌侵袭组织的能力主要决定于细菌产生的各种毒素和酶。金黄色葡萄球菌能产生凝固酶、溶血素、坏死毒素和杀白细胞素；溶血性链球菌能产生溶血素O和S、透明质酸酶、链激酶和脱氧核糖核酸酶，这几种毒素是链球菌感染迅速扩散和脓液稀薄的原因。革兰阴性杆菌所产生的内毒素，具有复杂的生物活性，是引起补体激活和感染性休克的物质基础。梭状芽孢杆菌能产生各种外毒素，包括痉挛毒素、溶血毒素、神经毒素等。厌氧性类杆菌也能产生内毒素。凡毒性较强的细菌容易产生严重的外科感染。

近来发现胃肠道是 SIRS 的枢纽器官和炎性介质扩增器。除外源性细菌感染外，胃肠道内细菌被认为是内在感染的来源。发生感染后可出现低灌注、再灌注损伤以及外科饥饿所致肠黏膜营养匮乏，造成肠道屏障功能削弱，肠黏膜通透性增加而发生肠道内毒素及细菌移位，其所产生的外源性介质可经门静脉入肝，刺激肝窦内皮细胞和库普弗细胞，促使内生性炎性介质的释放而引发 SIRS。

（二）环境条件

外科感染的产生与局部环境条件有很大关系。局部组织缺血缺氧，灌注压低，局部伤口中存在异物、坏死组织、空腔、血肿和渗液均有利于细菌的滋长繁殖。众所周知，厌氧菌的滋长繁殖依赖于组织的氧化还原电位差（Eh）。Eh 降低有利于厌氧菌的滋长繁殖。厌氧菌菌血症较需氧菌者少见，仅占20%，这可能与血液氧含量高而厌氧菌不易在血中繁殖有关。某些代谢障碍，例如糖尿病、尿毒症、皮质类固醇疗法和免疫抑制疗法等均能引起血管反应缺陷、白细胞趋化和吞噬功能异常，从而有利于感染的发生。

（三）宿主因素

宿主的免疫防御功能对于感染的发生也有重要影响。营养不良、慢性肝肾疾病、糖尿病等均会严重影响宿主的免疫防御功能。营养不良和肝硬化能降低抗体、补体和各种免疫球蛋白及纤维连接素的合成。抗体、补体和免疫球蛋白等是调理素的组成部分。调理素缺乏直接影响细菌的吞噬，因为中性粒细胞、吞噬细胞和单核 - 吞噬细胞系统只有在调理素作用充分时才能发挥其吞噬功能。Saba 等证明，纤维连接素降低也会严重影响单核 - 吞噬细胞系统的功能。低蛋白血症和补体 C3 缺乏常能诱发外科感染。此外，转铁蛋白也十分重要，它和乳铁蛋白一样能结合铁，而铁是细菌滋长繁殖所必需的。当体内摄铁过多，或溶血反应而使血清铁升高时，铁可能被细菌利用而有利于感染的发生和扩散。

中性粒细胞是主要的吞噬细胞之一，中性粒细胞减少或功能异常使感染发生的机会大大增加。某些药物或放射疗法可引起中性粒细胞数量减少，而中性粒细胞功能异常则可因乙醇、泼尼松、阿司匹林等引起。类固醇、奎宁衍生物可抑制白细胞的脱粒，从而干扰白细胞的杀菌作用。有些先天性遗传性疾病，例如慢性肉芽肿病、DiGorge 综合征可使白细胞的过氧化氢、髓过氧化物酶的杀菌系统失效，因此这类先天性疾病患者常易并发严重外科感染。

细胞因子 TNF - α，IL - 1，IL - 8 是重要的促炎细胞因子。TNF 能活化内皮细胞，激活中性粒细胞、促进其沿血管内皮聚集并从内皮细胞间游出，刺激单核 - 巨噬细胞生成细胞因子。在启动宿主应答反应、诱导急性炎症中，TNF - α 起到关键作用。IL - 1 主要激活巨噬细胞和内皮细胞，而 IL - 8 是中性粒细胞的趋化因子，可促进炎症反应。

花生四烯酸代谢包括前列环素、血栓素、白三烯等。前列环素由巨噬细胞、内皮细胞生成，可使血管扩张、血管壁通透性增高。血栓素使血小板聚集、微血管收缩、促使微血栓形成。花生四烯酸以脂氧化酶作用生成白三烯，可激活白细胞、收缩平滑肌，其中 LTB 有很强的中性粒细胞趋化作用。

血小板活化因子 PAF 可激活血小板，释放组胺、5 - HT 等，是很强的促炎介质。

组织损伤后可激活补体、凝血因子、激肽与纤溶系统。补体激活是感染后的早期改变，SIRS 患者血浆中常有 C3a、C5a 等活化补体片段，除了促使肥大细胞释放组胺外，C3a、C5a 有很强的趋化作用。凝血因子Ⅻa 激活后可分解激肽，后者具有活化白细胞、扩张血管及增加血管通透性的作用。

炎症是机体对侵入微生物的重要防御反应，但对外界刺激反应过度可对自身机体造成损害。炎症受到机体抗炎机制的控制，炎症细胞的激活有着明显的自限性，如内毒素刺激在细胞水平上有负反馈自我调节作用；炎症细胞生成的某些介质，如 IL - 10，IL - 4 具有抗炎作用。促炎效应与抗炎效应两者之间可以发挥协调、平衡或是相互拮抗的作用。在促炎反应占主导时表现为 SIRS，而当抗炎反应占主导时表现为免疫抑制。SIRS 也会出现在感染经治疗后情况基本稳定、又再次遭遇较轻打击之后。原发性损伤使机体处于炎症细胞易被激惹的致敏状态，而再次感染打击即使较轻微，也可以造成机体很强烈的全身反应。

二、病理生理学

外科感染的病理生理学过程主要包括两方面：

（一）局部炎症反应

外科患者的伤口、腹腔、肺部或人体任何部位发生感染时，局部发生微生物侵入并不断繁殖，局部炎症反应的激活而形成临床感染。病菌繁殖过程中产生的多种酶及毒素，可以激活凝血、补体、激肽系统以及血小板和巨噬细胞等，导致炎症介质如补体活化成分、缓激肽、肿瘤坏死因子－α（TNF－α）、白介素－1、血小板活化因子（PAF）、血栓素（TXA）等的生成及释放，并引发相应的效应症状，出现炎症的特征性表现：红、肿、热、痛等。炎症介质可引起血管通透性增加及血管扩张，使得病变区域的血流增加；炎症反应产生的趋化因子吸引吞噬细胞进入感染部位；白细胞与血管内皮细胞以黏附分子结合而附壁，内皮细胞收缩使血管内皮间隙增大，有利于吞噬的移行，促使吞噬细胞进入感染区域以清除感染病原菌；中性粒细胞主要发挥吞噬作用，单核－巨噬细胞通过释放促炎细胞因子协助炎症及吞噬过程。局部炎症反应的作用是使入侵的病原微生物局限化并最终被清除。

细菌及其毒素还可直接或间接激活补体系统。

$$细菌 \underset{旁路}{\overset{传统通道}{\rightleftharpoons}} C3\sim9 \rightarrow 细胞溶解$$

细菌侵入人体后与抗体结合，形成抗原抗体复合物，通过传统通道激活 C1，形成 C1 脂酶，作用于 C4 和 C2，形成 C3 转换酶，将 C3 分裂为 C3a 和 C3b，并相继与 C5、C6、C7 作用，与 C8 和 C9 结合，引起细胞膜破坏、细胞溶解和细菌死亡。抗原抗体复合物和内毒素还能通过另一通道（旁路）直接激活 C3。补体系统的激活无疑对炎症和感染起重要作用。C3a 和 C5a 均对中性粒细胞和吞噬细胞有趋化作用（C5a＞C3a），两者都是过敏毒素，使血管扩张，并使嗜碱细胞和肥大细胞释放组胺（C3a＞C5a）。C567 复合物也具有某些趋化作用。C3b 沉积于细菌表面后，使 C5 裂解为 C5a 和 C5b，C5a 释放至体液中，而 C5b 则结合于细菌表面，与 C6、C7 接触，产生 C567，再与 C8、C9 结合，造成细胞膜损害，最后导致细菌溶解。

总之，血管壁通透性增加是由于激肽、血管活性胺以及前列腺素（PG）等引起。炎性渗液中的前列腺素是中性粒细胞在吞噬细菌时释放，PGE_1 和 PGE_2 均可使血管通透性增加。白细胞浸润则主要由于 C3a 和 C5a 的趋化作用引起，而组织损害则是由于中性粒细胞释放的溶酶体酶和各种蛋白酶所致。

（二）全身炎症反应

感染所致的全身性炎症反应与局部感染的激发途径相似，只是炎症反应的激活更为普遍，而且缺乏局部反应中明确的定向病灶，具有瀑布效应。病菌及其产物逃脱局部防御进入循环系统，导致血管内补体及凝血因子的激活，肥大细胞激活释出的组胺、5－HT 而导致血管扩张及通透性增高。局部炎症严重时，可以释放出大量 TNF 等促炎因子，使循环系统内的巨噬细胞、中性粒细胞被激活，而且远处的巨噬细胞，如肺泡巨噬细胞、肝内库普弗细胞亦被激活，引起全身播散性炎症细胞活化。由于全身炎症的启动，导致全身血管扩张、血流增加（高血流动力学状态）以及全身水肿。炎症反应生成的趋化因子促使白细胞/内皮细胞相互反应及移行，全身促炎细胞因子链级反应，刺激中性粒细胞释放溶酶体酶，并爆发生成氧自由基，其目的在于杀死吞噬的细菌及分解坏死组织，但同时也引起微血管内皮及血管周围部位的损伤。微循环的炎症性损伤可引起血小板聚集及血管收缩，最终导致微循环障碍及组织破坏。坏死的组织又可引发局灶性炎症反应，并扩展到全身，如此形成恶性循环。全身炎症反应介导的组织特异性破坏是多器官功能障碍发生发展的直接机制。

（张　婷）

第二节　皮肤和软组织坏死性感染

近几十年来的临床实践证明，外科感染的发病率有增长的趋势，各种感染仍是外科手术后常见的并发症，其中皮肤和软组织坏死性感染的死亡率很高，可达30%，其临床特点是组织广泛坏死，病情发展迅速，曾有不同名称，如细菌协同性坏死、链球菌坏死、气性坏疽、坏死性蜂窝织炎、坏死性筋膜炎和坏死性脓皮病等。

一、链球菌坏死

急性链球菌皮肤坏死是由β溶血性链球菌引起，曾被称为坏死性丹毒。自从青霉素问世以后，这种感染已极罕见。偶尔可发生于四肢的手术切口，但也可无明显外伤史。由于皮肤的供应动脉因感染而发生血栓形成，皮肤常发生大片坏死，如皮肤的感觉神经也被破坏则可出现皮肤感觉障碍。Meleney认为，这种感染属于Shwartzman过敏反应。炎症部位的皮肤红肿、疼痛，伴畏寒、发热、脉率细速和疲倦乏力，2~4d后皮肤色泽暗红，出现水疱，内含血性浆液和细菌，接着坏死干结，外貌酷似烧伤的焦痂，但不累及肌肉和骨骼。坏死的皮肤在2~3周后脱落，形成溃疡，其边缘潜行。皮下组织肿胀剧烈，筋膜间压力剧增，必须迅速切开筋膜，解除压迫，才能避免肌肉坏死。

链球菌皮肤坏死必须与丹毒、蜂窝织炎和梭状芽孢杆菌性肌坏死相鉴别。可用细针穿刺水疱抽取脓液做革兰染色，如见β溶血性链球菌则诊断即可明确。皮下组织中无气体或恶臭脓液。治疗方法是早期手术，将潜行皮肤彻底切开，切除坏死组织，敞开伤口，用抗生素溶液冲洗，每日调换敷料。有的需多次手术，才能将坏死组织清除彻底。手术前后应注射大剂量青霉素。

二、坏死性筋膜炎

坏死性筋膜炎是一种较少见的严重软组织感染，它与链球菌坏死不同，常是多种细菌的混合感染。Rea和Wyrick证实，致病菌包括革兰阳性的溶血性链球菌、金黄色葡萄球菌、革兰阴性菌和厌氧菌。以往由于厌氧菌培养技术落后，常不能发现厌氧菌，但近年来证实类杆菌、消化链球菌和肠球菌等厌氧菌常是本病的致病菌之一，但很少是单纯厌氧菌感染。Guiliano报道16例坏死性筋膜炎，共培养出75种细菌，15例至少培养出一种兼性链球菌、10例类杆菌、8例消化链球菌。不少资料均证明，坏死性筋膜炎常是需氧菌和厌氧菌的协同作用，兼性菌先消耗了感染组织中的氧气，降低了组织的氧化还原电位差（Eh），细菌产生的酶使过氧化氢分解，从而有利于厌氧菌的滋长和繁殖。

根据病情，坏死性筋膜炎可分为两种类型：一种是致病菌通过创伤或原发病灶扩散，使病情突然恶化，软组织迅速坏死。另一种病情发展较慢，以蜂窝织炎为主，皮肤有多发性溃疡，脓液稀薄奇臭，呈洗碗水样，溃疡周围皮肤有广泛潜行，且有捻发音，局部感觉麻木或疼痛，这些特点非一般蜂窝织炎所有。患者常有明显毒血症，出现寒战、高热和低血压。皮下组织广泛坏死时可出现低钙血症。

细菌学检查对诊断具有特别重要意义，尤其是伤口脓液的涂片检查。坏死性感染的鉴别诊断可参见表6-1。

表6-1 皮下组织和皮肤坏死性感染的鉴别诊断

	诱因	疼痛	毒性症状	发热	捻发音	外观	病因学
细菌协同性坏死	切口感染；引流窦管	剧烈	轻微	低热或无	无	中央不规则坏死溃疡，周围皮肤暗红和红斑	微嗜气链球菌加金黄色葡萄球菌（或变形杆菌）
坏死性筋膜炎	伤口感染、会阴部感染、糖尿病、药瘾	不等	明显	中度	常有	多个或单个皮肤坏死，皮肤沿筋膜平面广泛潜行	常为需氧菌和厌氧菌混合感染
链球菌性坏死	偶尔糖尿病或黏液水肿，腹部手术后	剧烈	明显	高热	无	皮下组织有广泛潜行，有大水疱和坏死，表面皮肤似烧伤	主要是A组链球菌

	诱因	疼痛	毒性症状	发热	捻发音	外观	病因学
气性坏疽	深达软组织的局部创伤	剧烈	非常显著	中度或高热	常有	皮肤显著肿胀，黄褐色，棕色水疱，紫黑色坏死，流浆液血性脓液	产气杆菌（偶尔是其他梭状芽孢杆菌）
坏死性皮肤黏膜霉菌病	糖尿病，皮质类固醇疗法	轻度	不等	低热	无	中央皮肤黑色坏死，边缘紫黑色隆起	根霉菌毛霉菌犁头霉菌
菌血症坏死性蜂窝织炎	烧伤、免疫抑制、癌肿化疗	轻度	明显	高热	无	中央黑色坏死干痂，周围红斑，与压疮相似，开始时为血性大疱	绿脓假单胞菌、金黄色葡萄球菌
坏死性脓皮病	溃疡性结肠炎、类风湿关节炎	中度	轻微	低热	无	开始时大疱、脓疱或红色结节，以后变成多个较深溃疡，常融合，通常发生于下肢或腹部	非原发感染，继发于多种细菌

坏死性筋膜炎治疗的关键是早期彻底清创手术，充分切开潜行皮缘，切除坏死组织，包括坏死的皮下脂肪组织或浅筋膜，但皮肤通常可以保留。伤口敞开，用3%过氧化氢或1∶5 000高锰酸钾溶液冲洗，用纱布疏松填塞，或插数根聚乙烯导管在术后进行灌洗。Baxter建议用含新霉素100mg/L和多黏菌素B 100mg/L的生理盐水冲洗，也有人建议用羧苄西林或0.5%甲硝唑溶液冲洗。术后勤换药以加速坏死组织脱落，发现有坏死组织需再次清创。换药时应重复细菌培养以早期发现继发性细菌例如绿脓假单胞菌、黏液沙雷菌或念珠菌。

坏死性筋膜炎的致病菌包括肠杆菌属、肠球菌属、厌氧性链球菌和类杆菌属，应联合用药，采用氨苄西林以控制肠球菌和厌氧性消化链球菌，氨基糖苷类抗生素以控制肠杆菌属，克林霉素以控制脆弱类杆菌。头孢噻吩、头孢羟羧氧酰胺或头孢氨噻的抗菌谱较广，既能对付需氧菌又能控制厌氧菌。氯霉素的抗菌谱也较广，对脆弱类杆菌也有效，但它是抑菌药且有抑制骨髓的潜在毒性，脆弱类杆菌偶尔也对它产生耐药性，故在危重患者或免疫功能缺陷的患者中最好不用。甲硝唑对脆弱类杆菌高度有效，长期应用也无毒性，故常可联合应用甲硝唑和氨基糖苷类抗生素。

三、细菌协同性坏死

又称进行性协同性坏死，主要是皮下组织坏死，很少扩展至筋膜，致病菌与坏死性筋膜炎相似。在炎灶周围常可发现微嗜气非溶血性链球菌，而在中央坏死区则为金黄色葡萄球菌，此外，还有专性厌氧菌、变形杆菌、肠杆菌、绿脓假单胞菌和梭状芽孢杆菌。

本病多发于腹部或胸部手术切口，特别是腹内脓肿或脓胸引流术后，偶尔也可发生于结肠造瘘口或回肠造瘘口附近或轻微外伤处。主要症状是伤口剧烈疼痛和压痛，常在受伤后2周出现。炎症区域的中央紫红硬结，四周潮红，逐渐向外扩展。紫红硬结区坏死后形成溃疡，周围有潜行性皮缘，常伴有散在的卫星状小溃疡或窦管。病变通常局限于皮下脂肪的上1/3。

治疗方法是广泛切除坏死组织，静脉滴注有效抗生素，局部用氧化锌油膏。

四、非梭状芽孢杆菌性肌坏死

肌坏死系由厌氧性链球菌或多种厌氧菌的协同作用引起，分别称为厌氧性链球菌性肌坏死和协同性厌氧菌性肌坏死。发病率低，即使在战时也极少见。诱因与梭状芽孢杆菌性肌坏死（气性坏疽）相同，但前者潜伏期较长，通常为3~4d，病情也较轻。受伤部位肿胀，但疼痛并非初发症状，可逐渐出现，伤口溢出浆液性脓液，炎症组织中可有气体，但不广泛。毒血症出现较晚，大多在临终前出现。治疗方法是广泛扩创，并静脉滴注大剂量青霉素或头孢菌素。如脓液培养出脆弱类杆菌，则可联合应用氨基糖苷类抗生素和甲硝唑。

五、弧菌性软组织坏死性感染

Raland（1970）首先报道由海水弧菌引起的软组织感染，嗣后美国、欧洲、澳大利亚和日本等沿海城市均陆续有病例报道，迄今文献报道已有 500 余例。

海水弧菌包括很多种，主要分为 5 群：副溶血性弧菌，溶藻性弧菌（V. alginolyticus），伤口弧菌（V. vulnificus），梅契尼柯夫弧菌（V. Mechnikov）（CDC 肠群 16），F 群弧菌（CDC EF－6）。副溶血性弧菌是胃肠炎的致病菌之一，但很少引起软组织感染和败血症。溶藻性弧菌偶尔引起伤口感染、中耳炎和脓毒症。梅契尼柯夫弧菌与人类疾病无关。F 群弧菌的致病作用尚不能肯定，伤口弧菌过去曾被称为乳糖阳性海水弧菌，最近发现它是人类的致病菌之一，它对氯化钠的耐受性较副溶血性弧菌差。它不能使蔗糖发酵，又不能产生乙酰甲基原醇（Proskauer 反应），故可与溶藻性弧菌区别。乳糖阳性弧菌（伤口弧菌）对乳糖的发酵作用有时可延迟 3~7d 或较微弱，故从前报道的乳糖阴性弧菌感染可能实际上是乳糖阳性弧菌引起。

上述 5 群嗜盐性弧菌生活于海水和海洋鱼、蟹、贝壳和甲壳类动物中，通常引起胃肠道感染，也可引起肠道外感染。最近证明，这些弧菌能直接通过皮肤破口侵入引起软组织感染或经血液循环（败血症）播散至软组织而引起坏死性感染。

（一）发病机制

进食污染海水弧菌的生牡蛎、鱼、蟹后，弧菌可先引起胃肠炎，再通过血流播散而引起软组织感染。另一途径是人在涉水和游泳时，弧菌可通过细微的伤口或皮肤溃疡侵入。海水弧菌是短小、弯曲如弧状的革兰阴性菌，菌体一端大多有单鞭毛，运动活泼，能产生内毒素，感染后即引起明显的毒血症和低血压。皮下组织中的血管常有透壁坏死性血管炎和血栓形成，以致真皮、皮下组织和脂肪常发生广泛坏死，坏死偶尔可累及肌肉。

（二）临床表现

患者常有酗酒、肝硬化、血红蛋白沉着症、类固醇治疗、多发性骨髓瘤或白细胞减少症等慢性病病史。潜伏期较短，通常为数小时至数日，出现畏寒、高热，热度可高达 40℃，伴恶心、呕吐，但不一定有腹泻。四肢皮肤可出现红斑或瘀斑，继而出现大小水疱，水疱溃破后形成坏死性溃疡。皮下组织和脂肪也可发生广泛坏死。患者有明显毒血症和低血压，病情发展迅速。四肢肿痛剧烈，白细胞数可升高至（20~40）×10^9/L，若降低至（2~3）×10^9/L 则预后恶劣。

（三）诊断

好发于海滨和沿海城市地区，特别在夏季旅游季节。渔民或与海水和海洋生物接触较多者如发生严重软组织感染时，应怀疑本病，可抽血和取脓液或水疱内容物送弧菌培养。如有弧菌生长，则诊断即可确定。

（四）治疗

关键是早期诊断和及时抢救。首先是大量静脉输液以纠正低血压。抗生素应选择氯霉素、红霉素、头孢菌素或磺胺甲噁唑。Joseph 等报道，嗜盐性弧菌常对氨苄西林产生耐药性。伤口弧菌对青霉素敏感。副溶血性和溶藻性弧菌可产生 β 酰胺酶，故应采用氯霉素或红霉素、林可霉素。

手术清创是治疗的关键，必须彻底切除坏死组织，有时需多次清创，必要时甚至截肢以抢救生命。原发性败血症型的死亡率可高达 40% 以上。

六、炭疽

炭疽是炭疽杆菌引起的人畜共患性急性外科感染，又称恶性脓疱病。多见于牛、马和羊等草食动物。人类的炭疽是由接触有病的家畜或污染的皮毛而获得，临床特征主要为皮肤坏死、溃疡、焦痂和周围组织广泛水肿及毒血症，可因败血症导致死亡。本病多见于农牧民、屠宰、皮革和毛纺业的工人、兽医。

（一）病因和发病机制

炭疽杆菌是粗大无鞭毛的革兰阳性需氧性杆菌，细菌外表有一层荚膜。在外界环境不利于细菌生长时形成芽孢，芽孢有强大的抵抗力，可对抗干燥、热、紫外线、γ线照射和许多消毒剂。病畜口鼻的分泌物可污染牧场。接触含有炭疽杆菌芽孢的泥土、污物、病畜或其皮毛产品即可传染。炭疽杆菌的荚膜和毒素与致病性有关，荚膜具有抗原性，并有对抗吞噬细胞的作用。炭疽杆菌的外毒素编码 P×01 的有3种成分：①水肿因子；②保护性抗原；③致死因子，形成水肿毒和致死素，前者引起本病的水肿特点，后者诱发巨噬细胞分泌 TNF-α 和 IL-β，介导休克的发生。炭疽包膜编码有 P×02，可抑制免疫细胞吞噬。炭疽杆菌和毒素可从局部病灶侵入血流，引起严重的败血症和毒血症，毒素能改变毛细血管的通透性，引起水肿、出血和血栓形成，并能损伤白细胞。致病菌通常经过皮肤小裂伤侵入体内，经 2~7d 的潜伏期，局部出现小丘疹，随即增大、化脓和破溃（恶性脓疱），中心有棕黑色焦痂，其色如炭，故名炭疽。吸入炭疽芽孢或进食病畜的奶和肉也可引起肺或肠道炭疽病。

（二）临床表现

潜伏期通常为 2~7d，短的仅数小时。症状和病程与炭疽杆菌传入途径有关。临床上分为皮肤炭疽、肺炭疽和肠炭疽 3 种类型，常并发败血症、胸膜炎、脑膜炎、心肌炎或中毒性休克。

1. 皮肤炭疽（恶性脓疱症）　较多见，占 90%~95%，可分为炭疽痈和恶性水肿两型，常见于脸面、颈项、手臂等暴露部位，由小擦伤或割伤污染炭疽杆菌开始，炭疽杆菌在局部繁殖，先形成一个无痛性丘疹；第 2 日顶部形成水疱，周围水肿硬结；第 3~4 日水疱溃破，中心区出现坏死，水肿区扩大，坏死区的四周出现成群小水疱；第 5~7 日坏死区形成凹陷的黑色干痂，周围水肿，病灶常能自行愈合。黑痂坏死区坚实、疼痛不明显、溃疡不化脓为其特点。细菌可沿淋巴管扩散至区域淋巴结和血液引起败血症和毒血症。患者畏寒发热、头痛、脉速、呕吐、吐泡沫血痰，并有全身毒性症状，如不及时治疗就易致命。

2. 肺炭疽　占 2.5%~5.0%，吸入炭疽杆菌芽孢，即被肺泡吞噬细胞吞噬，再通过淋巴管至纵隔淋巴结，在该处发芽滋长、繁殖，引起出血性纵隔炎。起病急，发展迅速，出现非典型性肺炎症状。患者先有感冒样症状，然后在缓解后再突然起病，畏寒、发热、胸痛、气急、吐泡沫血痰、呼吸困难、发绀，常有胸腔积液。痰中可见大量炭疽杆菌。X 线摄片显示纵隔阴影增宽，患者常在数天内因毒素抑制呼吸中枢和肺部毛细血管栓塞而死于呼吸循环衰竭，并可并发出血性脑膜炎。

3. 肠炭疽　极少见，占 2.5%~5.0%，由于进食病畜的肉引起，潜伏期 2~5d。患者主诉腹痛、呕吐、腹泻。粪便呈水样浆液或血性。腹胀甚至有腹腔积液。腹部有压痛。小肠黏膜有多发脓疱，穿孔后引起腹膜炎。严重病例可在 1~3d 内死于严重毒血症和休克。

（三）诊断

患者大多是农牧民或制革工人，黑色的焦痂是皮肤炭疽的特征。有关人群发生呼吸道感染时，尤其当症状与体征不相称时应提高警惕，需想到肺炭疽的可能。脓疱内容物、痰、脑脊液、骨髓、受累的淋巴结、血和粪便的涂片检查或细菌培养可见典型的具有荚膜的大杆菌。白细胞计数不升高。热沉淀试验（Ascoli 试验）：滴注病畜内脏的悬浮过滤液于患者的血清上可形成一个浑浊环，诊断即可明确。

（四）治疗

建议环丙沙星和多西环素作为首选抗生素，当上述药物有禁忌时，可选择阿莫西林或青霉素。成人（包括妊娠妇女）环丙沙星 400mg 静脉滴注，每 12h 1 次，儿童环丙沙星 20~30mg/kg 静脉滴注，每 12h 1 次。成人每日青霉素 1 000 万 IU 静脉滴注，小儿每日 10 万 IU/kg，儿童每日 50 万 IU/kg。对青霉素过敏者改用红霉素或四环素。

局部病灶用 1:2 000 高锰酸钾液洗涤，敷以四环素软膏，也可以青霉素 1 000IU/mL 湿敷，严禁挤压，禁做手术，以防造成败血症。

（五）预防

总的原则是处理好病畜和防止接触感染，具体措施包括：①消灭牲畜的炭疽病。凡与病畜接触过的牲畜须行预防接种。病畜应隔离，畜尸以及病畜粪便和垫草应焚毁。畜舍应使用20%漂白粉溶液消毒。②患者应隔离，分泌物、排泄物、患者居室和用具须用20%漂白粉溶液消毒，患者用过的敷料或食物和垃圾应焚毁。接触者应观察8d。③畜产品加工厂的工作人员应穿工作服，戴口罩，皮肤破损时应立即用2%～5%碘酊消毒。工作后要洗手。对兽医、饲养员、畜产品加工人员应预防接种炭疽杆菌减毒活菌苗，效果约92%。每年需强化一次。可采用皮上划痕接种法，接种后一般无不良反应，每年接种1～2次。明矾沉淀的炭疽杆菌培养滤液也可用作预防接种或肌内注射，也有效果。

（张　婷）

第三节　外科病毒性感染

一、概论

病毒是一种专性细胞内寄生物，根据其所含核酸的种类，可分为RNA病毒和DNA病毒两大类。病毒能吸附在细胞的细胞膜上或穿入细胞内，然后在细胞内进行RNA和DNA的复制。病毒的RNA或DNA含有蛋白质合成必需的信息，使蛋白质合成信使RNA（mRNA）。细胞溶解时，病毒又能侵入其他的宿主细胞。

（一）发病机制

病毒引起疾病的机制有两种：第一种发病机制是病毒经呼吸道或胃肠道黏膜侵入人体，通过淋巴管、区域淋巴结甚至血液循环而抵达靶器官，然后在靶器官内繁殖至一定程度方始引起细胞坏死而产生疾病，即原发性疾病。其特点是细胞坏死和单核细胞和淋巴细胞浸润。

另一种机制是缓慢持久的病毒感染，并不立即引起细胞坏死，但病毒引起的宿主免疫反应却可导致靶器官的病理改变和临床疾病，称为免疫复合病。

病毒感染的特征之一是一种病毒可引起多种疾病，例如病毒感染可使细胞DNA和RNA合成停止或改变。病毒感染还可改变机体的免疫功能，抑制中性粒细胞和巨噬细胞的吞噬功能；产生病毒抗原抗体复合物，引起各种疾病；促使细胞或淋巴细胞增生和肿大，导致各种肿瘤、阑尾炎、肠系膜淋巴结炎、回盲部肠套叠等外科疾病。此外，病毒感染还可引起典型的狂犬病、流行性腮腺炎、区域性小肠炎、胰腺炎、溃疡性结肠炎等疾病。因此，根据发病的形式，病毒感染可分为急性、慢性和隐性等形式，根据病毒产生的疾病又可分为影响多脏器的全身性疾病和主要影响某些特殊脏器的疾病两大类。

（二）外科患者中的病毒感染

外科患者中的病毒感染两种：原发性病毒感染是指病毒感染发生于以往未曾接触此种病毒及无获得性特异免疫的患者中；继发性感染是指以往病毒感染的重新活动，通常由于宿主抵抗力受到抑制，而且以往的病毒感染可能并无明显临床表现。外科患者在治疗过程中可并发各种病毒感染，例如大量输新鲜血或心脏直视手术后可发生一种病毒感染称为灌流后综合征。临床表现的特点是在手术后3～5周出现发热、肝脾肿大、皮肤斑疹、全身淋巴结肿大、外周血液中嗜伊红细胞增多并有不典型的淋巴细胞出现，肝功能正常。本病由巨细胞病毒或Epstein Barr病毒引起。诊断是依靠典型的病史和体征，血和尿的病毒培养以及血中抗病毒抗体的浓度升高而确立。

另外，免疫功能抑制的患者在手术后常可发生各种病毒感染（表6－2）。例如白血病、霍奇金病和淋巴瘤等血液系统恶性肿瘤患者易患疱疹病毒和巨细胞病毒感染。霍奇金病、淋巴瘤患者在脾切除术、放射疗法或化学疗法后疱疹的并发率显著增高，有时是疾病复发的前驱症状。

表6－2　宿主免疫功能异常与病毒感染

宿主防制缺陷	病毒感染
原发性免疫缺陷	肠病毒
1）B淋巴细胞缺陷	单纯疱疹病毒（HSV）、腺病毒

宿主防制缺陷	病毒感染
2）T淋巴细胞缺陷	单纯疱疹病毒（HSV）、巨细胞病毒（CMV）、麻疹、牛痘
继发性免疫缺陷	
1）脏器移植	CMV、HSV、V-Z病毒、BK病毒
2）细胞毒	CMV、HSV、V-Z病毒
免疫抑制剂	腺病毒
3）淋巴增殖性肿瘤	CMV、HSV、V-Z病毒、JC病毒
（霍奇金病，白血病，淋巴瘤）	EB病毒
4）其他疾病（例如麻风）	B型肝炎病毒
脏器功能缺陷	
1）心肺疾病	流感、流感肺炎和继发细菌感染
2）烧伤和皮肤破损	HSV

脏器移植后应用免疫抑制剂能使患者对病毒的敏感性增加。肾移植患者中最多见的是疱疹病毒感染，特别是巨细胞病毒，发病率为70%～90%，主要是隐性病毒感染的重新活动（继发性感染），因为在免疫功能正常的患者中，巨细胞病毒感染仅在一小部分患者中产生疾病。诚然，手术时大量输新鲜血以及移植的肾脏都可能是病毒的来源，尤其在供者血液中含有巨细胞病毒的抗体时。

肾移植患者常发生口腔黏膜、咽喉或生殖器的单纯疱疹，还可发生疱疹性肝炎、脑炎或食管炎。最近报道Epstein Barr病毒可使脏器移植患者发生恶性淋巴瘤。同种肝移植后巨细胞病毒感染可使胆囊管梗阻，引起梗阻性黄疸。

此外，病毒感染还可使脏器移植患者在术后发生各种并发症，包括慢性活动性肝炎、视网膜炎和小肠溃疡等。

巨细胞病毒尚可加重患者免疫功能抑制，为其他机会菌例如卡氏肺囊虫等提供繁殖和扩散的适宜环境，引起严重的机会菌肺炎。

（三）诊断

外科病毒性感染的诊断非常困难，因为病毒引起的各种外科疾病例如阑尾炎、肠系膜淋巴结炎等的临床表现与通常细菌性感染引起者大致相同。诊断病毒感染不仅需根据病史，还需进行病毒的分离、鉴定、组织培养、病毒抗原免疫荧光检测和电镜检查等复杂方法，一般医院常难做到。流行病学的调查研究对诊断也有帮助。

（四）病毒感染的预防和治疗

1. 预防　如下所述。

（1）病毒疫苗接种活体病毒疫苗可经口服或鼻内滴注法，使患者产生保护性免疫反应，但死体病毒疫苗必须静脉注射才有功效。

（2）被动免疫静脉滴注含有病毒抗体或免疫球蛋白的血浆虽能预防肝炎和水痘，但维持时间较短。

2. 治疗　目前尚无特效的抗病毒抗生素。干扰素和转移因子尚在实验阶段，目前尚缺乏大量的临床报道。通常采用对症治疗控制发热和疼痛等症状。

二、狂犬病

狂犬病又名恐水症，是狂犬病毒引起的一种人兽共患性急性病毒性脑脊髓炎，多具有特有的恐水怕风、咽肌痉挛、进行性瘫痪等特征，常见于狗、猫、蝙蝠等动物，通过病兽的咬伤、搔伤或接触病兽的唾液而致人发病。

（一）病因和发病机制

狂犬病毒是一种子弹状RNA病毒，通过唾液传染引起。病毒可在鸡胚、鸭胚乳鼠脑以及多种组织培养中生长，从感染的人和动物分离出来的病毒称自然病毒，能在噬液腺中繁殖，各种接触途径均可致病。病犬唾液中含病毒较多，病犬于发病前 3 ~4d 唾液就具有传染性。人被狂犬咬后，发病率为 25%（10% ~70%），但也可通过抓伤、擦伤等使人受染。

病毒对神经有强大的亲和力，沿末梢神经和神经周围的体液，向心进入与咬伤部位相当的背根神经节和脊髓段，然后沿脊髓上行至脑，并在脑组织中繁殖，继而沿传出神经进入唾液腺，使唾液具有传染性。

（二）临床表现

潜伏期 10d ~2 年，一般为 3 ~7 周。临床可分两型：兴奋型和瘫痪型。兴奋型的前驱期（2 ~4d）：患者有发热、头痛、面部感觉异常、麻木、痒或疼痛、恶心、呕吐、吞咽困难和声音嘶哑，继而出现兴奋和恐惧感。患者对声、光、风的刺激特别过敏，喉部有紧缩感觉。较有诊断意义的早期症状是伤口及其周围感觉异常，有麻痒痛及蚁走感，约占 80%。

激动期：患者躁动不安，恐惧感加重，大声、吹风等刺激可激发躁动和惊厥。出汗和流涎增多，体温 38 ~40℃，并有吞咽和呼吸困难。最突出的症状为恐水症，一般在发病后不久即行出现。患者口渴欲饮，但因咽喉痉挛、疼痛而无法下咽，甚至闻水声或见水即出现咽喉或全身痉挛，这是恐水病命名的来源。

疾病继续发展时，激动加重，出现幻听、幻视，患者冲撞叫跳，直到衰竭，但神志始终清楚。

瘫痪期：患者肌肉松弛，下颌坠落流涎，反射消失、瞳孔散大，呼吸微弱不规则，常在数小时内死于呼吸衰竭或心肌衰竭。

（三）诊断

早期容易误诊，发作期有被狗或猫咬伤史，突出的临床表现为咬伤部位感觉异常、兴奋躁动、恐水怕风、咽喉痉挛、流涎多汗、各种瘫痪等，即可做出初步诊断，确诊有赖于以下检查：

1. 病毒包涵体检查　对咬人的动物应观察 5 ~10d，如有症状出现，可杀死后取其脑组织在清洁玻璃片上涂片，未干时用 Seller 染色法检查细胞质内病毒包涵体，或做免疫荧光检查病毒抗原，在数小时内可得阳性结果。

2. 动物接种　将动物脑组织制成 10% 匀浆，接种于小白鼠脑内。接种后 6 ~8d 动物出现震颤、尾强直、麻痹等现象，12 ~15d 死亡，脑组织内可查见内基小体。阳性结果可在 15d 内报告，而阴性结果需等 1 个月后方可出报告。

本病应与破伤风、癔症、脑炎、神经官能症等鉴别。

（四）预防

本病的死亡率极高，故预防极为重要。

1. 伤口的处理　迅速行清创术，以 20% 肥皂水或 0.1% 苯扎溴铵彻底清洗，伤口较深者尚需插入导管，以肥皂水持续冲洗以去除动物涎液。清洗后涂以 75% 乙醇、0.3% 碘酊，局部应用抗狂犬病免疫血清，并注射破伤风抗毒血清和抗生素以控制感染。伤口应予敞开，不宜缝合或包扎。

2. 预防注射　预防注射的适应证：①被野兽咬伤；②被来历和下落不明的犬或动物咬伤；③被犬咬伤后，病犬不久发病死亡，或经捕获后证明为病犬；④兽医工作者；⑤皮肤伤口被狂犬唾液沾污者；⑥伤口在头、颈处或伤口较大且深者；⑦医务人员的皮肤破损处为狂犬病患者沾污者。具体方法是接种狂犬病疫苗。疫苗有 4 种：脑组织灭活疫苗（Semple 疫苗），鸭胚疫苗，哺乳动物脑组织灭活疫苗及组织培养疫苗，前三者应用较久，均为粗糙的生物制品，含有大量非病毒抗原物质，均能导致严重并发症，同时由于其免疫源性低，故需注射较长时间，如 Semple 疫苗需每日皮下注射 2mL，连续 14 ~21d。鸭胚疫苗，每次 2mL，每日分 4 处交替在腹壁、背部等处皮下注射，14 ~21 次为一疗程，为了保证产生和维持高效价抗体水平，在完成最后一次注射后 20 ~50d 内再给予 1 ~2 次激发剂量的疫菌。注射鸭胚疫苗常有局部反应，但全身反应很少，疗效也较差，故必须同时注射抗狂犬病免疫血清。双倍体细胞疫苗，效价较高，无神经性反应，如患者对鸭胚疫苗有反应可予采用。肌内注射 5 针，于咬伤后 0、3、

7、14、28d各注射一针。兽医和动物饲养员可肌内注射3针作为伤前的预防。国内目前生产地鼠肾疫苗与之相类似，值得广泛应用。如被咬伤处在头面部且受染严重者，或儿童患者，应立即接种，每日注射两次，争取在5~7d内完成。最好是联合应用抗狂犬病免疫血清和疫苗，免疫马血清的剂量是40IU/kg，注射前先做血清皮肤试验。一半注射于伤口局部，另一半做肌内注射。人狂犬病免疫球蛋白20IU/kg疗效较高，且不良反应。

（五）治疗

一旦发病，患者几乎都在2~6d内死于心脏或肺部并发症，经积极治疗，可延长存活期，个别有治愈者。

患者应予隔离，安置在清静的单人病房内，由专人重点护理，避免各种外界刺激。医务人员应戴胶皮手套，以免唾液中病毒污染皮肤破损处。

抗狂犬病免疫血清：肌内注射免疫血清10~20mL，或按40IU/kg计算，每日或隔日注射一次。同时进行疫苗接种。

人狂犬病免疫球蛋白20IU/kg，半量注射于伤口，另半量肌内注射。

镇静剂的应用：为了减轻患者的兴奋性，可给予巴比妥或水合氯醛，也可注射较大剂量的地西泮或氯丙嗪。具体方法可参阅破伤风的治疗。

呼吸支持疗法：为了预防呼吸肌痉挛引起窒息，可做气管切开术，并采用人工呼吸器做辅助呼吸。给予氧气吸入，并保持呼吸道通畅。

全身支持疗法：补液输血，纠正水电解质紊乱和维持酸碱平衡。

可用肾上腺皮质激素及脱水剂等治疗颅内压增高，必要时侧脑室置管减压。

应预防和治疗心脏并发症和肺部并发症。

三、艾滋病

艾滋病（acquired immunedeficiency syndrome，AIDS），又称获得性免疫缺陷综合征，是1981年才被人们认识的新的性传播疾病，其病原为人类免疫缺陷病毒（HIV），属反转录病毒，攻击的靶细胞均为T淋巴细胞，尤其是CD_4^+细胞。HIV易被70%乙醇、0.1%次氯酸钠、0.02%戊二醛及加热100℃等灭活。除全身乏力、消瘦和免疫低下等症状外，外周血CD_4^-淋巴细胞计数低于$0.2×10^9$/L，有关艾滋病的发病机制和诊断依据在很多内科书籍中均有详细的记载，这里只讨论外科医师在处理艾滋病患者手术中的问题。艾滋病在外科领域中有两重意义：一是艾滋病患者的免疫功能低下，易患各种感染和需要手术治疗的疾病，要求能及时识辨和适当处理；二是外科医师在处理过程中如何加强自身防护的问题。

（一）易感性疾病

人体感染HIV后，一般经0.5~8年的潜伏期（大多为2~4.5年），发展成典型的艾滋病，届时易发生条件病原体感染及Kaposi肉瘤，前者以卡氏肺孢子虫病为多见，占51%；Kaposi肉瘤占26%，发生其他感染者15%。条件性感染的治疗十分困难，因其免疫功能受损，药物治疗效果甚差。

感染HIV患者也易发生外科脓毒症，脓性感染见于女性生殖道、胸腔、大关节和肛门直肠，尚有多发部位的脓肿甚或少见部位如甲状腺处的感染等。有的还会发生需要手术治疗的疾病，如阑尾炎、胆囊炎、腹膜炎等，仍应按原有的手术指征进行处理，关键问题在于如何早期确诊，因为其临床表现不如寻常患者那么典型和确切，要提高警惕。

HIV患者外科手术后脓毒症的发生率增高，伤口不易愈合，伴发结核病增多。外科医师在处理HIV感染和AIDS患者时要注意该类患者需要加强内科支持疗法，建立静脉径路以长期供应抗微生物药物、化疗药物或胃肠外营养。该类患者并发症率高，小至皮肤脓肿，大至致命性胃肠穿孔，由于这些患者的大部分感染和肿瘤的临床表现常不典型，故外科医师熟悉HIV感染和AIDS的临床表现，以便能对其诊断做出正确判断，对治疗和支持措施做出合理安排，可请专业医师会诊，采用诸如抗HIV鸡尾酒药物疗法。

易罹患的感染和肿瘤：AIDS 患者会发生平时遇见的外科疾病，如溃疡病、胆囊炎和阑尾炎等，其症状常不典型而易误诊。此外，AIDS 患者还易罹患一些其他严重感染和肿瘤。

（1）巨细胞病毒（CMV）：常是 AIDS 患者中多见的机会致病菌，引起口炎、食管炎、小肠结肠炎、胆囊炎和肝炎，免疫过氧化酶染色法找到 CMV 内涵体就可确诊。肠穿孔是一个常见并发症，由于肠壁黏膜和黏膜下层毛细血管炎导致坏死的结果。

（2）细胞内鸟型分枝杆菌（MAI）：常侵犯淋巴结、回盲部、肝脏和腹膜，临床表现为严重腹痛、发热、体重下降和肝脾肿大。肠炎的表现类似 Crohn 病，与肠结核也难鉴别。近期应用 PCR 技术可鉴定该抗酸杆菌。MAI 感染需联合应用乙胺丁醇和 clarithromycin。与 CMV 感染一样，MAI 小肠结肠炎可发生穿孔，需要作病段切除和粪便转流。罕见的孢子菌感染和卡氏肺包子虫病也可发生于 AIDS 患者，给予支持疗法为主要措施，除非伴发致死性并发症时才考虑手术治疗。

（3）Kaposi 肉瘤：常发生于 AIDS 患者，但其类型与非 HIV 感染者不同，一般有 3 种类型：①发生于老年男性的标准型，多属良性过程，常位于皮肤，呈单发病灶；②见于非洲人和移植体受者以及接受免疫抑制剂者也属单一病灶，但侵袭性强；③发生于 AIDS 患者的病灶弥散多发，可侵犯任何器官，尤以皮肤、淋巴结、肺或胃肠道最易受累。患者表现有吞咽困难、蛋白丢失性肠病、腹痛、腹泻、严重出血、肠梗阻或穿孔。由于 AIDS 患者的 Kaposi 肉瘤多属弥散型，仅发生严重外科并发症时才考虑手术。

（4）淋巴瘤：一般侵犯中枢神经系统、胃肠道和骨髓。AIDS 患者的胃肠道淋巴瘤具侵袭性，半数以上病例可经多方案化疗缓解，但复发率高，生存期短。局限性小肠淋巴瘤有时需做切除，但切除后要做回肠或结肠造口，是其缺点。

（二）各种器官受侵的表现

1. 口咽　口腔白念珠菌和黏膜白斑是口腔中常见的机会性感染，CMV 和单纯疱疹也常见。Kaposi 肉瘤可发生在口、腭、舌、唇或扁桃体窝。口咽病灶偶尔可产生咽喉梗阻、溃疡和大出血等，多数用局部治疗，如激光、手术切除、病灶内烷化剂注射或全身性多种化疗。

2. 腮腺　HIV 感染腮腺以腮腺肿大（75% 为双侧）和口干症状为其特征，少数伴有恶变，细针穿刺细胞学检查为诊断方法。治疗有放疗、抗病毒药（zidovu - dine）、囊肿抽吸和手术切除，在后者有局部切除、浅表或全腮腺切除等方法。

3. 食管　白念珠菌感染食管有吞咽困难和疼痛，CMV 和疱疹感染并发溃疡也可引起吞咽困难，食管溃疡穿孔时有手术指征，颈、胸或腹腔段食管穿孔有不同的后果，及时手术与预后密切有关，如延迟手术 24h 增加死亡率。初步处理包括禁食、鼻胃管吸引和抗微生物药物治疗，如无效即做食管切除、末段食管造口和胃造口喂饲，不宜做一期吻合。鉴于 AIDS 患者的全身情况及其生存期，不宜做广泛手术，应采取比较保守的操作。Kaposi 肉瘤可以引起食管梗阻、穿孔或大出血，届时需手术处理。在一般情况，仅用化疗以缩小肿瘤和改善症状。

4. 胃和小肠　CMV 可引起严重胃炎，出现腹痛和胃窦部梗阻。所引起的十二指肠炎可并发大出血，胃或小肠 CMV 感染可并发穿孔，以上情况均需手术处理。孢子菌属感染可累及整个胃肠道，病变弥散，一般不需手术。Kaposi 肉瘤和淋巴瘤需积极应用多种化疗药物注意穿孔的发生。

5. 阑尾　AIDS 患者并发阑尾炎的早期诊断比较困难，血白细胞值的诊断价值不大，近期已采用超声扫描和腹腔镜检查，后者还可同时进行阑尾切除。

6. 结肠　在 AIDS 患者的结肠病变中，CMV、MAI 和孢子菌属族及 Kaposi 肉瘤较为常见，结肠炎的表现有顽固性腹泻、消瘦和发热，偶尔有便血或黑粪。如出血不止，需手术探查，病灶局限者做肠段切除，如全结肠弥漫出血则需做结肠直肠切除，但手术危险很大，溃疡穿孔做病段切除，一期吻合常不愈合，宜做回肠或结肠造口术。

7. 肛管直肠　同性恋 AIDS 患者常有肛管直肠 HIV 感染，肛瘘常见，做传统的肛瘘切开术，避免做过大的敞开伤口，尽可能保护肛括约肌，因这类患者已有腹泻和肛门失禁。在 HIV 阳性人群中，肛管尖锐湿疣发生率达 57%，已有鳞状细胞癌恶变的报道，局部用鬼臼树脂（podophyllum resin）、电凝或局部切除，后者更可做活检以排除腺癌的可能。

在同性恋的 AIDS 男性患者中，肛管直肠溃疡多见，疼痛剧烈，难以愈合，需做活检以排除肿瘤的可能，可做局部切除。近期肛管直肠非霍奇金淋巴瘤和 Kaposi 肉瘤的发生增加，淋巴瘤表现为腔外肿块，位置深在和弥漫，常主诉发热、里急后重和直肠疼痛，易误诊为肛旁脓肿。治疗以化疗为主，很少需局部切除。

8. 肝脏和胆管　腹腔机会致病菌可累及肝脏和胆管。AIDS 患者主诉右上腹痛、发热和黄疸时，需警惕原有胆石性胆囊炎的可能。在 HIV 感染患者，CMV、MAI 或卡氏肺囊虫可引起肝炎，诊断主要依靠经皮肝穿刺活检。肝脓肿不常见，治疗以经皮穿刺引流和抗微生物药物为主。CMV 和孢子菌感染还可引起硬化性胆管炎样综合征。淋巴瘤和 Kaposi 肉瘤引起胆囊管或胆总管狭窄而分别发生胆囊炎或胆管炎，ERCP 是首选的诊断方法，治疗方法有经内镜括约肌切开术、气囊扩张或放置内支撑管等，很少需要剖腹手术。

9. 胰腺　HIV 患者很少有胰腺累及，CMV、孢子菌、弓形虫、结核分枝杆菌和白念珠菌偶可引起胰腺机会性感染。二脱氧核糖核酸药物也可引起胰腺炎。保守治疗无效，需用手术治疗，其指征与非 AIDS 患者相同。

（三）AIDS 患者中的急腹症问题

在 AIDS 患者中，机会致病菌和肿瘤均可伴腹痛，急腹症的发生率占 2%～5%，其中有非结石性胆囊炎、胰腺炎、肠套叠和肠道溃疡穿孔等。必须注意，AIDS 患者同样可以发生常见的外科疾病，如阑尾炎和结石性胆囊炎等。有无发热在 AIDS 患者急腹症的诊断中意义不大，因为 AIDS 患者平时本身有低热表现。诊断步骤有血白细胞数检查和腹部 X 线片。AIDS 患者使用免疫抑制剂时，白细胞值常低下。在腹部 X 线片中，显示肺部感染、肿瘤阴影或腹部游离气体有助于诊断。如患者无肯定的腹膜炎征象、出血或穿孔表现，剖腹探查前应做 B 超或 CT 扫描，尽量排除不需手术的病灶，有疑问时做诊断性腹腔镜检查，后者已普遍采用。

（四）外科医师的自身防护

手术期间，常常发生外科医师与患者血液的职业性暴露接触，因此有的对艾滋病患者的手术持有恐惧心情，少数曾拒绝采用手术治疗。

美国一家医院最近对 6 个月内 1 828 次手术调查，发生 5 次血液接触，与其相关的因素有创伤、烧伤、矫形急诊、失血 250mL 以上、手术时间超过 1h 以及涉及大血管或其他大手术等。有建议采用术中戴两副手套的防护措施，但不完全可靠。一项 144 例手术的前瞻性评估显示双层手套外层穿破率为 11%，内层为 2%。另一项研究表明单层、双层手套的外层穿破率分别为 17.5% 和 17.4%，3 倍于双层手套的内层穿破率（5.5%），外层手套可减少内层穿破率 60%。应用氚标记的全血注入猪皮的实验提示仅单层手套就可减少空心针头传播血量的 63%、缝合针传播血量的 86%。双层手套有一定的保护作用，但有的外科医师因感不适或因敏感性降低而妨碍手术操作，常常脱去外层手套。其他辅助装置如面罩和防水围裙等能减少经皮暴露，其中面罩尤能防止血液溅沾眼球。

公共卫生组织（PHS）建议健康卫生工作者皮肤损伤与高危患者血液接触后应采用化学药物预防，如 Zidovudine（ZDV）、Lamivudine（3TC）和 Indinavir（IDV），其中 ZDV 的作用机制是终止反转录酶，导致无作用的前 HIV 病毒的 DNA 合成，ZDV 剂量为 200mg，每日 3 次；3TC 150mg，每日 2 次；IDV 800mg，每日 3 次，但这些药物均有一定的不良反应，如恶心、头痛、皮疹和轻度高胆红素血症。如手部有皮肤损伤者，不宜参加手术。操作要轻巧，防止刀刃或针尖切割或刺伤皮肤，这实际上是最好的防护措施。

（张　婷）

第四节　外科患者中的真菌感染

在以往 30 多年间，在外科患者中各种真菌例如念珠菌和曲霉菌等感染的发病率不断增加，特别是白念珠菌引起的全身性感染已从罕见的感染逐渐变成重要的医院内感染。根据有些医院的统计，白念珠菌败血症已跃居医院内感染败血症的第五位，约占整个败血症的5%，尸体解剖中占1%。外科患者中各种真菌感染发病率的增高与广谱抗生素、免疫抑制剂、静脉高营养等疗法、恶性肿瘤、器官移植、各种大手术后危重患者的增加密切相关，应引起重视。

真菌是一种机会致病菌，当患者免疫功能缺陷或抑制时，才能侵入机体，引起局部或全身性感染。导致真菌感染的条件有：

（1）肝硬化、肝炎、胰腺炎、全身性红斑性狼疮、炎症性肠病、再生障碍性贫血、严重创伤、白细胞减少症、低γ球蛋白血症等严重影响机体的免疫防御功能。

（2）乳房癌、子宫颈癌和胃肠道癌、恶性淋巴瘤、白血病等恶性肿瘤常降低患者的抵抗力。

（3）糖尿病、慢性肾炎、尿毒症等代谢性疾病。

（4）长期应用大剂量广谱抗生素造成菌群失调，使真菌成为机会致病菌。

（5）免疫抑制剂的使用，抗癌药物或放射疗法常使患者的免疫防御功能发生缺陷。

（6）脏器移植、心脏人工瓣膜或胃肠道大手术后。

（7）进行静脉高营养疗法或心肺功能监测的静脉导管留置术。

一、念珠菌感染

念珠菌是最常见的致病真菌，能引起人和动物感染的约10余种，其中白念珠菌是胃肠道、上呼吸道、女性生殖道中最多见的腐物寄生菌，也是毒性最强的念珠菌，在免疫机制缺陷或抑制的患者中，白念珠菌数目增多并形成菌落，引起浅部念珠菌病。浅部念珠菌病指感染仅累及皮肤、黏膜和指（趾）甲；深部念珠菌病指组织器官或系统性的念珠菌感染；累及多个系统或脏器称播散性念珠菌病，包括念珠菌性败血症。念珠菌也可通过口咽部或胃肠道黏膜破损直接侵入血流和肺、肾、中枢神经等脏器，引起全身播散性念珠菌病。

（一）临床表现

浅部念珠菌病常表现为黏膜皮肤损害，最常见的是鹅口疮、口角炎和阴道炎。在黏膜表面有乳白色薄膜，剥离后下面有潮红的基底。皮肤损害好发于皮肤皱褶，如腋窝、腹股沟、乳房下、肛周和指间及甲沟等处，为界限清楚、表面糜烂的炎性斑片，外周有散在的米粒大小红色丘疹，上附细圈鳞屑。有时在皮肤上可出现直径0.5~1cm粉红色丘疹结节。

深部播散性念珠菌病分为3种类型：①播散性感染；②真菌血症；③内脏感染，常侵犯肾、脾、肺、肝和心脏等。感染源常是上胃肠道的念珠菌，常在慢性或恶性疾病患者应用大剂量抗生素或化疗药物后播散引起，偶尔也可因念珠菌直接经静脉留置导管侵入血液引起。肾脏有念珠菌感染时产生真菌尿。念珠菌性眼内炎时，检眼镜检查可见视网膜白色棉球状病变。肺念珠菌病表现为支气管炎和肺炎。胃肠道念珠菌病则有肠炎或食管炎等表现。中枢神经念珠菌病表现为脑炎或脑膜炎，脑脊液中淋巴细胞和蛋白质增高。

患者持续高热，对广谱抗生素治疗不起反应，高热常有一个或两个高峰，一个高峰出现在傍晚，另一个在清晨，伴寒战、低血压、神志不清、脾肿大，全身或四肢皮肤有出血斑点。

（二）诊断

主要根据临床表现和真菌检查，最可靠的诊断方法是组织病理检查，在全身性感染时，血念珠菌培养阳性仅50%左右，尿培养38%~80%阳性。全身性念珠菌感染必须与念珠菌污染相鉴别。当尿或痰单独培养出念珠菌而患者无明显临床征象时，可能是污染的结果，但多部位培养阳性或腹腔积液、脑脊液培养阳性通常表示有念珠菌感染。怀疑全身性念珠菌感染时应常规做检眼镜检查，如发现视网膜上有多发性白色棉球样病变，则诊断基本上可明确。血清学试验，如双重免疫扩散法（DID）和交叉免疫电泳法（XIE）测定沉淀抗体可确诊全身性念珠菌病，但目前一般医院尚无条件进行这种试验。

（三）治疗

1. 局部念珠菌病的治疗　以外用抗真菌药物为主，口腔黏膜霉菌病可用制霉菌素混悬液10万IU/

mL；阴道念珠菌病使用克霉唑、益康唑、咪康唑（miconazole）阴道栓剂或制霉菌素阴道栓剂；皮肤损害外用制霉菌素、咪唑类［咪康唑、克霉唑、酮康唑（ketoconazole）等］或丙烯胺类。局部宜保持干燥清洁。

也可口服抗真菌药，用于严重感染伴免疫功能低下或预防复发，可口服氟康唑、酮康唑或伊曲康唑，难治性口腔念珠菌感染应疑及病原菌耐药，可加大氟康唑剂量或使用两性霉素 B。

2. 全身性念珠菌病的治疗 如下所述。

（1）两性霉素 B：仍是治疗全身性念珠菌病的主要药物。这种聚烯抗生素与念珠菌的细胞膜结合，能改变菌体的渗透性，但药物对肾脏的毒性较重，且对肝功能也有损害，限制了它的广泛应用。此外，它还有贫血、白细胞减少和静脉炎等不良反应。为了降低它的毒性，第一日可先静脉滴注两性霉素 B 1mg（溶于 5% 葡萄糖溶液 500mL，不可用盐水），在 3~8h 滴完，以后每日增加 5mg，直到每日剂量为 50mg，作为维持量，总剂量 1.5~2g。隔日静滴两性霉素 B 0.7mg/kg 的方法，也能减轻两性霉素 B 的毒性反应。两性霉素 B 0.3mg/（kg·d）和口服 5 - 氟胞嘧啶 150mg/（kg·d）可产生协同或相加作用，并可降低毒性和预防耐药菌的产生。5 - 氟胞嘧啶口服后能迅速被吸收，数小时内血液就能达到有效的杀菌浓度，而两性霉素 B 的有效浓度常需在注射后数日才能达到。两性霉素 B 也可和利福平、咪康唑、克霉唑等联合应用。

（2）咪康唑：对浅部真菌和深部真菌均具相当活性，主要静脉滴注，成人每日静滴600~1 800mg，分 1~3 次给予。酮康唑的抗菌谱和适应证与咪康唑及两性霉素 B 相似，口服吸收好，成人每日剂量为 200~600mg，分 1~2 次给予。除脑膜炎外，其疗效可与两性霉素 B 媲美，不良反应轻而少。

（3）转移因子：严重的全身性念珠菌病，可采用转移因子来加强患者的免疫防御功能，改善临床症状，延长缓解期。

（4）左旋咪唑和胸腺素：能提高患者的免疫能力，增强对念珠菌抗原的反应性，使患者的全身情况改善。

必须强调，全身性念珠菌感染可疑时即应开始治疗，不必等待血培养阳性结果，因念珠菌培养常为阴性，以免延误治疗。

（四）预防

注意检查口腔或阴道黏膜，局部可用制霉菌素或甲紫涂擦，口服制霉菌素可预防念珠菌败血症的发生。

消除各种诱因，合理使用广谱抗生素、肾上腺皮质激素等。放置静脉导管或行静脉高营养的患者，如有原因不明的发热和白细胞计数增高，应拔除导管，导管尖端应做念珠菌培养，如培养阳性，可用小剂量两性霉素 B 治疗，在 4~18d 内输注两性霉素 B 10~350mg。

二、放线菌病

放线菌病是衣氏放线菌或中型放线菌引起的慢性肉芽肿性疾病，特点是纤维化炎症、脓肿形成和经久不愈的脓窦。

致病菌通常是衣氏放线菌和中型放线菌。主要是衣氏放线菌。放线菌是革兰阳性厌氧性丝状杆菌，外形酷似类白喉杆菌，常见于正常人的齿垢、齿龈周围及扁桃体等部位。当人体抵抗力降低或在拔牙、化脓性细菌感染时就可能侵入组织，引起放线菌病，因此放线菌病绝大多数是内源性感染，免疫抑制剂的大量应用常是一个重要的诱发因素。

典型的放线菌病是慢性肉芽肿性炎症，脓肿中央有坏死，四周是肉芽组织和纤维组织，组织内有单核细胞和多形核白细胞浸润，形成类上皮细胞和肉芽肿。临床上一开始出现红色坚硬肿块，逐渐形成脓肿，溃破后形成多发性脓窦。脓液内含有硫黄颗粒。好发于面颈部，包括颜面、颈、舌和下颌等区域。少数可经呼吸道传入，引起肺部病变和脓胸；或经胃肠道传入，引起回盲部放线菌病。放线菌偶尔可侵入血流，引起放线菌败血症和其他脏器疾病。

根据各型放线菌病的临床表现和脓液中典型的硫黄颗粒，应考虑放线菌病的可能性。将硫黄颗粒置于玻片上，加滴氢氧化钾或水，做直接涂片，革兰染色可见革兰阳性放线状菌丝，诊断即可确立。

最有效的治疗方法是手术加抗生素的综合治疗。外科手术主要是切除范围广泛的病变，由于病变组织血供较丰富，手术时可能出血较多，需准备充足的血液。青霉素、红霉素、四环素、林可霉素、克林霉素对放线菌均有良好疗效。青霉素为首选药物，剂量每日200万~500万IU，分两次肌内注射，疗程2~3个月。

（张　婷）

第七章

甲状腺疾病

第一节　甲状腺功能亢进症

甲状腺功能亢进症（以下简称甲亢）系指因甲状腺分泌过多而引起的一系列高功能状态，是仅次于糖尿病的常见内分泌疾病，有 2% ~4% 的育龄妇女受累。其基本特征包括甲状腺肿大，基础代谢增加和自主神经系统的紊乱。根据其病因和发病机制的不同可分为以下几种类型：①弥漫性甲状腺肿伴甲亢：也称毒性弥漫性甲状腺肿或突眼性甲状腺肿，即 Graves 病，占甲亢的 80% ~90%。为自身免疫性疾病。②结节性甲状腺肿伴甲亢：又称毒性多结节甲状腺肿即 Plummer 病。患者在结节性甲状腺肿多年后出现甲亢，发病原因不明。近年来在甲亢的构成比上有增加的趋势，并有地区性。③自主性高功能甲状腺腺瘤或结节：约占甲亢的 9%，病灶多为单发。呈自主性且不受促甲状腺素（TSH）调节，病因也不明确。④其他原因引起的甲亢：包括长期服用碘剂或乙胺碘呋酮等药物引起的碘源性甲亢；甲状腺滤泡性癌过多分泌甲状腺素而引起的甲亢；垂体瘤过多分泌 TSH 而引起的垂体性甲亢；肿瘤如绒毛癌、葡萄胎、支气管癌、直肠癌可分泌 TSH 所以称之为异源性 TSH 综合征，卵巢畸胎瘤（含甲状腺组织）属异位分泌过多甲状腺素；甲状腺炎初期因甲状腺破坏造成甲状腺激素释放过多可引起短阵甲亢表现；最后还有服用过多甲状腺素引起的药源性甲亢等。

在这些类型的甲亢中以前三者特别是 Graves 病比较常见且与外科关系密切，所以本节予以重点讨论。

一、弥漫性甲状腺肿伴甲亢

弥漫性甲状腺肿伴甲亢即 Graves 病简称 GD，是由自身免疫紊乱而引起的多系统综合征，1835 年 Robert Graves 首先描述了该综合征包括高代谢、弥漫性甲状腺肿、眼征等。

（一）病因及发病机制

该病以甲状腺素分泌过多为主要特征，但 TSH 不高反而降低，所以并非垂体分泌 TSH 过多引起。在患者的血清中常能检出针对甲状腺的自身抗体，该抗体可缓慢而持久地刺激甲状腺增生和分泌，以前曾称之为长效甲状腺刺激物（LATS），也有其他名称如人甲状腺刺激素（HTS）、甲状腺刺激蛋白（TSI）。这些物质对应的抗原是甲状腺细胞上的 TSH 受体，起到类似 TSH 的作用，可刺激 TSH 受体引起甲亢。进一步研究表明 TSH 受体抗体 TRAb 是一种多克隆抗体，可分为以下几种亚型：①甲状腺刺激抗体（TSAb）或称甲状腺刺激免疫球蛋白（TSI）主要是刺激甲状腺分泌；②甲状腺功能抑制抗体（TFIAb）或称甲状腺功能抑制免疫球蛋白（TFⅡ），又称甲状腺刺激阻断抗体（TSBAb）；③甲状腺生长刺激免疫球蛋白（TGSI），与甲状腺肿大有关；④甲状腺生长抑制免疫球蛋白（TGII）。这些克隆平衡一旦被打破，占主导地位的抗体就决定了临床特征。如 GD 患者治疗以前的 TRAb 阳性为 60% ~80%，而 TSAb 阳性率达 90% ~100%，如果该抗体阳性妊娠妇女的新生儿发生 GD 的可能性增加。故认为 GD 患者的主导抗体是 TSAb，当然也有其他抗体存在。在主导抗体发生转变时，疾病也随之发生转变，如 GD 可转变为慢性甲状腺炎（HD），反之也一样。由于检测技术原因目前临床仅开展 TRAb 和

TSAb 的检测。

甲状腺自身免疫的病理基础目前尚不明了，可能与以下因素有关：

1. 遗传因素　在同卵双胎同时患 GD 的达 30% ~ 60%，异卵双胎同时患 GD 的仅 3% ~ 9%。在 GD 患者家属中 34% 可检出 TRAb 或 TSAb，而本人当时并无甲亢，但今后有可能发展为显性甲亢。目前认为一些基因与 GD 的高危因素有关，包括人类白细胞抗原（HLA）基因 DQ、DR 区，如带 HLA - DR3 抗原型的人群患 GD 的危险性为其他 HLA 抗原型人群的 6 倍。HLA - DQA1 ∗ 0501 阳性者对 GD 有遗传易感性。非 HLA 基因如肿瘤坏死因子 β（TNF - β）、细胞的 T 细胞抗原（CTLA4）、TSH 受体基因的突变和 T 细胞受体（TCR）等基因同 GD 遗传易感性之间的关系正引起人们的注意。但研究表明组织相容性复合体（MHC）系统可能只起辅助调节作用。

2. 环境因素　包括感染、外伤、精神刺激和药物等。在 GD 患者中可检出抗结肠炎耶尔森菌（Yersimia enterocolitica）抗体，耶尔森菌的质粒编码的蛋白与 TSH 受体有相似的抗原决定簇（"分子模拟学说"）。该抗原是一种强有力的 T 细胞刺激分子即超抗原，可引起 T 细胞大量活化。但其确切地位仍不明了，也有可能是继发于 GD 免疫功能紊乱的结果。

3. 淋巴细胞功能紊乱　GD 患者甲状腺内的抑制性环路很难启动与活化，不能发挥免疫抑制功能，导致自身抗体的产生。在甲状腺静脉血中 TSH 抗体的活性高于外周血，提示甲状腺是产生其器官特异自身抗体的主要场所。而且存在抑制性 T 细胞功能的缺陷，抗甲状腺药物如卡比马唑治疗后这种缺陷可以改善，但是直接还是间接反应有待研究。

总之 GD 可能是由多因素引起以自身免疫紊乱为特征的综合征，确切病因有待于进一步研究。

（二）病理解剖与病理生理

GD 患者的甲状腺呈弥漫性肿大，血管丰富、扩张。滤泡上皮细胞增生呈柱状，有弥漫性淋巴细胞浸润。浸润性突眼患者其球后结缔组织增加、眼外肌增粗水肿，含有较多黏多糖、透明质酸沉积和淋巴细胞及浆细胞浸润。骨骼肌和心肌也有类似表现。垂体无明显改变。少数患者下肢有胫前对称性黏液性水肿。

甲状腺激素有促进产热作用并与儿茶酚胺有相互作用，从而引起基础代谢率升高、营养物质和肌肉组织的消耗，加强对神经、心血管和胃肠道的兴奋。

（三）临床表现

GD 在女性更为多见，患者男女之比为 1 ：（5 ~ 7），但心脏情况、压迫症状、术中问题和术后反应在男性均较明显。高发年龄为 21 ~ 50 岁。在碘充足地区自身免疫性甲状腺疾病的发病率远高于碘缺乏地区。该病起病缓慢，典型者高代谢症群、眼症和甲状腺肿大表现明显。轻者易与神经症混淆，老年、儿童或仅表现为突眼、恶病质、肌病者诊断需谨慎。

1. 甲状腺肿　为 GD 的主要临床表现或就诊时的主诉。甲状腺呈弥漫、对称性肿大，质软，无明显结节感。少数（约 10%）肿大不明显，或不对称。在甲状腺上下特别是上部可扪及血管震颤并闻及血管杂音。这些构成 GD 的甲状腺特殊体征，在诊断上有重要意义。

2. 高代谢症群　患者怕热多汗，皮肤红润。可有低热，危象时可有高热。患者常有心动过速、心悸。食欲胃纳亢进但疲乏无力、体重下降，后者是较为客观的临床指标。

3. 神经系统　呈过度兴奋状态，表现为易激动、神经过敏、多言多语、焦虑烦躁、多猜疑、有时出现幻觉甚至亚躁狂。检查时可发现伸舌或两手平举时有细震颤，腱反射活跃。但老年淡漠型甲亢患者则表现为一种抑制状态。

4. 眼症　分为两种，多数表现为对称性非浸润性突眼也称良性突眼，主要是因交感神经兴奋使眼外肌和上睑肌张力增高，而球后组织改变不大。临床上可见到患者眼睑裂隙增宽，眼球聚合不佳，向下看时上眼睑不随眼球下降，眼向上看时前额皮肤不能皱起；另一种为少见而严重的恶性突眼，主要因为眼外肌、球后组织水肿、淋巴细胞浸润所致。但这类患者的甲亢可以不明显，或早于甲亢出现。

5. 循环系统　可表现为心悸、气促。窦性心动过速达 100 ~ 120 次/分，静息或睡眠时仍较快，脉压增大。这些是诊断、疗效观察的重要指标之一。心律失常可表现为期前收缩、房颤、房扑以及房室传导阻滞。心音、心脏搏动增强，心脏扩大甚至心力衰竭。老年淡漠型甲亢则心动过速较少见，不少可并发心绞痛甚至心肌梗死。

6. 其他 消化系统除食欲增加外，还有大便次数增多。而老年以食欲减退、消瘦为突出。血液系统中有外周血白细胞总数减少，淋巴细胞百分比和绝对数增多，血小板减少，偶见贫血。运动系统表现为软弱无力，少数为甲亢性肌病。生殖系统的表现在男性可表现为阳痿、乳房发育；女性为月经减少，周期延长甚至闭经。皮肤表现为对称性黏液性胫前水肿，皮肤粗糙，指端增厚，指甲质地变软与甲床部分松离。甲亢早期肾上腺皮质功能活跃，重症危象者则减退甚至不全。

（四）诊断与鉴别诊断

对于有上述临床症状与体征者应作进一步甲状腺功能检查，在此对一些常用的检查进行评价：

1. 摄^{131}I率正常值 3h为5%~25%，24h为20%~45%。甲亢患者摄^{131}I率增高且高峰提前至3~6h。女子青春期、绝经期、妊娠6周以后或口服雌激素类避孕药也偶见摄^{131}I率增高。摄^{131}I率还因不同地区饮水、食物及食盐中碘的含量多少而有差异。甲亢患者治疗过程中不能仅依靠摄^{131}I率来考核疗效。但对甲亢放射性^{131}I治疗者摄^{131}I率可作为估计用量的参考。缺碘性、单纯性甲状腺肿患者摄^{131}I率可以增高，但无高峰提前。亚急性甲状腺炎者T_4可以升高但摄^{131}I率下降呈分离现象。这些均有利于鉴别诊断。

2. T_3、T_4测定 可分别测定TT_3、rT_4、FT_3和FT_4，其正常值因各个单位采用的方法和药盒不同而有差异，应注意参照。TT_4可作为甲状腺功能状态的最基本的一种体外筛选试验，它不受碘的影响，无辐射的危害，在药物治疗过程中可作为甲状腺功能的随访指标，若加服甲状腺片者测定前需停用该药。但是凡能影响甲状腺激素结合球蛋白（TBG）浓度的各种因素均能影响TT_4的结果。对T_3型甲亢需结合TT_3测定。TT_3是诊断甲亢较灵敏的一种指标。甲亢时TT_3可高出正常人4倍，而TT_4只有2倍。TT_3对甲亢是否复发也有重要意义，因为复发时T_3先升高。在功能性甲状腺腺瘤、结节性甲状腺肿或缺碘地区所发生的甲亢多属T_3型甲亢，也需进行TT_3测定。TBG同样会影响TT_3的结果应予以注意。为此，还应进行FT_4、FT_3特别是FT_3的测定。FT_3对甲亢最灵敏，在甲亢早期或复发先兆FT_4处于临界时FT_3已升高。

3. 基础代谢率（BMR） 目前多采用间接计算法（静息状态时：脉搏+脉压-111=BMR），正常值在-15%~+15%之间。BMR低于正常可排除甲亢。甲亢以及甲亢治疗的随访BMR有一定价值，因为药物治疗后T_4首先下降至正常，甲状腺素外周的转化仍增加，T_3仍高故BMR仍高于正常。

4. TSH测定 可采用高灵敏放免法（HS-TSH IRMA），优于TSH放免法（TSH RIA），因为前者降低时能帮助诊断甲亢，可减少TRH兴奋试验的使用。灵敏度和特异度优于FT_4。

5. T_3抑制试验 该试验仅用于一些鉴别诊断。如甲亢患者摄^{131}I率增高且不被T_3抑制，由此可鉴别单纯性甲状腺肿。对突眼尤其是单侧突眼可以此进行鉴别，浸润性突眼T_3抑制试验提示不抑制。而且甲亢治疗后T_3能抑制者复发机会少。

6. TRH兴奋试验 该试验也仅用于一些鉴别诊断。甲亢患者静脉给予TRH后TSH无反应；若增高可除外甲亢。该方法省时，无放射性，不需服用甲状腺制剂，所以对有冠心病的老年患者较适合。

7. TRAb和TSAb的检测 可用于病因诊断和治疗后预后的评估，可与T_3抑制试验相互合用。前者反映抗体对甲状腺细胞膜的作用，后者反映甲状腺对抗体的实际反应性。

（五）治疗

甲亢的病因尚不完全明了。治疗上首先应减少精神紧张等不利因素，注意休息和营养物质的提供。然后通过以下三个方面，即消除甲状腺素的过度分泌，调整神经内分泌功能以及一些特殊症状和并发症的处理。消除甲状腺素过度分泌的治疗方法有三种：药物、手术和同位素治疗。

1. 抗甲状腺药物治疗 以硫脲类药物如甲基或丙硫氧嘧啶（PTU）、甲巯咪唑和卡比马唑为常用，其药理作用是通过阻止甲状腺内过氧化酶系抑制碘离子转化为活性碘而妨碍甲状腺素的合成，但对已合成的激素无效，故服药后需数日才起作用。丙硫氧嘧啶还有阻滞 T_4 转化为 T_3、改善免疫监护的功能。PTU 和甲巯咪唑的比较：①两者均能抑制甲状腺激素合成，但 PTU 还能抑制外周组织的细胞内 T_4 转化为 T_3，它的作用占 T_3 水平下降的 10%～20%。甲巯咪唑没有这种效应。②甲巯咪唑的药效强度是 PTU 的 10 倍，5mg 甲巯咪唑的药效等于 50mgPTU。尤其是甲巯咪唑在甲状腺细胞内存留时间明显长于 PTU，甲巯咪唑 1 次/天，药效可达 24h。而 PTU 必须 6～8h 服药 1 次，才能维持充分疗效。故维持期治疗宁可选用甲巯咪唑，而不选用 PTU。

药物治疗的适应证为：症状轻，甲状腺轻～中度肿大；20 岁以下或老年患者；手术前准备或手术后复发而又不适合放射治疗者；辅助放射治疗；妊娠妇女，多采用丙硫氧嘧啶，该药相对通过胎盘的能力相对小些。而不用甲巯咪唑，因为甲巯咪唑与胎儿发育不全有关。希望最低药物剂量达到 FT_4、FT_3 在正常水平的上限以避免胎儿甲减和甲状腺肿大，通常丙硫氧嘧啶 100～200mg/d。这类药物也可通过乳汁分泌，所以必须服药者不能母乳喂养。如果症状轻又没有并发症，可于分娩前 4 周停药。

治疗总的疗程为 1.5～2 年。起初 1～3 个月予以甲巯咪唑 30～40mg/d，不超过 60mg/d。症状减轻，体重增加，心率降至 80～90 次/分，T_3、T_4 接近正常后可每 2～3 周降量 5mg 共 2～3 个月。最后 5mg/d 维持。避免不规则停药，酌情调整用量。

其他药物：β-阻滞剂普萘洛尔 10～20mg Tid，可用于交感神经兴奋性高的 GD 患者，以改善心悸心动过速、精神紧张、震颤和多汗。也可作为术前准备的辅助用药或单独用药。对于甲亢危象、紧急甲状腺手术又不能服用抗甲状腺药物或抗甲状腺药物无法快速起效时可用大剂量普萘洛尔 40mg Qid 快速术前准备。对甲亢性眼病也有一定效果。但在患有支气管哮喘、房室传到阻滞、心衰的患者禁用，1 型糖尿病患者慎用。普萘洛尔对妊娠晚期可造成胎儿宫内发育迟缓、小胎盘、新生儿心动过缓和胎儿低血糖，增加子宫活动和延迟宫颈的扩张等不良反应，因此只能短期应用，一旦甲状腺功能正常立即停药。

在抗甲状腺药物减量期加用甲状腺片 40～60mg/d 或甲状腺素片 50～100μg/d 以稳定下丘脑 - 垂体 - 甲状腺轴，避免甲状腺肿和眼病的加重。妊娠甲亢患者在服用抗甲状腺药物也应加用甲状腺素片以防胎儿甲状腺肿和甲减。甲状腺素片还可以通过外源性 T_4 抑制 TSH 从而使 TSAb 的产生减少，减少免疫反应。T_4 还可使 HLA - DR 异常表达减弱。另外可直接作用于特异的 B 淋巴细胞而减少 TSAb 的产生，最终使 GD 得以长期缓解、减少复发。

2. 手术治疗　甲亢手术治疗的病死率几乎为零、并发症和复发率低，可迅速和持久达到甲状腺功能正常，并有避免放射性碘及抗甲状腺药物带来的长期并发症和获得病理组织学证据等独特优点，手术能快速有效地控制并治愈甲亢；但仍有一定的复发率和并发症，所以应掌握其适应证和禁忌证。

（1）手术适应证：甲状腺肿大明显或伴有压迫症状者；中～重度以上甲亢（有甲亢危象者可考虑紧急手术）；抗甲状腺药物无效、停药后复发、有不良反应而不能耐受或不能坚持长期服药者；胸骨后甲状腺肿伴甲亢；中期妊娠又不适合用抗甲状腺药物者。若甲状腺巨大、伴有结节的甲亢妊娠妇女常需大剂量抗甲状腺药物才有作用，所以宁可采用手术。

（2）手术禁忌证：青少年（<20 岁），轻度肿大，症状不明显者；严重突眼者手术后突眼可能加重手术应不予以考虑；年老体弱有严重心、肝和肾等并发症不能耐受手术者；术后复发因粘连而使再次手术并发症增加、切除腺体体积难以估计而不作首选。但对药物无效又不愿意接受放射治疗者有再次手术的报道，术前用超声检查了解两侧腺体残留的大小，此次手术腺叶各留 2g 左右。

（3）术前准备：术前除常规检查外，应进行间接喉镜检查以了解声带活动情况。颈部和胸部摄片了解气管和纵隔情况。查血钙、磷。为了减少术中出血、避免术后甲亢危象的发生，甲亢手术前必须进行特殊的准备。手术前准备常采用以下两种准备方法即：

1）碘剂为主的准备：在服用抗甲状腺药物一段时间后患者的症状得以控制，心率在 80～90 次/分，睡眠和体重有所改善，基础代谢率在 20% 以下，即可开始服用复方碘溶液又称卢戈（Lugol）液。该药可抑制甲状腺的释放，使滤泡细胞退化，甲状腺的血运减少，腺体因而变硬变小，使手术易于进行并减少出血量。卢戈溶液的具体服法有两种：①第一天开始每日 3 次，每次 3～5 滴，逐日每次递增 1 滴，直到每次 15 滴，然后维持此剂量继续服用。②从第一天开始即为每次 10 滴，每日 3 次。共 2 周左右，直至甲状腺腺体缩小、变硬、杂音和震颤消失。局部控制不满意者可延长服用碘剂至4周。但因为碘剂只能抑制释放而不能抑制甲状腺的合成功能，所以超过4周后就无法再抑制其释放，反引起反跳。故应根据病情合理安排手术时间，特别对女性患者注意避开经期。开始服用碘剂后可停用甲状腺片。因为抗甲状腺药物会加重甲状腺充血，除病情特别严重者外，一般于术前1周停用抗甲状腺药物，单用碘剂直至手术。妊娠并发甲亢需手术时也可用碘剂准备，但碘化物能通过胎盘引起胎儿甲状腺肿和甲状腺功能减退，出生时可引起初生儿窒息。故只能短期碘剂快速准备，碘剂不超过10天。术后补充甲状腺素片以防流产。对于特殊原因需取消手术者，应该再服用抗甲状腺药物并逐步对碘剂进行减量。术后碘剂10滴 Tid 续服 5~7 天。

2）普萘洛尔准备：普萘洛尔除可作为碘准备的补充外，对于不能耐受抗甲状腺药物及碘剂者，或严重患者需紧急手术而抗甲状腺药物无法快速起效可单用普萘洛尔准备。普萘洛尔不仅起到抑制交感兴奋的作用，还能抑制 T_4 向 T_3 的转化。β-洛克同样可以用于术前准备，但该药无抑制 T_4 向 T_3 转化的作用，所以 T_3 的好转情况不及普萘洛尔。普萘洛尔剂量是每次 40~60mg，6h 一次。一般在 4~6 天后心率即接近正常，甲亢症状得到控制，即可以进行手术。由于普萘洛尔在体内的有效半衰期不满 8h，所以最后一次用药应于术前 1~2h 给予。术后继续用药 5~7 天。特别应该注意手术前后都不能使用阿托品，以免引起心动过速。单用普萘洛尔准备者麻醉同样安全、术中出血并未增加。严重患者可采用大剂量普萘洛尔准备但不主张单用（术后普萘洛尔剂量也应该相应地增大），并可加用倍他米松 0.5mg Q6h 和碘番酸 0.5Q6h。甲状腺功能可在 24h 开始下降，3 天接近正常，5 天完全达到正常水平。短期加用普萘洛尔的方法对妊娠妇女及小孩均安全。但前面已提及普萘洛尔的不良反应，所以应慎用。以往认为严重甲亢患者手术会引起甲状腺素的过度释放，但通过术中分析甲状腺静脉和外周静脉血的 FT_3、FT_4 并无明显差异，所以认为甲亢危重病例紧急手术是可取的。

（4）手术方法：常采用颈丛麻醉，术中可以了解发音情况，以减少喉返神经的损伤。对于巨大甲状腺有气管压迫、移位甚至怀疑将发生气管塌陷者，胸骨后甲状腺肿者以及精神紧张者应选用气管插管全麻。

（5）手术方式：切除甲状腺的范围即保留多少甲状腺体积尚无一致的看法。若行次全切除即每侧保留 6~8g 甲状腺组织，术后复发率为 23.8%；而扩大切除即保留约 4g 的复发率为 9.4%；近全切除即保留 <2g 者的复发率为 0%。各组之间复发时间无差异。但切除范围越大发生甲状腺功能减退即术后需长期服用甲状腺片替代的概率越大。如甲状腺共保留 7.3g 或若双侧甲状腺下动脉均结扎者保留 9.8g 者可不需长期替代。考虑到甲状腺手术不仅可以迅速控制其功能，还能使自身抗体水平下降，而且甲减的治疗远比甲亢复发容易处理，所以建议切除范围适当扩大即次全切除还不够，每侧应保留 5g 以下（2~3g 峡部全切除）。当然也应考虑甲亢的严重程度、甲状腺的体积和患者的年龄。巨大而严重的甲亢切除比例应该大一些，年轻患者考虑适当多保留甲状腺组织以适应发育期的需要。术中可以从所切除标本上取同保留的甲状腺相应大小体积的组织称重以估计保留腺体的重量。但仍有误差，所以有作者建议一侧行腺叶切除和另一侧行大部切除（保留 6g）。但常用于病变不对称的结节性甲状腺肿伴甲亢者，病变严重侧行腺叶切除。但该侧发生喉返神经和甲状旁腺损伤的概率相对较保留后薄膜的高，所以也要慎重选择。对极少数或个别 Graves 病突眼显著者，选用甲状腺全切除术，其好处是可降低 TSH 受体自身抗体和其他甲状腺抗体，减轻眶后脂肪结缔组织浸润，防止眼病加剧以致牵拉视神经而导致萎缩，引起失明以及重度突眼，角膜长期显露而受损导致失明。当然也防止了甲亢复发，但需终身服用甲状腺素片。毕竟属于个别患者选用本手术，要详细向患者和家属说明，取得同意。术前检查血清抗甲状腺微粒体抗体，阳性者术后发生甲减的病例增多。因此，此类患者术中应适当多保留甲状腺组织。

（6）手术步骤：切口常采用颈前低位弧形切口，甲状腺肿大明显者应适当延长。颈阔肌下分离皮瓣，切开颈白线，离断颈前带状肌。先处理甲状腺中静脉，充分显露甲状腺。离断甲状腺悬韧带以利于处理上极。靠近甲状腺组织妥善处理甲状腺上动静脉。游离下极，离断峡部。将甲状腺向内侧翻起，辨认喉返神经后处理甲状腺下动静脉。按前所述保留一定的甲状腺组织，其余予以切除。创面严密止血后缝闭。另一侧同样处理。术中避免喉返神经损伤以外，还应避免损伤甲状旁腺。若被误切应将其切成

1mm 小片种植于胸锁乳突肌内。缝合前放置皮片引流或负压球引流。缝合带状肌、颈阔肌及皮肤。

内镜手术治疗甲亢难度较大，费用高，但术后颈部，甚至上胸部完全没有瘢痕，美容效果明显，受年轻女性、患者欢迎。与传统手术相比，内镜手术时间长，术后恢复时间也无明显优势。甲状腺体积大时不适合该方式。

术后观察与处理：严密观察患者的心率、呼吸、体温、神志以及伤口渗液和引流液。一般 2 天后可拔除引流，4 天拆线。

（7）术中意外和术后并发症的防治

1）大出血：甲状腺血供丰富，甲亢以及抗甲状腺药物会使甲状腺充血，若术前准备不充分，术中极易渗血。特别在分离甲状腺上动脉时牵拉过度，动作不仔细会造成甲状腺上动脉的撕脱。动脉的近侧端回缩，位置又深，止血极为困难。此时应先用手指压迫或以纱布填塞出血处，然后再迅速分离上极，将其提出切口，充分显露出血的血管，直视下细心钳夹和缝扎止血。甲状腺下动脉出血时，盲目的止血动作很容易损伤喉返神经，必须特别小心。必要时可在外侧结扎甲状颈干。损伤甲状腺静脉干不仅会引起大出血，还可产生危险的空气栓塞。因此，应立即用手指或湿纱布压住出血处，倒入生理盐水充满伤口，将患者之上半身放低，然后再处理损伤的静脉。

2）呼吸障碍：术中发生呼吸障碍的主要原因除双侧喉返神经损伤外，多是由于较大的甲状腺肿长期压迫气管环，腺体切除后软化的气管壁塌陷所致。因此，如术前患者已感呼吸困难，或经 X 线摄片证明气管严重受压，应在气管插管麻醉下进行手术。如术中发现气管壁已软化，可用丝线将双侧甲状腺后包膜悬吊固定于双侧胸锁乳突肌的前缘处。在缝合切口前试行拔去气管插管，如出现或估计术后会发生呼吸困难，应即作气管造口术，放置较长的导管以支撑受损的气管环，待 2~4 周后气管腔复原后拔除。术后呼吸困难的原因有：血肿压迫、双侧喉返神经损伤、喉头水肿、气管迟发塌陷、严重低钙引起的喉肌或呼吸肌痉挛等，应注意鉴别及时处理。

3）喉上神经损伤：喉上神经之外支（运动支）与甲状腺上动脉平行且十分靠近，如在距上极较远处大块结扎甲状腺上血管时，就可能将其误扎或切断，引起环甲肌麻痹，声带松弛，声调降低。在分离上极时也有可能损伤喉上神经的内支（感觉支），使患者喉黏膜的感觉丧失，咳嗽反射消失，在进流质饮食时易误吸入气管，甚至发生吸入性肺炎。由于喉上神经外支损伤的临床症状不太明显，易漏诊，其发生率远比人们想象的要多，对此应引起更大的注意。熟悉神经的解剖关系，操作细致小心，在紧靠上极处结扎甲状腺上血管，是防止喉上神经损伤的重要措施。

4）喉返神经损伤：喉返神经损伤绝大多数为单侧性，主要症状为声音嘶哑。少数病例双侧损伤，除引起失声外，还可造成严重的呼吸困难，甚至窒息。术中喉返神经损伤可由切断、结扎、钳夹或牵拉引起。前两种损伤引起声带永久性麻痹；后几种损伤常引起暂时性麻痹，可望手术后 3~6 个月内恢复功能。术中最易损伤喉返神经的"危险地区"是：①甲状腺腺叶的后外侧面；②甲状腺下极；③环甲区（喉返神经进入处）。喉返神经解剖位置的多变性是造成损伤的客观原因。据统计，仅约 65% 的喉返神经位于气管食管沟内。约有 4%~6% 病例的喉返神经行程非常特殊，为绕过甲状腺下动脉而向上返行，或在环状软骨水平直接从迷走神经分出而进入喉部（所谓"喉不返神经"）。还有一定数量的喉返神经属于喉外分支型，即在未进入喉部之前即已经分支，分支的部位高低和分支数目不定，即术者在明确辨认到一支喉返神经，仍有损伤分支或主干的可能性。预防喉返神经损伤的主要措施是：①熟悉喉返神经的解剖位置及其与甲状腺下动脉和甲状软骨的关系，警惕喉外分支，随时想到有损伤喉返神经的可能；②操作轻柔、细心，在切除甲状腺腺体时，尽可能保留部分后包膜；③缺少经验的外科医师以及手术比较困难的病例，最好常规显露喉返神经以免误伤。为了帮助寻找和显露喉返神经，Simon 提出一个三角形的解剖界标。三角的前边为喉返神经，后边为颈总动脉，底线为甲状腺下动脉。在显露颈总动脉和甲状腺下动脉后，就很容易找到三角的第三个边，即喉返神经。一般可自下向上地显露喉返神经的全过程。喉返神经损伤的治疗：如术中发现患者突然声音嘶哑，应立即停止牵拉或挤压甲状腺体；如发声仍无好转，应立即全程探查喉返神经。如已被切断，应予缝接。如被结扎，应松解线结。如手术后发现声音嘶哑，经间接喉镜检查证实声带完全麻痹，怀疑喉返神经有被切断或结扎的可能时，应考虑再次手术探查。否则可给予神经营养药、理疗、嗓声以及短程皮质激素，严密观察，等待其功能恢复。如为双侧喉返神经损伤，应作气管造口术。修补喉返神经的方法可用6-0尼龙线行对端缝接法，将神经断端靠拢后，间断缝合两端之神经鞘数针。如损伤神经之近侧端无法找到，可在其远端水平以下相当距离处切断部分迷走神经纤维，然后将切断部分的近端上翻与喉返神经的远侧断端作吻合。如损伤神经之远侧端无法找到，可将喉返神经之近侧断端埋入后环状构状肌中。如两个断端之间缺损较大无法拉拢时，可考虑作肋间神经移植术或静脉套入术。

5）术后再出血：甲状腺血管结扎线脱落以及残留腺体切面严重渗血，是术后再出血的主要原因。一般发生于术后24~48h内，表现为引流口的大量渗血，颈部迅速肿大，呼吸困难甚至发生窒息。术后应常规在患者床旁放置拆线器械，一旦出现上述情况，应马上拆除切口缝线，去除血块，并立即送至手术室彻底止血。术后应放置引流管，并给予大量抗生素。分别双重结扎甲状腺的主要血管分支，残留腺体切面彻底止血并作缝合，在缝合切口前要求患者用力咳嗽几声，观察有无因结扎线松脱而产生的活跃出血，是预防术后再出血的主要措施。

6）手足抽搐：甲状旁腺功能不足（简称甲旁减）是甲状腺次全切除后的一个常见和严重并发症。无症状而血钙低于正常的亚临床甲旁减发生率为47%，有症状且需服药的为15%。但永久性甲旁减并不常见。多因素分析提示，甲亢明显、伴有甲状腺癌或胸骨后甲状腺肿等是高危因素。主要是由于术中误将甲状旁腺一并切除或使其血供受损所致。临床症状多在术后2~3天出现，轻重程度不一。轻者仅有面部或手足的针刺、麻木或强直感，重者发生面肌及手足抽搐，最严重的病例可发生喉痉挛以及膈肌和支气管痉挛，甚至窒息死亡。由于周围神经肌肉应激性增强，以手指轻扣患者面神经行径处，可引起颜面肌肉的短促痉挛（雪佛斯特征 Chvostek's sign）。用力压迫上臂神经，可引起手的抽搐（陶瑟征 Trousseau's sign）。急查血钙、磷有助诊断，但不一定等报告才开始治疗。治疗方面包括限制肉类和蛋类食物的摄入量，多进绿叶菜、豆制品和海味等高钙、低磷食品。口服钙片和维生素 D_2，后者能促进钙在肠道内的吸收和在组织内的蓄积。目前钙剂多为含维生素 D 的复合剂，如钙尔奇 D 片等。维生素 D_2 的作用在服用后两周始能出现，且有蓄积作用，故在使用期间应经常测定血钙浓度。只要求症状缓解、血钙接近正常即可，不一定要求血钙完全达到正常，因为轻度低钙可以刺激残留的甲状旁腺代偿。在抽搐发作时可即刻给予静脉注射10%葡萄糖酸钙溶液10mL。对手足抽搐最有效的治疗是服用双氢速固醇（A.T.10）。此药乃麦角固醇经紫外线照射后的产物，有升高血钙含量的特殊作用，适用于较严重的病例。最初剂量为每天3~10mL口服，连眼3~4天后测定血钙浓度，一旦血钙含量正常，即应减量，以防止高钙血症所引起的严重损害。有人应用新鲜小牛骨皮质在5%碳酸氢钠250mL内煮沸消毒20min后，埋藏于腹直肌内，以治疗甲状旁腺功能减退，取得了一定的疗效，并可反复埋藏。同种异体甲状旁腺移植尚处于实验阶段。为了保护甲状旁腺，减少术后手足抽搐的发生，术中必须注意仔细寻找并加以保留。在切除甲状腺体时，尽可能保留其背面部分，并在紧靠甲状腺处结扎甲状腺血管，以保护甲状旁腺的血供。还可仔细检查已经切下的甲状腺标本，如发现有甲状旁腺作自体移植。

7）甲状腺危象：甲状腺危象乃指甲亢的病理生理发生了致命性加重，大量甲状腺素进入血液循环，增强了儿茶酚胺的作用，而机体却对这种变化缺乏适应能力。近年来由于强调充分做好手术前的准备工作，术后发生的甲状腺危象已大为减少。手术引起的甲状腺危象大多发生于术后12~48h内，典型的临床症状为39~40℃以上的高热，心率快达160次/分、脉搏弱，大汗，躁动不安、谵妄以至昏迷，常伴有呕吐、水泻。如不积极治疗，患者往往迅速死亡。死亡原因多为高热虚脱、心力衰竭、肺水肿和水电解质紊乱。还有少数患者主要表现为神志淡漠、嗜睡、无力、体温低、心率慢，最后昏迷死亡，称为淡漠型甲状腺危象。此种严重并发症的发病机制迄今仍不很明确，但与术前准备不足，甲亢未能很好控制密切相关。治疗包括两个方面：①降低循环中的甲状腺素水平：可口服大剂量复方碘化钾溶液，首次60滴，以后每4~6h 30~40滴。情况紧急时可用碘化钠0.25g溶于500mL葡萄糖溶液中静脉滴注，Q6h。24h内可用2~3g。碘剂的作用是抑制甲状腺素的释放，且作用迅速。为了阻断甲状腺素的合成，可同时应用丙硫氧嘧啶200~300mg，因为该药起效相对快，并有在外周抑制 T_4 向 T_3 转化的作用。如患者神志不清可鼻饲给药。如治疗仍不见效还可考虑采用等量换血和腹膜透析等方法，以清除循环中过高的甲状腺素。方法是每次放血 500mL，将其迅速离心，弃去含多量甲状腺素的血浆，而将细胞置入乳酸盐复方氯化钠溶液中再输入患者体内，可以 3~5h 重复 1 次。但现已经很少主张使用。②降低外周组织对儿茶酚胺的反应性：可口服或肌内注射利舍平 1~2mg，每 4~6h1 次；或用普萘洛尔 10~40mg 口服 Q4~6h 或 0.5~1mg 加入葡萄糖溶液 100mL 中缓慢静脉滴注，必要时可重复使用。哮喘和心衰患者不宜用普萘洛尔。甲亢危象对于患者来说是一个严重应激，而甲亢时皮质醇清除代谢增加，因此补充皮质醇是有益的。大量肾上腺皮质激素（氢化可的松 200~500mg/d）作静脉滴注的疗效良好。其他治疗包括吸氧、镇静剂与退热（可用氯丙嗪），补充水和电解质，纠正心力衰竭，大剂量维生素特别是 B 族维生素以及积极控制诱因，预防感染等。病情一般于 36~72h 开始好转，1 周左右恢复。

8）恶性突眼：甲亢手术后非浸润性突眼者 71% 会有改善，29% 无改善也无恶化。实际上在治疗甲亢的三种方法中，手术是引起眼病发生和加重概率最小的。但少数严重恶性突眼病例术后突眼症状加重，还可逐渐引起视神经萎缩并易导致失明。可能是因为甲亢控制过快又未合用甲状腺素片、手术时甲状腺受损抗原释放增多有关。治疗方法包括使用甲状腺制剂和泼尼松，放射线照射垂体、眼眶或在眼球后注射质酸酶，局部使用眼药水或药膏，必要时缝合眼睑。如仍无效可考虑行双侧眼眶减压术。

（8）甲亢手术的预后及随访

1）甲亢复发：抗甲状腺药物治疗的复发率 >60%。手术复发率为 10% 左右，近全切除者则更低。甲亢复发的原因多数为当时甲状腺显露不够，切除不足残留过多，甲状腺血供仍丰富。除甲亢程度与甲状腺体积外，药物、放射或手术治疗结束后 TRAb 或 TSAb 的状况也影响预后。无论何种治疗甲状腺激素水平改变比较快，TRAb 或 TSAb 改变比较慢，如果连续多次阴性说明预后好或可停用抗甲状腺药物；如再呈阳性提示 GD 复发的可能性增加，TSAb 阳性复发率为 93%，阴性则为 17%。该指标优于 TRH 兴奋试验。甲亢复发随时间延长而增多，可最迟在术后 10 年再出现。即使临床无甲亢复发，仍有部分患者 T_3 升高、TRH 兴奋试验和 T_3 抑制试验存在异常的亚临床病例。因此应该严密随访。适当扩大切除甲状腺并加用小剂量甲状腺素片可减少复发，达到长期缓解的目的。

2）再次手术时应注意：①上次手术未解剖喉返神经者，这次再手术就要仔细解剖出喉返神经予以保护；②术前可用 B 超和同位素扫描测量残留甲状腺大小，再手术时切除大的一侧，仅保留其后包膜；③如上次手术已损伤一侧喉返神经，则再次手术就选同侧，全切除残留的甲状腺，同时保留后包膜以保护甲状旁腺。当残留甲状腺周围组织广泛粘连，外层和内层的解剖间隙分离困难时，用剪刀在腺体前面的粘连组织中做锐性分离，尽可能找到内膜层表面，再沿甲状腺包膜小心分离。

甲状腺功能减退：术后甲减的发生率在 6%~20%，显然与残留体积有关。另外与分析方法也有关。因为除临床甲减患者外，还有相当一部分亚临床甲减即尚无甲减表现，但 TSH 已有升高，需用甲状腺素片替代。如儿童甲亢术后 45% 存在亚临床甲减。永久性甲减多发生在术后 1~2 年。

（9）放射性 ^{131}I 治疗：甲状腺具有高度选择性聚 ^{131}I 能力，^{131}I 衰变时放出 γ 和 β 射线，其中 β 射线占 99%，β 射线在组织的射程仅 2mm，故在破坏甲状腺滤泡上皮细胞的同时不影响周围组织，可以达到治疗的目的。美国首选 ^{131}I 治疗的原因是：①快捷方便，不必每 1~3 个月定期根据甲状腺功能而调整药物。②抗甲状腺药物治疗所致白细胞减少和肝损害常引起医疗纠纷，医师不愿涉及。

适应证和禁忌证：目前放射性 ^{131}I（RAI）治疗 GD 是一种安全有效和可靠的方法，许多中心已将其作为一线首选治疗，特别是对老年患者。并认为 RAI 治疗成年 GD 患者年龄并无下限。已有报道 RAI 不增加致癌危险，对妇女不增加胎儿的致畸性。年轻患者，包括生育年龄的妇女，甚至儿童都可成为其治疗的对象。但毕竟存在放射性，必须强调其适应证：年龄在 25 岁以上，近放宽至 20 岁；对抗甲状腺药物过敏或无效者；手术后复发；不能耐受手术者；^{131}I 在体内转换的有效半衰期不小于 3 天者；甲亢并发突眼者（但有少部分加重）。^{131}I 治疗 Graves 甲亢的条件较之以前宽松得多。

放射碘治疗的禁忌证：①妊娠期甲亢属绝对禁忌，因为胎儿 10~12 周开始摄碘。②胸骨后甲状腺肿只宜手术治疗，放射性甲状腺炎可致甲状腺进一步肿大而压迫纵隔。③巨大甲状腺首选手术治疗。④青年人应尽量避免放射碘治疗，但非绝对禁忌。生育期患者接受 ^{131}I 治疗后的 6~12 个月禁忌妊娠。⑤其他如有严重肝肾疾病者；WBC 小于 3 000/mm³ 者；重度甲亢；结节性肿伴甲亢而扫描提示结节呈

"冷结节"者。

RAI 治疗的预后：RAI 治疗后 70% ~ 90% 有效，疗效出现在 3 ~ 4 周后，3 ~ 4 个月乃至 6 个月后可达正常水平。其中 2/3 的患者经一次治疗后即可痊愈，约 1/3 需 2 次或 3 次。甲减是 RAI 治疗的主要并发症，第一年发生甲减的可能性为 5% ~ 10%，以后每年增加 2% ~ 3%，10 年后可达 30% ~ 70%。然而，现在不再认为甲低是 ^{131}I 治疗的并发症，而是 Graves 甲亢治疗中可接受的最终结果（acceptable end-point）。

因为 RAI 治疗后甲状腺激素和自身抗原会大量释放，加用抗甲状腺药物并避免刺激与感染以防甲亢危象。RAI 是发生和加重眼病的危险因素，抗甲状腺药物如甲巯咪唑以及短期应用糖皮质激素［0.5mg/（kg·d）］2 ~ 3 个月可减少眼病的加重。15% 眼病加重者可进行眼眶照射和大剂量糖皮质激素。经 ^{131}I 治疗后出现甲低的患者中，其眼病恶化者的比例远低于那些持续甲亢而需要重复 ^{131}I 治疗者。此外，有人认为 Graves 眼病和甲亢的临床表现一样，都有一个初发 - 逐渐加重并稳定于一定水平 - 以后逐渐缓解的自然过程。^{131}I 治疗可使甲亢很快控制，而眼病继续按上述过程进展，因而被误认为是 ^{131}I 治疗所致。研究表明：^{131}I 治疗并不会引起新的眼病发生，但可使已存在的活动性突眼加重，对这类患者同时使用糖皮质激素可有效地预防其恶化。因此目前认为 Graves 甲亢伴有突眼者也不是 ^{131}I 治疗的禁忌证，同时使用糖皮质激素，及时纠正甲低等措施可有效地预防其对眼病的不利影响。

（10）血管栓塞：是近年应用于临床治疗 GD 的一种新方法。1994 年 Calkin 等进行了首例报道，我国 1997 年开始也在临床应用。方法是在数字减影 X 线电视监视下，采用 Seldinger 技术，经股动脉将导管送入甲状腺上动脉，缓慢注入与造影剂相混合的栓塞剂（聚乙烯醇、白芨粉或吸收性明胶海绵），直至血流基本停止，可放置螺圈以防复发；栓塞完毕后再注入造影剂，若造影剂明显受阻即表示栓塞成功。若甲状腺下动脉明显增粗，也一并栓塞。因此，该疗法的甲状腺栓塞体积可达 80% ~ 90%，与手术切除的甲状腺量相似。综合国内外初步的应用经验，栓塞治疗后其甲亢症状明显缓解，T_3、T_4 逐渐恢复正常，甲状腺也逐渐缩小，部分病例甚至可缩小至不可触及。

Graves 病介入栓塞治疗的病理研究：在栓塞后近期内主要表现为腺体急性缺血坏死。然后表现为慢性炎症持续地灶性变性坏死、纤维组织增生明显、血管网减少、滤泡减少萎缩、部分滤泡增生被纤维组织包裹不能形成完整的腺小叶结构，这是微循环栓塞治疗 Graves 病中远期疗效的病理基础。

二、结节性毒性甲状腺肿

本病又称 Plummer 病，属于继发性甲亢，先发生结节性甲状腺肿多年，然后逐渐出现功能亢进，其发病原因仍然不明。在 1970 年前无辅助诊断设备时，临床上容易将继发性甲亢与原发甲亢相混淆。随着科技发展，碘扫描及彩色多普勒超声对甲状腺诊断技术的应用，很多高功能甲状腺结节得以发现，提高了继发性甲亢的诊断率。

该病多发生于单纯性甲状腺肿流行地区，由结节性甲状腺肿继发而来。近 20 年来结节性甲状腺肿的检出率呈上升趋势，发现毒性甲状腺肿、结节性甲状腺肿检出率与饮用低碘水和碘盐供给时间明显相关，补碘后毒性甲状腺肿发病率升高。自主功能结节学说认为其发病机制是患者的甲状腺长期缺碘后形成自主性功能结节。"自主性"是指甲状腺细胞的功能活动对 TSH 的不依赖性，结节愈大摄入碘愈多者，愈易发生甲亢。另有学者认为之所以发生甲亢是免疫缺陷，其病理基础是结节性甲状腺肿的甲状腺细胞在补碘后逐渐突变为功能自主性细胞，累积到一定数量，就会导致甲亢。此外，部分结节性甲状腺肿伴发甲亢的患者原本就是 Graves 病，由于生活在严重缺碘地区，甲状腺激素合成的原料不足，合成激素水平低而缺乏特征性的临床症状，补以足量的碘以后，激素合成显著增加，才出现甲亢症状。所以，无论是功能自主性结节还是 Graves 病，都属于甲状腺自身免疫性疾病。还有学者从基因水平分析发现，其发病与 TSH 受体基因突变有关。因此其发病有一定的遗传因素。这些学说分别为临床治疗提供了相应的依据。

该病多见于中老年人，由于甲状腺素的分泌增多，加强了对腺垂体的反馈抑制作用，突眼罕见。症状较 GD 轻，但可突出于某一器官，尤其是心血管系统。消耗和乏力较明显，可伴有畏食如无力型甲六。扪诊时甲状腺并不明显肿大，但可触及单个或多个结节。甲状腺功能检查诊断 Plummer 病的可靠性不如 Graves 病，甲状腺功能常在临界范围。TRH 兴奋试验在老年患者中较 T_3 抑制试验更为安全。同位素扫描提示摄碘不均且不浓聚于结节。

Plummer 病一般应采用手术治疗，多发结节的癌变率为 10.0%，因甲亢患者尚有 2.5%～7.0% 并发甲状腺癌。因此，应积极选择手术治疗。此外，放射性核素治疗并不能根除结节，尤其是巨大结节有压迫症状、怀疑恶变、不宜药物治疗者以及不愿接受放射治疗的患者更应手术治疗。须注意的是，对于巨大、多发性甲状腺结节（100g 以上）患者行放射碘治疗的放射剂量是 Graves 病的 4 倍。所以，手术治疗可作为结节性甲状腺肿继发甲亢的首选方法特别是疑有甲状腺癌可能的病例。对于切除范围，因为有的结节高功能，有的结节因有囊性变，为胶状体，功能就不一定相同，所以要全面考虑，对结节多的一侧行腺叶全切。

对伴有严重的心、肾或肺部疾患不能耐受手术的患者，亦可考虑作同位素治疗，也有作者将 RAI 治疗列为首选，但所需剂量较大，约为治疗 Graves 病的 5～10 倍。

三、毒性甲状腺腺瘤

毒性甲状腺腺瘤亦称高功能腺瘤，指甲状腺体内有单个（少见多发）的不受脑垂体控制的自主性高功能腺瘤，而其周围甲状腺组织则因 TSH 受反馈抑制呈相对萎缩状态。发病机制不明。发病年龄多为中年以后，甲亢症状一般较轻，某些仅有心动过速、消瘦、乏力和腹泻。不引起突眼。

早期摄 ^{131}I 率属正常或轻度升高，但 T_3 抑制试验提示摄 ^{131}I 率不受外源性 T_3 所抑制，TRH 兴奋试验无反应。T_3、T_4 测定对诊断有帮助，特别是 T_3。因为此病易表现为 T_3 型甲亢，TRAb、TSAb 多为阴性有助于与 GD 鉴别。同位素扫描可显示热结节，周围组织仅部分显示或不显示（给予外源性 TSH 10 国际单位后能重新显示，以鉴别先天性一叶甲状腺）。毒性甲状腺腺瘤也有恶性可能应行手术治疗，术前准备同 Graves 病，但腺体切除的范围可以缩小，作病变一侧的腺叶切除即可。RAI 治疗剂量应较大。

（刘军廷）

第二节　单纯性甲状腺肿

单纯性甲状腺肿是一类仅有甲状腺肿大而无甲状腺功能改变的非炎症、非肿瘤性疾病，又称为无毒性甲状腺肿。其发病原因系体内碘含量异常或碘代谢异常所致。按其流行特点，通常可分为地方性和散发性两种。

一、病因

1. 碘缺乏　居住环境中碘缺乏是引起地方性甲状腺肿的主要原因。地方性甲状腺肿，又称缺碘性甲状腺肿，是由于居民居住的环境中缺碘，饮食中摄入的碘不足而使体内碘含量下降所致。世界上约三分之一的人口受到该病的威胁，尤其是不发达国家可能更为严重，而该病患者可能超过 2 亿。根据 WHO 的标准，弥漫性或局限性甲状腺肿大的人数超过总人口数 10% 的地区称为地方性甲状腺肿流行区。流行区大多远离河海，以山区、丘陵地带为主。东南亚地区中以印度、印尼、中国比较严重。欧洲国家中以意大利、西班牙、波兰、匈牙利和前南联盟国家为主。我国地方性甲状腺肿的流行范围比较广泛，在高原地区和各省的山区如云南、贵州、广西、四川、山西、河南、河北、陕西、青海和甘肃，甚至山东、浙江、福建等都有流行。

碘是合成甲状腺激素的主要原料，主要来源于饮水和膳食中。在缺碘地区，土壤、饮水和食物中碘含量很低，碘摄入量不足，使甲状腺激素合成减少，出现甲状腺功能低下。机体通过反馈机制使脑垂体促甲状腺激素（TSH）分泌增加，促使甲状腺滤泡上皮增生，甲状腺代偿性肿大，以加强其摄碘功能，甲状腺合成和分泌甲状腺激素的能力则得以提高，使血中激素的水平达到正常状态。这种代偿是由垂体 – 甲状腺轴系统的自身调节来实现的。此时若能供应充分的碘，甲状腺肿则会逐渐消退，甲状腺滤泡复原。如果长期缺碘，甲状腺将进一步增生，甲状腺不同部位的摄碘功能及其分泌速率出现差异，而且各滤泡的增生和复原也因不均衡而出现结节。

2. 生理因素 青春发育期、妊娠期和绝经期的妇女对甲状腺激素的需求量增加，也可发生弥漫性甲状腺肿，但程度较轻，多可自行消退。

3. 致甲状腺肿物质 流行区的食物中含有的致甲状腺肿物质，也是造成地方性甲状腺肿的原因，如萝卜、木薯、卷心菜等。如摄入过多，也可产生地方性甲状腺肿。

4. 水污染 水中的含硫物质、农药和废水污染等也可引起甲状腺肿大。饮水中锰、钙、镁、氟含量增高或钴含量缺乏时可引起甲状腺肿。钙和镁可以抑制碘的吸收。氟和碘在人体中有拮抗作用，锰可抑制碘在甲状腺中的蓄积，故上述元素均能促发甲状腺肿大。铜、铁、铝和锂也是致甲状腺肿物质，可能与抑制甲状腺激素分泌有关。

5. 药物 长期服用硫尿嘧啶、硫氰酸盐、对氨基水杨酸钠、维生素 B_1、过氯酸钾等也可能是发生甲状腺肿的原因。

6. 高碘 长期饮用含碘高的水或使用含碘高的食物可引起血碘升高，也可以出现甲状腺肿，如日本的海岸性甲状腺肿和中国沿海高碘地区的甲状腺肿。其原因一是过氧化物功能基被过多占用，影响酪氨酸氧化，使碘有机化受阻；二是甲状腺吸碘量过多，类胶质产生过多而使甲状腺滤泡增多和滤泡腔扩大。

二、病理

无论地方性或散发性甲状腺肿，其发展过程的病理变化均分为三个时相，早期为弥漫性滤泡上皮增生，中期为甲状腺滤泡内类胶质积聚，后期为滤泡间纤维化结节形成。病灶往往呈多源性，且同一甲状腺内可同时有不同时相的变化。

1. 弥漫增生性甲状腺肿 甲状腺呈弥漫性、对称性肿大，质软，饱满感，边界不清，表面光滑。镜检下见甲状腺上皮细胞由扁平变为立方形，或呈低柱形、圆形或类圆形滤泡样排列。新生的滤泡排列紧密，可见小乳头突入滤泡腔，腔内胶质少。滤泡间血管增多，纤维组织增多不明显。

2. 弥漫胶样甲状腺肿 该阶段主要是因为缺碘时间较长，代偿性增生的滤泡上皮不能持续维持增生，进而发生复旧和退化，而滤泡内胶质在上皮复退后不能吸收而潴留积聚。甲状腺弥漫性肿大更加明显，表面可有轻度隆起和粘连，切面可见腺肿区与正常甲状腺分界清晰，成棕黄色或棕褐色，甚至为半透明胶冻样，这是胶性甲状腺肿名称的由来。腺肿滤泡高度扩大，呈细小蜂房样，有些滤泡则扩大呈囊性，囊腔内充满胶质。无明显的结节形成。镜检下见滤泡普遍性扩大，滤泡腔内充满类胶质，腺上皮变得扁平。细胞核变小而深染，位于基底部。囊腔壁上可见幼稚立方上皮，有时还可见乳头样生长。间质内血管明显增多，扩张和充血，纤维组织增生明显。

3. 结节性甲状腺肿 是病变继续发展的结果。扩张的滤泡相互聚集，形成大小不一的结节。这些结节进一步压迫结节间血管，使结节血供不足而发生变性、坏死、出血囊性变。肉眼观甲状腺增大呈不对称性，表面结节样。质地软硬不一，剖面上可见大小不一的结节和囊肿。结节无完整包膜，可见灰白色纤维分割带，可有钙化和骨化。显微镜下呈大小不一的结节样结构，不同结节内滤泡密度、发育成熟度、胶质含量很不一致。而同一结节内差异不大。滤泡上皮可呈立方样、扁平样或柱状，滤泡内含类胶质潴留物，有些滤泡内有出血、泡沫细胞、含铁血黄素等。滤泡腔内还可以见到小乳头结构。滤泡之间可以看到宽窄不同纤维组织增生。除上述变化外，结节性甲状腺肿可以并发淋巴细胞性甲状腺炎，可伴有甲亢，还可伴有腺瘤形成。以前的研究认为，甲状腺肿可以癌变。近年有研究认为，结节性甲状腺肿为多克隆性质，属于瘤样增生性疾病，与癌肿的发生无关。而腺瘤为单克隆性质，与滤泡性腺癌在分子遗传谱学表型上有一致性。这种观点尚需进一步研究证实。

三、临床表现

单纯性甲状腺肿除了甲状腺肿大以及由此产生的症状外，多无甲状腺功能方面的改变。甲状腺不同程度的肿大和肿大的结节对周围器官的压迫是主要症状。国际上通常将甲状腺肿大的程度分为四度：Ⅰ度是头部正常位时可看到甲状腺肿大；Ⅱ度是颈部肿块使颈部明显变粗（脖根粗）；Ⅲ度是甲状腺失去正常形态，凸起或凹陷（颈变形），并伴结节形成；Ⅳ度是甲状腺大于本人一拳头，有多个结节。早期甲状腺为弥漫性肿大，随病情发展，可变为结节性增大。此时甲状腺表面可高低不平，可触及大小不等的结节，软硬度也不一致。结节可随吞咽动作而上下活动。囊性变的结节如果囊内出血，短期内可迅速增大。有些患者的甲状腺巨大，可如儿头样大小，悬垂于颈部前方。可向胸骨后延伸，形成胸骨后甲状腺肿。过大的甲状腺压迫周围器官组织，可出现压迫症状。气管受压，可出现呼吸困难，胸骨后甲状腺肿更易导致压迫，长期压迫可使气管弯曲、软化、狭窄、移位。食管受压可以出现吞咽困难。胸骨后甲状腺肿可以压迫颈静脉和上腔静脉，使静脉回流障碍，出现头面部及上肢瘀血水肿。少数患者压迫喉返神经引起声音嘶哑，压迫颈交感神经引起霍纳综合征（Horner syndrome）等。

影像学检查方面，对弥漫性甲状腺肿 B 超和 CT 检查均显示甲状腺弥漫性增大。而对有结节样改变者，B 超检查显示甲状腺两叶内有多发性结节，大小不等，数毫米至数厘米不等，结节呈实质性、囊性和混合性，可有钙化。血管阻力指数 RI 可无明显变化。CT 检查可见甲状腺外形增大变形，其内有多个大小不等的低密度结节病灶，增强扫描无强化。病灶为实质性、囊性和混合性。可有钙化或骨化。严重患者可以看到气管受压，推移、狭窄。还可看到胸骨后甲状腺肿以及异位甲状腺肿。

四、诊断

单纯性甲状腺肿的临床特点是早期除了甲状腺肿大外多无其他症状，开始为弥漫性肿大，以后可以发展为结节性肿大，部分患者后期甲状腺可以变得巨大，出现邻近器官组织受压的现象。根据上述特点诊断多无困难。当患者的甲状腺肿大具有地方流行性、双侧性、结节为多发性、结节性质不均一性等特点，可以做出临床诊断，进而选择一些辅助检查以帮助确诊。对于结节性甲状腺肿，影像学检查往往提示甲状腺内多发低密度病灶，呈实性、囊性和混合性等不均一改变。甲状腺功能检查多数正常。早期可有 T_4 下降，但 T_3 正常或有升高，TSH 升高。后期 T_3、T_4 和 TSH 值都降低。核素扫描示甲状腺增大、变形，甲状腺内有多个大小不等、功能状况不一的结节。在诊断时除与其他甲状腺疾病如甲状腺腺瘤、甲状腺癌、淋巴细胞性甲状腺炎鉴别外，还要注意与上述疾病并发存在的可能。甲状腺结节细针穿刺细胞学检查对甲状腺肿的诊断价值可能不是很大，但对于排除其他疾病则有实际意义。

五、防治

流行地区的居民长期补充碘剂能预防地方性甲状腺肿的发生。一般可采取两种方法：一是补充加碘的盐，每 10～20kg 食盐中加入碘化钾或碘化钠 1g，可满足每日需求量；二是肌内注射碘油。碘油吸收缓慢，在体内形成一个碘库，可以根据身体需碘情况随时调节，一般每 3～5 年肌内注射 1mL。但对碘过敏者应列为禁忌，操作时碘油不能注射到血管内。

已经诊断为甲状腺肿的患者应根据病因采取不同的治疗方法。对于生理性的甲状腺肿大，可以多食含碘丰富的食物，如海带、紫菜等。对于青少年单纯甲状腺肿、成人的弥漫性甲状腺肿以及无并发症的结节性甲状腺肿可以口服甲状腺制剂，以抑制腺垂体 TSH 的分泌，减少其对甲状腺的刺激作用。常用药物为甲状腺干燥片，每天 40～80mg。另一常用药物为左甲状腺素片，每天口服 50～100μg。治疗期间定期复查甲状腺功能，根据 T_3、T_4 和 TSH 的浓度调整用药剂量。对于因摄入过多致甲状腺肿物质、药物、膳食、高碘饮食的患者应限制其摄入量。对于结节性甲状腺肿出现下列情况时应列为手术适应证：

（1）伴有气管、食管或喉返神经压迫症状。

（2）胸骨后甲状腺肿。

（3）巨大的甲状腺肿影响生活、工作和美观。

（4）继发甲状腺功能亢进。

（5）疑为恶性或已经证实为恶性病变。

手术患者要做好充分术前准备，尤其是并发甲亢者更应按要求进行准备。至于采取何种手术方式，目前并无统一模式，每种方式都有其优势和不足。根据不同情况可以选择下列手术方式：

（1）两叶大部切除术：该术式由于保留了甲状腺背侧部分，因此喉返神经损伤和甲状旁腺功能低下的并发症较少。但对于保留多少甲状腺很难掌握，切除过多容易造成甲状腺功能低下，切除过少又容易造成结节残留。将来一旦复发，再手术致喉返神经损伤和甲状旁腺功能低下的机会大大增加。

（2）单侧腺叶切除和对侧大部切除：由于单侧腺体切除，杜绝了本侧病灶残留的机会和复发的机会。对侧部分腺体保留，有利于保护甲状旁腺，从而减少了甲状旁腺全切的可能。手术中先行双侧叶探查，将病变较严重的一侧腺叶切除，保留对侧相对正常的甲状腺。

（3）甲状腺全切或近全切术：本术式的优点是治疗的彻底性和不存在将来复发的可能。但喉返神经损伤，尤其是甲状旁腺功能低下的发生率较高。因此该术式仅在特定情况下采用，操作时应仔细解剖，正确辨认甲状旁腺并对其确切保护十分重要。术中如发现甲状旁腺血供不良应先将其切除，然后切成细小颗粒状，种植到同侧胸锁乳突肌内。切除的甲状腺应当被仔细检查，如有甲状旁腺被误切，也应按前述方法处理。

选择保留部分甲状腺的术式时，切除的标本应当送冰冻切片检查，以排除恶性病变。一旦证实为恶性，应切除残留的甲状腺并按甲状腺癌的治疗原则处理。

对于甲状腺全切的患者，尤其是巨大甲状腺肿，应注意是否有气管软化，必要是做预防性气管切开，以免发生术后窒息。

对于术后出现暂时性手脚和口唇麻木甚至抽搐的患者，应及时补充维生素 D 和钙剂，并监测血钙浓度和甲状旁腺激素浓度。多数患者在 1～2 周内症状缓解。不能缓解者需终身服用维生素 D 和钙制剂。甲状旁腺移植是最好的解决方法。

术后患者甲状腺功能多有不足，即使双侧大部切除也会如此。因此应服用甲状腺制剂，其目的一是激素替代治疗，二是抑制腺垂体 TSH 的分泌。服用剂量应根据甲状腺功能进行调节。

（刘军廷）

第三节 甲状腺腺瘤

甲状腺腺瘤是最常见的甲状腺良性肿瘤。各个年龄段都可发生，但多发生于 30～45 岁，以女性为多，男女之比为 1 ：（2～6）。多数为单发性，有时为多发性，可累及两叶。右叶稍多于左叶，下极最多。

一、病理

传统上将甲状腺腺瘤分为滤泡性腺瘤和乳头状腺瘤。2004 年 WHO 的肿瘤分类及诊断标准中已经取消了乳头状腺瘤这一类别。多数人认为，真正的乳头状腺瘤不存在，如果肿瘤滤泡中有乳头状增生形态者多称为"伴有乳头状增生的滤泡性腺瘤"，这种情况主要发生在儿童。常伴出血囊性变。组织学特征为包膜完整、由滤泡组成、伴有宽大乳头状结构、细胞核深染且不具备诸如毛玻璃样核、核沟、核内假包涵体等乳头状癌的特征。

滤泡性腺瘤是甲状腺腺瘤的主要组织学类型。肉眼观肿瘤呈圆形或椭圆形，大多为实质性肿块，表面光滑，质韧，有完整包膜，大小为数毫米至数厘米不等。如果发生退行性变，可变为囊性，并可有出血，囊腔内可有暗红色或咖啡色液体，完全囊性变的腺瘤仅为一纤维性囊壁。除了囊性变外，肿瘤还可以纤维化、钙化、甚至骨化。显微镜下观察，其组织学结构和细胞学特征与周围腺体不同，整个肿瘤的结构呈一致性。滤泡性腺瘤有一些亚型，它们分别是嗜酸细胞型、乳头状增生的滤泡型、胎儿型、印戒样细胞型、黏液细胞型、透明细胞型、毒性（高功能型）和不典型等。这些腺瘤共有的特征是：①具有完整的包膜；②肿瘤和甲状腺组织结构不同；③肿瘤组织结构相对一致；④肿瘤组织压迫包膜外的甲状腺组织。

二、临床表现

多数患者往往无意中或健康体检时发现颈前肿物，一般无明显自觉症状。肿瘤生长缓慢，可保持多年无变化。但如肿瘤内突然出血，肿块可迅速增大，并可伴局部疼痛和压痛。体积较大的肿瘤可引起气管压迫和移位，局部可有压迫或哽噎感。多数肿瘤为无功能性，不合成和分泌甲状腺激素。少数肿瘤为功能自主性，能够合成和分泌甲状腺素，并且不受垂体 TSH 的制约，因此又称高功能性腺瘤或甲状腺毒性腺瘤，此型患者可出现甲亢症状。体检时直径大于 1cm 的肿瘤多可扪及，多为单发性肿块，呈圆形或椭圆形，表面光滑，质韧，边界清楚，无压痛，可随吞咽而活动。如果肿瘤质变硬，活动受限或固定，出现声音嘶哑、呼吸困难等压迫症状，要考虑肿瘤发生恶变的可能。B 超检查可见甲状腺内有圆形或类圆形低回声结节，有完整包膜，周围甲状腺有晕环，并可鉴别肿瘤为囊性或是实性。如肿瘤内有细小钙化，应警惕恶变的可能。颈部薄层增强 CT 检查可见甲状腺内有包膜完整的低密度圆形或类圆形占位病灶，并可观察有无颈部淋巴结肿大。[131]I 核素扫描可见肿瘤呈温结节，囊性变者为冷结节，高功能腺瘤表现为热结节，周围甲状腺组织显影或不显影。无功能性腺瘤甲状腺功能多数正常，而高功能性腺瘤 T_3、T_4 水平可以升高，TSH 水平下降。

三、诊断

20～45 岁青壮年尤其是女性患者出现的颈前无症状肿块，应首先考虑甲状腺腺瘤的可能性。根据肿块的临床特点和必要的辅助检查如 B 超等，多数能做出诊断。细针穿刺细胞学检查对甲状腺腺瘤的诊断价值不大，但有助于排除恶性肿瘤。而[131]I 扫描有助于高功能性腺瘤的诊断。该病应当注意与结节性甲状腺肿、慢性甲状腺炎和甲状腺腺癌鉴别。结节性甲状腺肿多为双侧性、多发性和结节性质不均一性，无包膜，可有地方流行性。而慢性甲状腺炎细针穿刺可见到大量的淋巴细胞，且抗甲状腺球蛋白抗体和微粒体抗体多数升高。与早期的甲状腺乳头状癌术前鉴别比较困难，如果肿瘤质地坚硬、形状不规则，颈部可及肿大淋巴结、肿瘤内有细小钙化，应考虑恶性的可能。应当注意的是甲状腺腺瘤有恶变倾向，癌变率可达 10% 左右。故对甲状腺"结节"的诊断应予全面分析，治疗上要采取积极态度。

四、治疗

甲状腺腺瘤虽然为良性肿瘤，但约有 10% 左右腺瘤可发生恶变，且与早期甲状腺癌术前鉴别比较困难，因此一旦诊断，即应采取积极态度，尽早行手术治疗。对局限于一叶的肿瘤最合理的手术方法是甲状腺腺叶切除术。切除的标本即刻行冰冻切片病理检查，一旦诊断为甲状腺癌，应当按照其处理原则进一步治疗。虽然术前检查多可明确肿瘤的部位和病灶数目，但术中仍应当仔细探查对侧腺体，以免遗漏。必要时还要探查同侧腺叶周围的淋巴结，发现异常时需作病理切片检查，以防遗漏转移性淋巴结。目前临床上腺瘤摘除或部分腺叶切除术，仍被广泛采用。但常常遇到两个问题，一是术中冰冻病理切片虽然良性，而随后的石蜡切片结果可能为癌；二是残余的甲状腺存在腺瘤复发的可能。上述两种情况都需要进行再次手术，而再次手术所引起的并发症尤其是喉返神经损伤的机会大大增加。鉴于此，除非有特殊禁忌证，甲状腺腺瘤的术式原则上应考虑行患侧腺叶切除术。而对于涉及两叶的多发性腺瘤，处理意见尚不统一。有下列几种方法：①行双侧腺叶大部切除；②对主要病变侧行腺叶切除术，对侧作腺瘤摘除或大部切除；③行甲状腺全切术。凡保留部分甲状腺者，都需对切除的标本做冰冻病理切片检查，排除恶性肿瘤。对甲状腺全切术要采取谨慎态度，术中应当尽力保护甲状旁腺和喉返神经。超过一叶范围的切除术可能会造成术后甲状腺功能低下，应当给予甲状腺激素替代治疗，并根据甲状腺功能测定情况调整用药剂量。

对于伴有甲亢症状的功能自主性甲状腺腺瘤应给予适当术前准备，以防术后甲状腺危象的发生。手术方式为腺叶切除术。对于呈热结节而周围甲状腺组织不显影的功能自主性甲状腺腺瘤，有人主张放射性碘治疗，可望破坏瘤体组织，但治疗效果无手术治疗确切。

（刘军廷）

第四节 甲状腺癌

甲状腺癌约占全部甲状腺肿瘤的 10%，但它是人体内分泌系统最常见的恶性肿瘤，在美国是女性排位第七的恶性肿瘤，在亚太地区也已排入女性最常见十大肿瘤之列，应当引起临床医师的重视。

（一）甲状腺癌的流行病学

随着人们生活水平的提高，医学知识的普及，甲状腺癌的发病率不断提高，根据上海市疾病控制中心的资料提示：上海市居民甲状腺癌年发病率 1987 年男性为 1.0/10 万，女性 2.9/10 万；2004 年男性为 3.71/10 万，女性 10.49/10 万。夏威夷 Filipino 族人是世界上发病率最高的，男性 6.6/10 万，女性 24.2/10 万；希腊人发病率是最低的，男性仅 0.4/10 万，女性 1.5/10 万。由于大多数甲状腺癌是分化性甲状腺癌，即乳头状癌与滤泡样癌，其恶性程度低，发展较慢，甚至可以在死亡前仍未出现任何甲状腺的异常表现，Harach 报道一组芬兰尸检结果，其甲状腺隐癌的发生率高达 34.5%，同样日本组报道甲状腺隐癌的尸检检出率 28%。甲状腺癌好发于女性，通常男女的比例为 1：（3~4），不同类型的甲状腺癌发病年龄不同，乳头状癌多见于 30~39 岁，滤泡样癌多见于 30~49 岁，而未分化癌多见于 60岁以上的老年患者。甲状腺癌的死亡率较之其他恶性肿瘤是比较低的，在美国占全部恶性肿瘤死亡率的0.2%。上海 20 世纪 90 年代甲状腺的死亡率为：男性 0.4/10 万，女性 0.9/10 万，甲状腺癌的死亡率与年龄有关，年龄越大死亡率越高，病理类型也是影响死亡率的重要因素之一，其中致死性最大的是未分化癌，一旦明确诊断后，大多数患者一年内死亡，其次为髓样癌。

（二）病因学

甲状腺癌的病因至今尚不明确，已知有些髓样癌有家庭遗传史，部分未分化癌可能来自分化性甲状腺癌，有些甲状腺淋巴瘤可能是淋巴细胞性甲状腺炎（桥本甲状腺炎）恶变。

1. 电离辐射　早在 1950 年 Doniach 实验发现用放射线诱发鼠甲状腺癌，小剂量（5uci）即可促使癌的发生，最大剂量为 30uci，再大剂量 100uci 则抑制。儿童期有头颈部接受放射治疗史的患者所诱发的甲状腺癌的发病率更高。提示儿童甲状腺对放射线更敏感，乌克兰·契尔诺贝利核泄漏所造成的核污染，该地区儿童甲状腺癌发生率高于污染前 15 倍，放射线所诱发的甲状腺肿瘤常见双侧性的，一般潜伏期为 10~15 年。

2. 缺碘与高碘　20 世纪初，即有人提出有关缺碘可致甲状腺肿瘤的发生，在芬兰地方性甲状腺肿流行区，甲状腺癌的发病率为 2.8/10 万，而非流行区为 0.9/10 万。其致病原因可能是缺碘引发甲状腺滤泡的过度增生而致癌变，其所诱发的甲状腺癌以滤泡样癌和未分化癌为主。从流行病学研究发现，高碘饮食亦是甲状腺癌的高发诱因。我国东部沿海地区是高碘饮食地区，是我国甲状腺癌高发地区，高碘所诱发的甲状腺癌主要以乳头状癌为主，它的致病原因可能是长期高碘刺激甲状腺滤泡上皮而致突变所产生癌变。

3. 癌基因与生长因子　许多人类肿瘤的发生与原来基因序列的过度表达，突变或缺失有关，目前有关甲状腺癌的分子病理学研究重点有癌基因与抑癌基因，在报道从甲状腺乳头状癌细胞中分离出RET/PTC 癌基因，认为是序列的突变。H-ras、K-ras 及 N-ras 等癌基因的突变形式已被发现在多种甲状腺肿瘤中。此外，也发现 c-myc 及 c-fos 癌基因的异常表现在各种甲状腺癌组织中，c-erb-B癌基因过度表达在甲状腺乳头状癌中被检出，P^{53} 是一种典型的抑癌基因，突变的 P^{53} 不仅失去了正常野生型 P^{53} 的生长抑制作用，而且能刺激细胞生长，促进肿瘤发展，分化性甲状腺癌组织中 P^{53} 基因蛋白也呈高表达现象。近年来认为至少 50% 的甲状腺乳头状癌发生染色体结构异常，多为 10 号染色体长臂受累，其中大多为原癌基因 RET 的染色体内反转。癌基因常因 ras 变异和错位而被激活，约 40% 可见此种现象。

4. 性别与女性激素　甲状腺癌发病性别差异较大，女性明显高于男性。近年研究显示，雌激素可影响甲状腺的生长，主要是促进垂体释放 TSH 而作用于甲状腺，因而当血清雌激素水平升高时，TSH

水平也升高。采用 PCR 方法检测各类甲状腺疾病中雌激素受体及孕激素受体，结果以乳头状癌组织中 ER 及 PRT 阳性率最高，表明甲状腺癌组织对女性激素具有较活跃的亲和性。

5. 遗传因素　在一些甲状腺癌患者中，常可见到一个家族中一个以上成员同患甲状腺癌，文献报道家族性甲状腺乳头状癌发生率在 5%～10%。10% 的甲状腺髓样癌有明显家族史，其 10 号染色体 RET 突变的基因检测有助于家族中基因携带者的诊断。

（三）病理

甲状腺癌主要由四个病理类型组成；即乳头状癌、滤泡样癌（两者又称分化性甲状腺癌）、髓样癌和未分化癌。

1. 乳头状癌　属于微小癌，指肿瘤最大直径 ≤1cm，分为腺内型、腺外型，是临床最常见的病理类型，约占全部甲状腺癌的 75%～85%，病灶可以单发，也可多发，可发生在一侧叶，亦可发生在两叶、峡部或锥体叶。近年，对甲状腺乳头状癌的病理组织学诊断标准，大多学者已逐步取得较为一致的意见，即乳头状癌的病理组织中，虽常伴有滤泡样癌成分，有时甚至占较大比重，但只要查见浸润性生长且具有磨砂玻璃样的乳头状癌结构，不论其所占成分多少，均应诊断为乳头状癌。因本病的生物学行为特性，主要取决于是否有乳头状癌成分的存在，甲状腺乳头状癌主要通过区域淋巴结转移，其颈淋巴结转移率可高达 60% 以上。

2. 滤泡样癌（包括 Hutthle 细胞癌）　是另一种分化好的甲状腺癌，约占甲状腺癌的 10%，根据 WHO 组织病理分类，将嗜酸细胞癌（Hurthle cell carcinoma）归入滤泡样癌，其占滤泡样癌的 15%～20%，可以单发，少数可多灶性或双侧病变，较少发生淋巴道转移，一般仅 20%～30%，主要通过血道转移，大多转移至肺、骨。

3. 髓样癌　髓样癌为发自甲状腺滤泡旁细胞，亦称 C 细胞的恶性肿瘤，属中等恶性肿瘤，C 细胞为神经内分泌细胞，该细胞的主要特征分泌降钙素以及多种物质，包括癌胚抗原，并产生淀粉样物，本病占甲状腺癌的 3%～10%，临床分散发型与家族型，国内主要以散发型为主，约占 80% 以上，家族型髓样癌根据临床特征又分为 3 型即①多发内分泌瘤 2A 型（MEN 2A），本征较多并发嗜铬细胞瘤及甲旁亢。②多发内分泌瘤 2B 型（MEN 2B），本征多含嗜铬细胞瘤及多发神经节瘤综合征，包括舌背或眼结膜神经瘤及胃肠道多发神经节瘤。③不伴内分泌征的家族型髓样癌，甲状腺髓样癌易发生淋巴道转移，尤其在前上纵隔。

4. 未分化癌　是一种临床高度恶性的肿瘤。大多数患者首次就诊时病灶已广泛浸润或远处转移，大多不宜手术治疗，此类癌约占甲状腺癌的 3%～5%。好发老年患者，病程可快速进展，绝大多数甲状腺未分化癌首次就诊时已失去了治愈机会。

（四）临床分期

根据 UICC（世界抗癌联盟）第六版（2002 年）修订的 TNM 分期

1. 分类　如下所述。

T　原发肿瘤

Tx　无法对原发肿瘤做出估计

T_0　未发现原发病灶

T_1　肿瘤限于甲状腺内，最大直径 ≤2cm

T_2　肿瘤限于甲状腺内，最大直径 >2cm，≤4cm

T_3　肿瘤限于甲状腺内，最大直径 >4cm 或者微小甲状腺外侵犯（如胸骨甲状腺肌，甲状腺周围组织）

T_{4a}　肿瘤已侵犯甲状腺包膜外，肿瘤侵犯皮下软组织、喉、气管、食管、喉返神经

T_{4b}　肿瘤侵犯椎前筋膜、纵隔血管或颈总动脉 ［注：以上各项可再分为：①孤立性肿瘤；②多灶性肿瘤］

N　区域淋巴结

Nx　未确定有无淋巴结转移

N_0　未发现区域淋巴结转移

N_{1a}　肿瘤转移至Ⅵ区淋巴结（气管前、食管前、喉前及 Delphian 淋巴结）

N_{1b}　肿瘤转移至一侧、双侧或对侧淋巴结及纵隔淋巴结

M　远处转移

M_0　无远处转移

M_1　有远处转移

2. 分期　如下所述。

乳头状癌或滤泡样癌

	<45 岁	≥45 岁
Ⅰ期	任何 T 和 NM_0	$T_1N_0M_0$
Ⅱ期	任何 T 和 NM_1	$T_2N_0M_0$
Ⅲ期		$T_3N_0M_0$
		$T_{1.2.3}N_{1a}M_0$
Ⅳ期 A		$T_{1.2.3}N_{1b}M_0$
		$T_{4a}N_{0.1}M_0$
Ⅳ期 B		T_{4b}任何 NM_0
Ⅳ期 c		任何 T 任何 NM_1

髓样癌

Ⅰ期	$T_1N_0M_0$
Ⅱ期	$T_2N_0M_0$
Ⅲ期	$T_3N_0M_0$
	$T_{1.2.3}N_{1a}M_0$
Ⅳ期 A	$T_{1.2.3}N_{1b}M_0$
	$T_{4a}N_{0.0}M_0$
Ⅳ期 B	T_{4b}任何 NM_0
Ⅳ期 c	任何 T 任何 NM_1

未分化癌（任何未分化癌均为Ⅳ期）

Ⅳ期 A	T_{4a}任何 NM_0
Ⅳ期 B	T_{4b}任何 NM_0
Ⅳ期 C	任何 T 任何 NM_1

（五）诊断

1. 病史与体检　病史与体检是临床诊断最基础的工作，通过病史的询问，认真的体检可以得出初步的诊断，当患者主诉；颈前区肿块，伴有声音嘶哑、进食梗阻或呼吸困难，体检发现肿块边界不清，活动度差，肿块质硬，颈侧区有异常肿大淋巴结时，则需要考虑甲状腺癌的可能。

2. 超声波检查　超声检查是甲状腺肿瘤辅助诊断最有用的方法之一，通过超声诊断可以了解肿瘤的大小、多少、部位、囊实性、有无包膜、形态是否规则、有无细小钙化、血供情况，当肿瘤出现无包膜、形态不规则、血供丰富伴细小钙化时，应考虑癌症可能性大。

3. 细针穿刺检查　是一项较成熟的诊断技术，操作简单，损伤小，诊断率高，价格低廉，其准确率可高达 90%，对颈部转移淋巴结的诊断也有很高的价值。但此技术有一定的局限性，对较小的肿瘤不易取到标本，对滤泡样癌无法做出正确诊断。

4. 实验室检查　对临床鉴别诊断和术后随访有重要意义，通过 T_3，T_4，TSH 的检查可以了解甲状腺功能，当全甲状腺切除后，TG 的持续性升高，应怀疑肿瘤有复发与转移的可能，同样，降钙素的异

常升高，应考虑甲状腺髓样癌的可能，术后降钙素的持续性升高也是髓样癌转移的佐证。

5. 同位素核素检查 可以了解甲状腺功能。^{99m}TC（V）–DMSA 是目前公认最好的甲状腺髓样癌显像剂，其灵敏度，特异性分别达 84%～100%。同样根据甲状腺对放射线同位素摄取的情况可分为热结节、温结节、凉结节与冷结节。后者有癌变的可能。

6. 影像学检查 目前主要的影像学检查有 X 线、CT、MRI、PET – CT 等。通过这些检查，可以了解肿瘤的部位、外侵情况、有无气管、食管的侵犯、气管是否有狭窄或移位、颈侧部淋巴结是否有转移及可以了解转移淋巴结与周围组织的关系。

（六）治疗

甲状腺癌的治疗以手术为主，一旦诊断明确，如无手术禁忌证应及时手术，对原发病灶和颈淋巴结的清扫术，目前仍有不同处理意见。

1. 原发病灶的切除范围 行甲状腺全切除术还是行腺叶切除术至今仍有不同意见，欧美、日本主张采用全甲状腺切除术或近全甲状腺切除术，其理论基础是：①甲状腺癌常表现为多灶性，尤其是乳头状癌，所以只有切除全部甲状腺，才能保证肿瘤的彻底清除。②残留在腺体内的微小病变可以转化成低分化癌，造成临床处理的困难或成为转移病灶的源泉。③有利于监控肿瘤的复发与转移，主要通过对甲状腺球蛋白（TG）的检测，可以预测肿瘤的复发与转移。④有利于术后核素的治疗。由于全甲状腺切除术容易产生较多的手术并发症，除了甲减之外，主要是低钙血症及增大了喉返神经损伤的概率，所以目前国内外有不少学者主张对原发病灶行甲状腺腺叶切除＋峡部切除术，其理论基础是：①在残留的甲状腺中，真正有临床意义的复发率远低于病理检测出的微小癌，国内报道仅 3%～4%。②分化性甲状腺癌转移成低分化癌的概率极低。③大多回顾性研究证实，全甲状腺切除术与腺叶切除＋峡部切除术的 10 年生存率相似，差异无统计学意义，但腺叶切除＋峡部切除术的生存质量明显好于全甲切除术者。④在随访期间，如残留甲状腺出现肿瘤，再行手术并不增加手术的难度与手术并发症，复旦大学附属肿瘤医院对 $T_1～T_3$ 的甲状腺癌行腺叶切除＋峡部切除术，其 10 年生存率达 91.9%，对 T_4 的患者由于肿瘤已侵犯邻近器官，外科手术往往不能彻底清除病灶，常需术后进一步治疗，如同位素 ^{131}I 或外放疗。为了有利于进一步治疗，我们主张全甲状腺切除术，有远处转移者应行全甲状腺切除术，为 ^{131}I 治疗创造条件，位于峡部的甲状腺癌可行峡部切除＋双侧甲状腺次全切除术，双侧甲状腺癌则应行全甲状腺切除术。

2. 颈淋巴结清除术的指征 甲状腺癌治疗的另一个热点是颈淋巴结清扫术的指征，对临床颈侧区淋巴结阳性的患者应根据颈淋巴结的状况行根治性、改良性，或功能性颈淋巴结清扫，对临床颈淋巴结阴性的患者是否行选择性颈淋巴结清扫术目前意见尚不一致，坚持做选择性颈淋巴结清扫术者认为：①甲状腺癌，尤其是乳头状癌其颈淋巴结的转移率可高达 60%，故应行颈清扫术。②淋巴结转移是影响预后的主要因素之一。③功能性颈清扫术对患者破坏较小。而不做颈清扫术者认为：①滤泡样癌主要以血道转移为主，无须行颈清扫术。②乳头状癌虽然有较高的颈转移率，但真正有临床意义的仅 10%，可以长期观察，在随访期间，一旦出现颈淋巴结转移，再行颈清扫术，并不影响预后，也不增加手术危险性，复旦大学附属肿瘤医院的经验是：对临床颈淋巴结阴性的患者，不行选择性颈清扫术，可以长期随访，但在处理甲状腺原发病灶时应同时清扫中央区淋巴结。因甲状腺癌淋巴结转移第一站往往在中央区，所以中央区淋巴结清扫术对甲状腺癌的治疗显得尤为重要。该手术的特点是：既可保留颈部的功能与外形，又可达到根治疾病的目的。即使在随访期间出现了颈淋巴结转移，再实施手术，也可避免再次行中央区淋巴结清除术时因组织反应而致喉返神经损伤。由于甲状腺髓样癌属中度恶性肿瘤，颈淋巴结阴性的患者选择性颈清除术指征可以适度放宽，同时要注意对气管前，前上纵隔淋巴结的清扫。

3. 甲状腺癌的综合治疗 甲状腺癌对放、化疗均不敏感，故术后常规无须放疗或化疗，对术中有肿瘤残留的患者可行外放疗，仅对无法手术或未分化癌患者可行化疗，常用药物为阿霉素，5 – Fu 等，对有远处转移者可行同位素 ^{131}I 治疗。

（七）预后

大多数分化性甲状腺癌预后良好，10 年生存率可高达 92%，髓样癌的 10 年生存率为 60%，而未分化癌，一旦诊断明确绝大多数一年内死亡。

（八）术后随访

由于甲状腺癌术后大多能长期生存，术后定期随访非常重要，通过随访，可以了解患者术后有无复发、转移，药物使用剂量是否合适，以往认为术后甲状腺素的使用应达到临床轻度甲亢的标准，而现在我们认为由于甲状腺素对心脏有毒性作用，并且会造成脱钙现象，甲状腺癌大多发生在中青年，长期处于甲亢状况会影响患者的生存质量，故我们提倡甲状腺素服用的剂量使 TSH 值处于正常范围的下限即可，术后第一年，每 3 个月随访一次，术后第二年起可以每 6 个月随访一次，随访的主要内容是：体检、超声检查、甲状腺功能每 6 个月检查一次，每年应作一次 X 线胸部检查，必要时可行全身骨扫描，排除远处转移的可能。

（刘军廷）

第五节　甲状旁腺功能亢进症

甲状旁腺功能亢进症（以下简称甲旁亢）可分为原发性、继发性和三发性 3 种。原发性甲旁亢是由于甲状旁腺本身病变引起的甲状旁腺素（PTH）合成、分泌过多。继发性甲旁亢是由于各种原因所致的低钙血症，刺激甲状旁腺增生肥大，分泌过多的 PTH。三发性甲旁亢是在继发性甲旁亢的基础上，由于腺体受到持久和强烈的刺激，部分增生组织转变为腺瘤，自主地分泌过多的 PTH。部分原发性甲旁亢为多发性内分泌肿瘤（MEN）－Ⅰ型或 MEN－Ⅱ型中的组成部分。原发性甲旁亢在欧美国家多见，是一种仅次于糖尿病和甲状腺功能亢进症的常见的内分泌疾病，自 20 世纪 70 年代以来，随着血钙水平筛查的普及，大多数患者被检出时无症状。在国内少见，我国的血钙水平筛查尚不十分普遍，大多数原发性甲旁亢患者有明显的临床表现。

（一）解剖和生理

甲状旁腺位于甲状腺左右两叶的背面，一般为上下两对 4 枚。少数人只有 3 枚，或可多于 4 枚甲状旁腺。上甲状旁腺的位置相对比较固定，多数位于甲状腺侧叶后缘上、中 1/3 交界处，相当于环状软骨下缘水平；下甲状旁腺靠近甲状腺下动脉与喉返神经相交处水平。上甲状旁腺与甲状腺共同起源于第 4 对咽囊，而下甲状旁腺与胸腺共同起源于第 3 对咽囊，在下降过程中，下甲状旁腺胚原基可中途停止或随胸腺胚原基继续下降至纵隔。即使发生位置变异，上甲状旁腺总是位于甲状腺的邻近，下甲状旁腺可位于甲状腺内、胸腺内、纵隔内、颈动脉分叉或甲状腺下极外侧的疏松组织内。正常的甲状旁腺可呈卵圆、盘状、叶片或球形，约 0.5cm × 0.3cm × 0.3cm（0.2cm × 0.2cm × 0.1cm ~ 1.2cm × 0.3cm × 0.3cm），重约 30 ~ 50mg，呈褐黄色或棕红色，质地柔软。

绝大多数甲状旁腺血供来自甲状腺下动脉，仅少数上甲状旁腺的血供来自甲状腺上动脉或甲状腺上、下动脉的吻合支，但下降至纵隔的下甲状旁腺可由乳内动脉或主动脉分支供血。

甲状旁腺分泌甲状旁腺素（PTH），其主要功能是调节人体钙的代谢和维持体内钙、磷的平衡：①促进近侧肾小管对钙的重吸收，减少尿钙而增加血钙；抑制近侧肾小管对磷的吸收，增加尿磷而减少血磷，使之钙、磷体内平衡。②促进破骨细胞的脱钙作用，使磷酸钙从骨质中脱出，提高血钙。③通过维生素 D 的羟化作用生成 1，25 – 二羟 D_3 而促进肠道对钙的吸收。PTH 与血钙之间呈负反馈关系，即血钙过低可刺激 PTH 的合成和释放，使血钙上升；血钙过高则抑制 PTH 的合成和释放，使血钙下降。

（二）病因

分原发性、继发性、三发性和多发性内分泌肿瘤甲旁亢几类，以原发性最多见。

1. 原发性甲旁亢　主要由甲状旁腺腺瘤（占 80%）和增生（15%）引起，约 0.5% ~ 3% 可由甲状旁腺癌引起。可有自主性分泌 PTH 过多，后者不受血钙的反馈作用而致血钙持续升高。

2. 继发性甲旁亢　多由于体内存在刺激甲状旁腺的因素，特别是血钙、血镁过低和血磷过高，腺体受刺激后不断增生和肥大，由此分泌过多的 PTH。本症多见于慢性肾功能不全、维生素 D 缺乏（包括胃肠、肝胆胰系疾病的维生素吸收不良）、骨软化症、长期低磷血症等。慢性肾衰竭是继发性甲旁亢的主要原因，尿毒症患者肾脏排泌磷障碍导致的高磷血症，合成障碍引起的 1，25 - 二羟 D_3 减少和低钙血症是引起肾性继发性甲旁亢发病的三个主要因素。目前我国慢性肾功能衰竭患者只有极少数人能进行肾移植手术，绝大多数患者只能依赖透析进行肾替代治疗。随着血液透析技术的不断发展及其广泛应用，这些患者的生存期明显延长，继发性甲旁亢的发病率也随之升高。

3. 三发性甲旁亢　是在继发性甲旁亢的基础上发展起来的，甲状旁腺对各种刺激因素反应过度或受到持续刺激而不断增生肥大，其中一两个腺体可由增生转变为腺瘤，出现自主性分泌，当刺激因素消除后，甲旁亢现象仍存在。主要见于肾功能衰竭者。

4. 多发性内分泌肿瘤　少见病，属家族性常染色体显性遗传疾病，其中 MEN - Ⅰ型主要累及甲状旁腺、垂体前叶和胰腺内分泌系统，MEN - Ⅱ型累及甲状腺 C 细胞、肾上腺嗜铬细胞和甲状旁腺。约 90% MEN - Ⅰ型病例有甲旁亢症状，且常是首发表现，患者多属 20 ~ 40 岁，其表现与散发的原发性甲旁亢相似。MEN - Ⅱ型中甲旁亢的发病率较低，症状也轻，发病年龄较 MEN - Ⅰ型为晚。其病理多为甲状旁腺增生，少数为腺瘤。

（三）病理

正常的甲状旁腺组织含有主细胞、嗜酸细胞和透明细胞。主细胞呈圆形或多边形，直径 6 ~ 8μm，细胞质多含有脂肪，正常时仅 20% 处于活动状态。PTH 由主细胞合成分泌。嗜酸细胞存在于主细胞之间，胞体较大，细胞质中含有大量的嗜酸性颗粒，嗜酸细胞从青春期前后开始逐渐增加。透明细胞的细胞质多，不着色，由于含过量的糖原，正常时数量少，增生时增多。在主细胞发生代谢改变时出现形态变异，主细胞的细胞质内充满嗜酸颗粒时便成为嗜酸细胞，含过量糖原时即成为透明细胞。

1. 甲状旁腺腺瘤　一般为单个，仅 10% 为多个，多位于下位甲状旁腺。Hodback 分析 896 例甲状旁腺腺瘤，平均重 1.30g（0.075 ~ 18.3g），腺瘤的重量与患者的病死率呈正相关（P < 0.001）。腺瘤有完整包膜，包膜外一圈有正常的甲状旁腺组织，这是与增生的主要区别。肿瘤较大时，可见出血、囊性变、坏死、纤维化或钙化；肿瘤较小时，周围绕有一层棕黄色的正常组织，此时需与增生仔细鉴别。镜下分成主细胞型、透明细胞型和嗜酸细胞型，后者少见，多属无功能性腺瘤。Rasbach 将肿瘤直径 < 6mm 的定为微小腺瘤，细胞活跃，一旦漏诊，是顽固性高钙血症的原因。由于胚胎发育异常，腺瘤偶可见于纵隔、甲状腺内或食管后的异位甲状旁腺，约占全部病例的 4%。

2. 甲状旁腺增生　常累及 4 个腺体，病变弥漫，无包膜。有的腺体仅比正常略大，有时 1 个增生特别明显。外形不规则，重达 150mg ~ 20g。由于增生区周围有压缩的组织而形成假包膜，勿误为腺瘤。镜下以主细胞增生居多，透明细胞增生罕见。

3. 其他罕见病变　甲旁亢中甲状旁腺癌仅占 0.5% ~ 5%，甲状旁腺癌的病理特点为：侵犯包膜或血管，与周围组织粘连，有纤维包膜并可伸入肿瘤内形成小梁，核分裂象较多，以及玫瑰花样细胞结构的特点。甲状旁腺癌的症状一般较重，1/3 患者有颈淋巴结或远处转移。甲状旁腺囊肿（伴甲旁亢时囊液呈血性）、脂肪腺瘤（又名错构瘤）更为少见。

（四）临床表现和初步诊断

甲旁亢包括症状型及无症状型两类。我国目前以有明显症状的甲旁亢为多见。但欧美患者以无症状为多，常在普查时因血清钙增高而被确诊。

症状型甲旁亢的临床表现又可分为骨骼系统、泌尿系统症状和高血钙综合征三大类，可单独出现或并发存在。骨骼系统主要表现为骨关节的疼痛，伴明显压痛。起初为腰腿痛，逐渐发展为全身骨及关节难以忍受的疼痛，严重时活动受限，不能触碰。易发生病理性骨折和骨畸形。可表现为纤维囊性骨炎、囊肿形成，囊样改变的骨骼常呈局限性膨隆并有压痛，好发于颌骨、肋骨、锁骨外 1/3 端及长骨。泌尿系统主要表现为烦渴、多饮、多尿，可反复发生尿路结石，表现为肾绞痛、尿路感染、血尿乃至肾功能衰竭。高血钙综合征由血钙增高引起，可影响多个系统。常见的症状有淡漠、烦躁、消沉、疲劳、衰弱、无力、抑郁、反应迟钝、记忆丧失、性格改变、食欲丧失、腹胀、恶心、呕吐、便秘、腹痛和瘙痒，胃十二指肠溃疡、胰腺炎，心悸、心律失常、心力衰竭和高血压等。按症状可将甲旁亢分为三型：Ⅰ型以骨病为主，Ⅱ型以肾结石为主，Ⅲ型为两者兼有。

甲亢临床表现呈多样性，早期常被误诊而延误治疗。对凡有高钙血症伴肾绞痛、骨痛、关节痛或溃疡病等胃肠道症状者，要考虑甲旁亢的可能，对慢性肾功能不全患者尤要注意。应作血清钙、无机磷和甲状旁腺激素（PTH）测定。血清钙正常值为 2.20～2.58mmol/L，重复 3 次均高于 2.60mmol/L 方有诊断价值。PTH 只影响游离钙，临床测定值还包括蛋白结合钙部分，应同时测定血浆蛋白，只有后者在正常的情况下，血清钙水平升高才有诊断意义，但血清游离钙的测定较血清总钙测定更可靠。血清无机磷正常值为 0.80～1.60mmol/L，原发性甲旁亢时血清无机磷降低，在持续低于 0.80mmol/L 时才有诊断意义，当然还可看血钙水平。血清无机磷浓度还受血糖的影响，故应同时测定血糖。慢性肾功能不全继发甲旁亢时血清无机磷值升高或在正常范围。血清 PTH 正常值为（全端包被法）＜55pg/mL，甲旁亢时可升高。上述测定符合甲旁亢可能时再作进一步定位检查。

（五）定位诊断

术前均需作定位诊断，其方法包括 B 超检查、核素扫描和 CT 检查等。

B 超扫描定位诊断的正确性、特异性和敏感性均在 95% 左右，但是还有一定的阴性率和误诊率。术前手术医师和超声医师共同参与 B 超扫描定位诊断，对指导手术有很大帮助。放射性核素甲状旁腺显像定位诊断的阳性率和敏感性均较高，^{99m}Tc－MIBI 检查可发现最小为 80mg 的腺瘤，定位诊断准确率可达 90% 以上，尤其对异位甲状旁腺病变有良好的定位诊断价值。B 超检查和核素扫描联合应用，是甲旁亢定位诊断常规的检查方法，可提高定位诊断准确率。

CT 检查片上，腺瘤表现为卵圆形、圆形或类三角形肿块。平扫 CT 图像示腺瘤密度均一，增强 CT 图像示腺瘤血供丰富，其强化程度仍低于颈部大血管。凡发现病灶内有钙化者要高度怀疑甲状旁腺癌。CT 检查对鉴别良恶性肿瘤和增生有一定困难，但不影响其定位价值，尤其 CT 检查对纵隔等处的异位甲状旁腺病变有良好的显示。

术中 PTH 监测可作为甲状旁腺切除术的辅助检查，改良的 PTH 测定方法，使整个测定时间缩短为 15min，更适于术中应用，如切除了病灶，术中 PTH 测定可下降 50% 以上。

（六）治疗

1. 原发性甲旁亢　不论是肿瘤或增生引起的原发性甲旁亢均以手术切除为主。甲状旁腺腺瘤切除后效果良好。原发性甲旁亢中单发腺瘤约占 90%，且术前 B 超检查、核素扫描定位诊断准确率高，目前多数主张采用单侧探查术，由于少数腺瘤可以是多发的，仍有主张以双侧探查为宜，以免遗漏病变，但过多的盲目探查，可能造成甲状旁腺血供受损，加重术后甲状旁腺功能不足造成的低钙血症。甲状旁腺增生者应切除 3 个半甲状旁腺，留下半个甲状旁腺以防功能低下（甲旁减症），留多了易致症状复发。也可将增生甲状旁腺全切除，同时取部分甲状旁腺组织切成小薄片作自体移植，可移植于胸锁乳突肌或前臂肌肉内。

近年来随着微创外科技术的发展，微创甲状旁腺切除术已逐渐进入了临床应用。1996 年，Gagner 成功地进行了第一例内镜下甲状旁腺切除术。目前甲状旁腺微创手术可分为放射性引导小切口甲状旁腺切除术和内镜下微创甲状旁腺切除术两类。现主要适用于术前有 B 超、核素扫描准确定位的单个甲状旁腺腺瘤。手术成功率接近常规开放性手术，疗效满意。放射性引导小切口甲状旁腺切除术就是在将开始手术时静脉内注射放射性同位素，术中利用一个同位素探测器定位病变腺体，直接在病变所在部位作一小切口，就能切除腺瘤。有条件单位可同时应用术中快速 PTH 测定，若下降 50% 以上，可进一步保证肿瘤切除的彻底性。手术可在局麻下进行，创伤小，并发症少。随着内镜技术逐渐成熟，在不少国家内镜下微创甲状旁腺切除术占甲状旁腺单发腺瘤手术的比例在逐渐增加。相信甲状旁腺微创手术将逐渐成为治疗甲状旁腺单发腺瘤的主要手术方式。

如患者一般情况不好而无法立即进行手术者，可试用药物治疗以暂时缓解症状，鼓励患者多饮水，以利于钙排出体外。口服磷盐可以降低血钙。雌激素可以拮抗 PTH 介导的骨吸收，尤对绝经后妇女患者更为理想。二磷酸盐可用于控制甲旁亢危象，活性维生素 D-1，25（OH）$_2$D$_3$ 可抑制甲状旁腺功能。以上治疗均有暂时治疗作用。

甲状旁腺癌早期可作整块切除，伴淋巴结转移者加作根治性淋巴结清扫术。切除范围应包括患侧甲状腺、颈前肌群、气管前和同侧动静脉鞘附近淋巴结。如肿瘤难以切净，化疗药物又不能阻止肿瘤生长，可用抑制骨骼释放钙以及增加尿钙排出的方法治疗。光辉霉素有抑制破骨细胞作用，可用于治疗有远处转移的晚期甲状旁腺癌的高钙血症。

2. 继发性甲旁亢 若早期患者能及时去除血钙、血镁过低和血磷过高等原发因素后，病情多可控制。慢性肾功能衰竭引起磷排泄减少，导致高磷血症和血钙浓度下降，虽经口服磷结合剂以及补充维生素 D$_3$ 等措施，仍有 5%～10% 患者的甲旁亢症状持续存在，内科治疗无效，需外科手术治疗。严重的慢性肾功能衰竭继发甲旁亢符合下列指征者，应及时进行手术治疗：①严重的高 PTH 血症，血全段 PTH（iPTH）＞800pg/mL；②临床症状严重，如严重的骨痛、行走困难、身材变矮及皮肤瘙痒等；③影像学检查 B 超或核素扫描显示有肿大的甲状旁腺；④内科治疗无效。

手术方式有三种：①甲状旁腺次全切除术，此方法较早被采用，但究竟保留多少甲状旁腺组织的量为合适，较难掌握，要确保残留甲状旁腺组织的良好血供也有一定的难度，该术式术后复发率较高，且复发后在颈部再次手术难度较大，现已较少采用。②甲状旁腺全切除加前臂自体移植术，此手术方法安全、有效，复发率低，若复发后在前臂作二次手术切除，手术也较简便。是采用较多的术式。③甲状旁腺全切除术，此方法起初提出时，担心术后会发生严重的低钙血症、代谢性骨病而未被采用。近来研究发现，在甲状旁腺全切除术后的部分患者血中还能检测到微量的 PTH，有学者推测可能是由于手术中脱落的甲状旁腺细胞种植所致。而且术后需进行常规血透，通过透析液的调整，术后低钙血症可以纠正，也无代谢性骨病等严重并发症发生，且复发率低，故现也有学者主张选用此术式。

对药物治疗失败，又不能耐受甲状旁腺切除手术者，可采用超声引导下甲状旁腺内酒精或 1，25-二羟 D$_3$ 溶液注射治疗，也能取得一定的疗效。

随着糖尿病、高血压患病率的增高，继发于糖尿病、高血压的慢性肾功能衰竭病例的增多，慢性肾功能衰竭的发病率也逐渐增高。目前我国慢性肾功能衰竭患者只有极少数人能进行肾移植手术，绝大多数患者只能依赖透析进行肾替代治疗。而随着血液透析技术的进步，尿毒症患者的生存期明显延长，肾性继发性甲旁亢的发病率也随之升高，同时需要外科手术治疗的患者也逐渐增多。近十多年来，对符合上述手术指征的肾性继发性甲旁亢患者进行了外科手术治疗，采用的手术方式是甲状旁腺全切除加前臂自体移植术。有人认为此术式比较合理，甲状旁腺全切除能避免术后颈部复发，自体移植成活，能避免甲状旁腺功能低下，若前臂移植物过度增生复发，在前臂作二次手术也较简便。据文献，甲状旁腺全切除加前臂自体移植术治疗肾性继发性甲旁亢，患者术后临床症状得到明显改善，血钙维持在正常范围，术后复发率低，疗效满意，手术安全，无喉返神经损伤等严重并发症发生。通过这项临床工作实践，有以下几点体会：①有部分肾性继发性甲旁亢患者到外科就诊时，临床症状已非常严重，早期未能得到及时的诊断和治疗。因此，需要广大临床医师对该疾病有充分的认识和足够的重视。②甲状旁腺残留是造成复发的主要原因之一，做到甲状旁腺全切除是减少术后复发的关键之一。如何做到甲状旁腺全切除，术前定位诊断非常重要。B 超检查和核素扫描联合应用，可提高定位诊断准确率。文献报道核素扫描有较高的应用价值，但主要是针对甲状旁腺腺瘤，而对增生性病变优势不明显。而有文献报道的病例资料显示 B 超检查也有较高的检出率，可达 96.2%，手术医师术前参与 B 超检查定位，能使术中寻找病灶更为简便、准确。术中仔细探查也非常重要，能检出定位诊断遗漏的病灶。有条件单位可同时应用术中快速 PTH 测定，可进一步保证做到甲状旁腺全切除。③对内科治疗无效，临床症状严重，定位诊断又只能发现少于四枚甲状旁腺的肾性继发性甲旁亢患者，手术的时机较难确定。此类患者手术很难做到甲状旁腺全切除，从而导致术后复发。④术后复发的另一个重要原因是由移植物过度增生引起的。结节状增生的组织更易致功能亢进，应选取弥漫性增生的组织作为移植物。⑤甲状旁腺全切除术后可发生"骨饥饿"综合征，表现为严重的低钙血症和抽搐，术中、术后要严密监测血钙并及时补钙，以避免该综合征的发生。术中应每切除一枚甲状旁腺组织后检测一次血钙，若手术顺利，手术时间不是很长，术中血钙一般不会低于正常值，术中不需要常规补钙。术后应常规静脉补钙，术后每天的补钙量根据切除的甲状旁腺组织的总重量推算，每1g甲状旁腺组织约补1g元素钙，1g元素钙相当于补葡萄糖酸钙11g。术后每4h监测一次血钙，根据血钙水平，调整补钙用量。血钙水平稳定可延长监测间隔，并可逐渐过渡到口服补钙。

3. 三发性甲旁亢　肾功能恢复或肾移植后甲状旁腺增生不见复旧，甲旁亢症状依然存在，Goar称此为三发性甲旁亢，治疗以手术为主。施行甲状旁腺全切除和自身腺体移植，移植重量为80～100mg，一般置于胸锁乳突肌或前臂肌肉内，自身移植至前臂皮下组织或肌肉对肾性甲旁亢的治疗是同样有效的。

4. MEN中的甲旁亢　术式有保留半个腺体的甲状旁腺次全切除或甲状旁腺全切除加自体腺体移植术。在MEN-Ⅱ型的嗜铬细胞瘤所致的高血压症状严重甚或出现危象者，以先行肾上腺手术为宜。

（刘军廷）

第六节　甲状旁腺手术

一、甲状旁腺腺瘤切除术

（一）适应证

经检查确定诊断为甲状旁腺腺瘤者。

（二）麻醉和体位

1. 麻醉　气管内插管全身麻醉。
2. 体位　甲状腺手术常规体位。

（三）手术步骤

根据术前的影像学定位，可采用单侧探查法：

（1）切口：依甲状腺手术常规。

（2）显露双叶甲状腺后，先对甲状腺进行探查，了解有无甲状腺病变。

（3）根据术前定位，对甲状旁腺腺瘤进行探查。切断相应侧甲状腺中静脉或下极血管，将患侧叶甲状腺向前内侧牵开，或向上内侧牵开，显露出甲状旁腺腺瘤。甲状旁腺腺瘤多呈红褐色。将甲状旁腺腺瘤周围组织进行钝、锐性分离，找到蒂部，紧贴瘤体，切断、结扎进入甲状旁腺腺瘤的血管束，完整摘除甲状旁腺腺瘤（图7-1）。

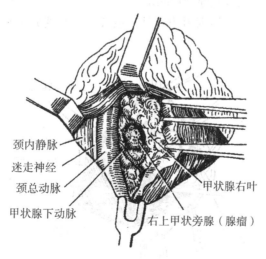

颈内静脉
迷走神经
颈总动脉
甲状腺下动脉
甲状腺右叶
右上甲状旁腺（腺瘤）

图7-1　切除右上甲状旁腺腺瘤

（4）将切下的甲状旁腺腺瘤送快速切片病理学检查确诊，如快速切片证实为甲状旁腺腺瘤，则可结束探查。分离面止血、冲洗，可不放置引流管，按甲状腺手术常规缝合切口各层。

（5）如术中探查，发现有甲状腺结节，则应将甲状腺结节切除，送快速切片病理学检查，根据快速切片结果予以相应的处理。

（四）手术经验和探讨

随着医学影像学的发展，术前对甲状旁腺腺瘤的定位比较准确，故甲状旁腺腺瘤手术现多采用单侧探查、切除腺瘤。手术操作较为简单、易行。如要手术获得满意疗效，术前影像学检查定位便显得十分重要。值得注意的是甲状旁腺微小腺瘤，有作者报道过甲状旁腺微小腺瘤引起的甲状旁腺功能亢进。一般将直径＜6mm，外表看来无明显变形甲状旁腺腺瘤定为微小腺瘤。遇到此种情况，往往会使术者产生困惑，常常需要探查全部甲状旁腺。

二、甲状旁腺癌切除术

（一）适应证

（1）同侧患甲状旁腺腺瘤，曾做过2次以上甲状旁腺腺瘤切除术者。

（2）术中探查发现甲状旁腺腺瘤可疑有恶变者。

（3）经快速切片病理学检查确诊为甲状旁腺癌者。

（二）手术步骤

（1）除了按甲状旁腺手术操作外，要适当扩大切除范围，应将同侧甲状腺叶、峡部和颈总动脉前的疏松结缔组织、气管周围脂肪组织及淋巴结一并切除，在切除过程中以勿损伤气管、食管、颈内静脉和喉返神经为原则。

（2）如颈淋巴结受累则做颈淋巴结清扫术。

（3）术中如发现癌灶包膜未破，没有侵犯喉返神经，则应保留喉返神经（图7-2）；如果癌灶破溃，且与喉返神经有粘连、浸润，则应切除受累的喉返神经（图7-3），同时对喉返神经进行缝接修复或同时行自体静脉移植桥接，一期修复喉返神经缺损。

（三）手术经验和探讨

有下列情况者应高度疑为甲状腺癌：

（1）术前血清钙、磷检测值差异特别大。

（2）甲状旁腺肿块于颈部易于触及者。

（3）同部位曾做过1次以上甲状旁腺腺瘤摘除术。

（4）术中见甲状旁腺肿块较大，与周围组织有粘连或侵犯。凡遇到上述4种情况，手术应按甲状旁腺癌操作原则进行。

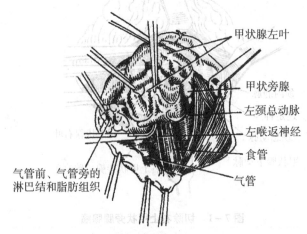

图7-2 甲状旁腺癌肿被膜未破，保留喉返神经

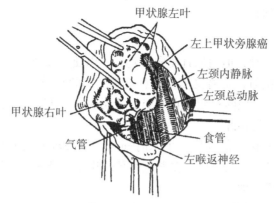

甲状腺左叶
左上甲状旁腺癌
左颈内静脉
左颈总动脉
甲状腺右叶
气管
食管
左喉返神经

图 7-3　甲状旁腺癌癌肿溃破、粘连，切除受累段喉返神经

三、无功能性甲状旁腺囊肿切除术

（一）适应证

（1）本病几乎 100% 误诊为甲状腺腺瘤而施术，而在术中才发现为无功能性甲状旁腺囊肿。

（2）术中探查时发现：囊肿系自甲状腺上极、下极或外侧的甲状腺后方伸出，大小为1~10cm，为孤立单房薄壁型，内含水样或淡黄色澄清液体（少数可呈乳汁样或褐色或呈血性，后 2 种则提示有囊内出血），囊肿与甲状腺之间并无明确的解剖联系，囊内液体的甲状旁腺激素（PTH）高于患者血清中 PTH 含量 100 倍。遇到此种情况，则应疑及无功能性甲状旁腺囊肿之可能。

（二）麻醉和体位

1. 麻醉　气管内插管全身麻醉。

2. 体位　甲状腺手术常规体位。

（三）手术步骤

（1）按甲状腺手术常规切口逐层进入，显露双叶甲状腺。

（2）探查：如发现囊肿如前所述，则沿囊肿壁进行小心分离，直达甲状腺后方、囊肿的底部，于钳夹间切断、结扎蒂部，完整摘除囊肿。将囊肿送快速切片病理学检查。

（3）如快速切片病理学检查证实为无功能性甲状旁腺囊肿，则结束手术。甲状腺不必做处理。注意缝合切口前，冲洗创面。

（4）按甲状腺手术常规关闭切口，可不放置引流管。

（四）术后处理

按甲状腺腺瘤手术后处理常规进行。

（五）手术经验和探讨

甲状旁腺囊肿分为功能性和无功能性两种。功能性者按甲状旁腺腺瘤原则处理；而无功能性者则多以"甲状腺肿块"收入院手术，而在术中才疑及。凡术中见囊肿来自甲状腺后方，且与甲状腺无明显解剖联系者，则应疑及此病。如有条件，则术中可抽取囊液进行 PTH 测定，但主要由病理切片确诊。

四、甲状旁腺次全切除术

（一）适应证

适应于原发性甲状旁腺功能亢进症系由甲状旁腺增生所致的病例。

（二）麻醉和体位

1. 麻醉　宜选用气管内插管全身麻醉。

2. 体位 甲状腺手术常规体位。

（三）手术步骤

（1）切口：同甲状腺手术常规，但两端宜略向上延长，以便于探查。

（2）切开皮肤、皮下、颈阔肌，游离皮瓣。注意皮瓣游离要充分，上达甲状软骨水平，下抵胸骨凹，缝扎颈浅血管，切开颈白线，横断双侧颈前肌群，充分显露双叶甲状腺，特别是甲状腺上极、下极，气管食管沟，颈动脉鞘及喉返神经。

（3）探查甲状旁腺：本手术探查范围广，手术时间长，故要求有良好的麻醉。探查总的要求是：显露充分，解剖仔细，层次清楚，止血彻底，要避免颈部疏松组织染血后不易辨认甲状旁腺。手术操作要求轻巧，最好使用眼科钳、镊、剪。

探查一般从右叶甲状腺开始。切断、结扎右叶甲状腺中静脉，用牵引线将右叶甲状腺拉向前内侧，分离出甲状腺的外侧面及背面，探查右甲状旁腺。同法分离左叶甲状腺及探查左侧甲状旁腺，找出4个甲状旁腺，一般是左、右各2个，上、下各1个。

（4）4个甲状旁腺均已找到，选择其中1个，将其切除1/2，用天平称其质量后，送切片病理学检查。切除时以小血管钳垫于甲状旁腺下，用尖刀片迅速切下约一半，创面用生理盐水纱布轻压止血。

（5）如快速切片报告为甲状旁腺增生，则将另外3个甲状旁腺切除，即切除4个甲状旁腺的3.5个。应使甲状旁腺总质量保留约40mg，所切下的甲状旁腺均应标明部位，一一送快速病理切片确诊。

术中应注意对甲状旁腺的识别：正常甲状旁腺本色为褐色，实际上因被有脂肪组织而呈黄褐色。如有增生性病变，则因充血而呈红色或像牛肉样色，呈卵圆形、扁平，质地柔软易碎，每颗约5mm×2mm×2mm大小。如有增生，则显增大。

（6）如果切下的3.5个甲状旁腺均有增生性改变，表明术前诊断明确，手术即可结束，彻底冲洗创面、止血，按层缝合切口，一般应放置引流管，结束手术。

（7）如果某个部位取下之组织，经快速切片证实不是甲状旁腺，则应继续探查。探查方法为依次先后探查右、左叶背面甲状腺下动脉分支处，再探查右叶背面后方近甲状腺上极处，然后再探查甲状腺上极上方甲状腺上动脉周围，最后探查甲状腺下极下方前上纵隔，直到胸骨处（图7-4）。值得注意的是，甲状旁腺异位较多，如果仔细探查颈部甲状腺区、胸骨后区、上纵隔区域均未找到，则应劈开胸骨探查结束后终止手术，关闭切口。留待术后对原发性甲状旁腺功能亢进症的诊断予以重新评价后再作是否再次手术的决定。

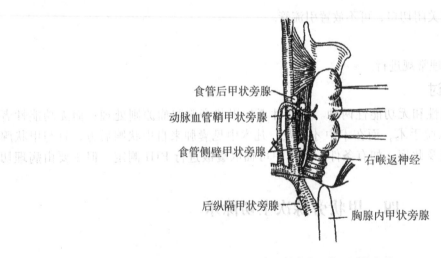

食管后甲状旁腺

动脉血管鞘甲状旁腺

食管侧壁甲状旁腺

后纵隔甲状旁腺

右喉返神经

胸腺内甲状旁腺

A.常见异常位置的上甲状旁腺

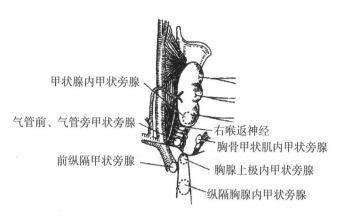

甲状腺内甲状旁腺

气管前、气管旁甲状旁腺

前纵隔甲状旁腺

右喉返神经

胸骨甲状肌内甲状旁腺

胸腺上极内甲状旁腺

纵隔胸腺内甲状旁腺

B.常见异常位置的下甲状旁腺

图7－4　常见甲状旁腺异位情况

（四）术后处理

（1）按甲状腺术后护理常规进行护理。

（2）术后第1天起空腹抽血，每隔2~3天复查1次，并监测血清淀粉酶。

（3）警惕和及时发现并处理甲状旁腺术后可能发生的一些并发症，如低钙血症、低镁血症、少尿、无尿等，特别注意及时补充钙剂。

（五）手术经验和探讨

对甲状旁腺增生的手术，应慎之又慎，术前一定要通过多种检查排除继发性甲状旁腺功能亢进之可能，对确诊为原发性甲状旁腺增生者方可试行探查术。

（刘军廷）

第八章

乳腺疾病

第一节　乳腺炎性疾病

乳腺炎性疾病种类很多，包括乳头炎、乳晕炎和乳腺炎。其中乳腺炎可分为非特殊性乳腺炎和特殊性乳腺炎。非特殊性乳腺炎包括急性乳腺炎、慢性乳腺炎和乳腺皮脂腺囊肿，而特殊性乳腺炎包括乳腺结核、乳腺结节病、乳腺寄生虫病、乳腺真菌病、乳腺传染性软疣、乳腺硬皮病及乳房湿疹等。绝大多数乳腺特殊性炎症病例是全身性疾病在乳腺的局部表现。

一、乳头炎

乳头炎（Thelitis）一般见于哺乳期妇女，由于乳头皲裂而使致病菌经上皮破损处侵入所致。有时糖尿病患者也可发生乳头炎。早期表现主要为乳头皲裂，多为放射状小裂口，裂口可宽可窄，深时可有出血，自觉疼痛。当感染后疼痛加重，并有肿胀，因乳头色黑充血不易发现，由于疼痛往往影响授乳。患者多无全身感染中毒症状，但极易发展成乳腺炎而使病情加重。

治疗上首先要预防和治疗乳头皲裂，经常清洗乳头、乳腺（不用碱性大的肥皂），保持乳房清洁；停止授乳，减少刺激，局部外用油质软膏；当发展为乳头炎后，应局部热敷，外用抗生素软膏，全身应用有效抗生素。

二、乳晕炎

乳晕炎（Areolitis）多为乳晕腺炎。正常乳晕有三种腺体，即汗腺、副乳腺、特殊皮脂腺即乳晕腺，又称 Montgomery 腺。乳晕腺有 12~15 个，在乳头附近呈环状排列，位置比较浅在，往往在乳晕处形成小结节样凸起，单独开口于乳晕上。乳晕腺发炎即为乳晕腺炎，在妊娠期间乳晕腺体显著增大，导管扩张，皮质分泌明显增加，这时乳晕腺导管容易发生堵塞和继发感染，可累计一个或多个腺体，形成脓包样感染，最后出现白色脓头形成脓肿，细菌多为金黄色葡萄球菌。如感染继续发展也可形成浅层脓肿。炎症多限于局部，很少有全身反应。

在妊娠和哺乳期应随时注意乳头及乳晕处的清洁，经常以肥皂水和清水清洗局部，以预防感染。避免穿着过紧的乳罩，产后初期乳汁不多时，勿过分用力挤乳。如已发生感染，早期可用碘附消毒乳晕处皮肤，涂以抗生素软膏，并结合热敷、电疗等物理疗法。如出现白色脓头，可在无菌条件下，用针头刺破，排出脓性分泌物，以后用碘附消毒局部皮肤，数天即可痊愈。如已形成脓肿，则必须切开引流。

三、急性乳腺炎

（一）病因

1. 乳汁淤积和细菌感染　患者多见于产后哺乳的妇女，其中尤以初产妇为多。大都是金黄色葡萄球菌感染，链球菌少见。往往发生在产后第 3~4 周，也可以见于产后 4 个月，甚至 1 年以上，最长可达两年，这可能与延长哺乳期限有关。江氏认为初产妇缺乏哺乳经验，易致乳汁淤积，而且乳头皮肤娇嫩，易因乳儿吮吸而破裂，病菌乘隙而入。由于病菌感染最多见于产后哺乳期，因而称为产褥期乳腺炎。由于近年计划生育一胎率增高，刘金波认为初产妇占 90%。急性乳腺炎的感染途径是沿着输乳管先至乳汁淤积处，引起乳管炎，再至乳腺实质引起实质性乳腺炎。另外，从乳头皲裂的上皮缺损处沿着淋巴管到乳腺间质内，引起间质性乳腺炎。很少是血性感染，而从临近的皮肤丹毒和肋骨骨髓炎蔓延所致的乳腺炎更为少见。长期哺乳，母亲个人卫生较差，乳汁淤积，压迫血管和淋巴管，影响正常循环，对细菌生长繁殖有利，也为发病提供了条件。患者感染后由于致病菌的抗药性，炎症依然存在时，偶可发展成哺乳期乳腺脓肿，依其扩散程度和部位可分为皮下、乳晕下、乳腺内和乳腺后脓肿等类型。

2. 乳房外伤 乳房受创伤后，可导致脂肪坏死和乳房血肿，为细菌繁殖提供了场所。创伤后 1 周至数月可出现感染表现，病理表现为炎性细胞浸润。此类病因导致的乳腺炎有增加的趋势，应引起重视。

3. 乳房整形美容 随着注射隆乳术在临床应用的逐渐增多，注射隆乳术后哺乳期急性乳腺炎也时有发生。这与普通乳腺炎在临床表现、B 超所见以及治疗上均有不同。隆乳术后由于乳房高压、乳管损伤等导致乳管阻塞或扭曲更加严重，引起的感染较普通哺乳期乳腺炎更为严重。

（二）病理

急性乳腺炎有以下不同程度的病理变化，从单纯炎症开始，到严重的乳腺蜂窝组织炎，最后形成乳腺脓肿。必须注意乳腺脓肿可能不止一个。感染可以从不同乳管或皲裂进入乳腺，引起两个或两个以上不同部位的脓肿，或者脓肿先在一个叶内形成，以后穿破叶间的纤维隔而累及邻近的腺叶，两个脓肿之间仅有一小孔相通，形成哑铃样脓肿。如手术时仅切开了浅在的或较大的脓肿，忽视了深部的较小的脓肿，则手术后病情仍然不能好转，必须再次手术；否则坏死组织和脓液引流不畅，病变有变成慢性乳腺脓瘘的可能。

急性乳腺炎可伴有同侧腋窝的急性淋巴结炎，后者有时也可能有化脓现象。患者并发败血症的机会则不多见。

（三）临床表现

发病前可有乳头皲裂现象或有乳汁淤积现象，继而在乳腺的某一部位有胀痛和硬节，全身感觉不适，疲乏无力，食欲差，头痛发热，甚至寒战高热。部分患者往往以发热就诊查体时才发现乳腺稍有胀痛和硬结。此时如未适当治疗，病变进一步加重，表现患侧乳腺肿大，有波动性疼痛。发炎部位多在乳腺外下象限，并有持续性寒战高热，检查可见局部充血肿胀，皮温增高，触痛明显，可有界限不清之肿块。炎症常在短期内有蜂窝组织炎形成脓肿。患侧淋巴结可肿大，白细胞计数增高。脓肿可位于乳腺的不同部位（图 8-1）。

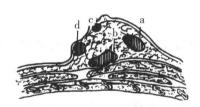

图 8-1 各种乳腺脓肿的位置
a. 乳腺内脓肿；b. 乳腺后脓肿；c. 乳晕皮
下脓肿；d. 乳腺皮下脓肿

脓肿位置越深，局部表现越不明显（如波动感）。脓肿可向外破溃，亦可传入乳管，自乳头排出脓液。有时脓肿可破入乳腺和胸大肌间的疏松组织中，形成乳腺后脓肿。

（四）诊断

1. 临床表现 患者感觉乳腺疼痛，局部红肿、发热，可有寒战、高热，脉搏快，患者腋窝淋巴结肿大、压痛。脓肿形成后有波动感。发生在哺乳期的急性乳腺炎诊断比较容易，所以应做到早期诊断，使炎症在初期就得到控制。隆乳术后出现乳房红肿疼痛者也应注意检查是否并发感染。

2. 实验室检查　血常规检查白细胞计数增高。

3. 乳腺 B 超　较表浅的脓肿可触及局部波动感，深部脓肿往往发现困难，需要辅助检查证实。B 超检查简便易行、诊断准确率高、无创，为首选方法。

4. 穿刺检查　疑有脓肿形成时可用粗针穿刺证实，是传统的切实可靠的方法。

（五）鉴别诊断

1. 炎性乳腺癌　本病是一种特殊类型的乳腺癌。多发生于年轻妇女，尤其在妊娠或哺乳时期。由于癌细胞迅速浸润整个乳腺，迅速在皮肤淋巴结内扩散，因而引起炎症样改变。然而炎性乳腺癌的病变范围广泛，往往累及整个乳腺 1/3～1/2 以上，尤其下半部为甚。其皮肤颜色为一种特殊的暗红或紫红色。皮肤肿胀，呈橘皮样。患者的乳腺一般并无明显的疼痛和压痛，全身炎症反应如体温升高，白细胞计数增加及感染中毒症状也较轻，或完全缺如。相反，在乳腺内有时可触及不具压痛的肿块，特别是同侧腋窝淋巴结常有转移性肿大。但是，早期的炎性乳腺癌往往被误诊为乳腺炎，对应用抗生素无效的乳腺炎应及时进行进一步检查，以明确诊断。

2. 晚期乳腺癌　浅表的乳腺癌因皮下淋巴管被癌细胞阻塞可有皮肤水肿现象，癌组织坏死后将近破溃时，其表面皮肤也常有红肿现象，有时可被误诊为低度感染的乳腺脓肿。然而晚期乳腺癌一般并不发生在哺乳期，除了皮肤红肿和皮下硬结以外别无其他局部炎症表现，尤其没有乳腺炎的全身表现。相反晚期乳腺癌的局部表现往往非常突出，如皮肤粘连、乳头凹陷、乳头方向改变等，都不是急性乳腺炎的表现。腋窝淋巴结的转移性肿大也较乳腺炎的淋巴结肿大更为明显。

不管是炎性乳腺癌还是晚期乳腺癌，鉴别诊断主要在于病理诊断。为了避免治疗上的原则性错误，可切取小块组织或脓肿壁做病理检查即可明确诊断。

（六）预防

减少急性乳腺炎发病率重在预防。妊娠期至哺乳期的乳房保健非常重要，特别对那些乳头凹陷妇女，要特别关照她们的孕、产期乳房保健。保持乳头清洁，经常用温水清洗乳房，并涂以润肤霜；但不宜用酒精、刺激性强的肥皂及其他清洁剂，否则，可导致乳头、乳晕皮肤变脆，发生皲裂，为细菌侵入提供可乘之机。乳头平坦、凹陷孕妇更应注意，在妊娠期反复轻柔挤捏、提拉乳头，使其隆起，个别需手术矫正。哺乳时应养成良好的哺乳习惯，定时哺乳，每次应吸净乳汁；不能吸净时用吸乳器吸出。另外，不应让婴儿含着乳头睡觉。有乳头破损或皲裂时应停止授乳，并用吸乳器吸出乳汁，局部涂抗生素软膏，待伤口愈合后再哺乳。另外，乳房外伤、乳房的整形美容手术等引起急性乳腺炎病例有增加趋势，应引起注意。

（七）治疗

患侧乳腺应立即停止授乳，并用吸乳器吸净乳汁。关于停止授乳曾有不同意见，有人认为，这样不仅影响婴儿的营养，且提供了一个乳汁淤积的机会。但是停止授乳不一定要终止乳汁分泌，可应用吸奶器将乳汁吸净，使其不至于淤积乳内，而加重感染。而只是在感染严重或脓肿引流后并发乳瘘时才终止乳汁分泌。终止乳汁分泌可用炒麦芽 60g，水煎服，每天 1 剂，连服 2～3d；或口服己烯雌酚 1～2mg/次，3 次/d，2～3d；肌内注射 E_2，2mg/d，不超过 3d 后减量或改小量口服药至收乳为止。

乳房以乳罩托起，应当努力设法使乳管再通，可用吸乳器或细针探通，排空乳腺内的积乳，并全身给予有效、足量抗生素，这样往往可使炎症及早消退，不至于发展到化脓阶段。值得注意的是注射式隆乳术后，哺乳期急性乳腺炎，因乳腺后间隙形成一纤维包膜及假体牵拉、损伤血管等原因，血供受到影响，抗生素很难足量达到病变部位，控制感染效果不佳，使大部分患者均需切开引流。同时进行脓液细菌培养及药敏试验，根据试验结果选用合适的抗生素。

在炎症早期，注射含有 100 万 U 青霉素的 0.9% 氯化钠注射液 10～20mL 于炎症周围组织，每 4～6h 重复，能促使炎症消退。

已有脓肿形成，应及时切开引流。乳腺脓肿切开引流的方法主要根据脓肿的位置而定：①乳晕范围内的脓肿大多比较表浅，在局部麻醉下沿乳晕与皮肤的交界线做弧状切口，可不伤及乳头下的大导管。②较深的乳腺脓肿，最好在浅度的全身麻醉下，于波动感和压痛明显处，以乳头为中心、乳晕以外做放射状切口，可不伤及其他正常组织。同时注意切口应有适当的长度，保证引流通畅。通常在脓肿切开脓液排出以后，最好再用手指探查脓腔，如脓腔内有坏死组织阻塞，应将坏死组织挖出，以利引流；如发现脓腔壁上有可疑的洞孔，应特别注意邻近的组织内有无其他脓肿存在；必要时可将腺叶间的纤维间隔用食指予以挖通或扩大，使两个腔合为一个腔，可避免另做一皮肤切口；但如脓腔间的纤维间隔较坚实者，则不易用强力做钝性分离，只可做另一个皮肤切口，以便于做对口引流。③脓腔在乳腺深面，特别是在乳腺下部，则切口最好做在乳腺和胸壁所形成的皱襞上，然后沿着胸大肌筋膜面向上、向前探查，极易到达脓腔部位；此种切开引流即通畅，愈合后也无明显的瘢痕，但对肥大而悬垂的乳房不适用。

另外有人报道应用粗针穿刺抽脓的方法治疗乳腺脓肿，其方法为：确定脓肿部位，用 16 号针头刺入脓腔尽力吸尽脓汁。脓腔分房者或几个脓腔者可改变进针方向不断抽吸。此后每天抽吸 1 次。70% 患者经 3~5 次穿刺即可治愈。3%~5% 的患者并发乳瘘。此方法简便易行，可在不具备手术条件的卫生所或家庭医生均可施行。

乳腺炎是理疗的适应证之一。所用的物理因子品种繁多，有超短波、直流电离子导入法、红外线、超生磁疗等。和春报道应用超短波和超声外加手法挤奶治疗急性乳腺炎 201 例有效率（Response rate）99.5%，他们认为发病后炎性包块不大且无波动时，及时进行理疗，一般均可促使其炎症吸收，关键在于解除炎症局部的乳汁淤积问题。采用超短波、超声波或两者同时应用，可使肿胀消退，闭塞的乳管通畅，排除感染的乳汁，使炎症逐渐消失。

急性乳腺炎，我国传统医学称其为"乳痈"，在治疗方面积累了丰富的经验，清淡饮食加以清热解毒之中药有较好的作用。应使用有效、足量的抗生素，同时以中药辅助治疗可促进病情好转。可应用方剂：蒲公英 30g，紫花 30g，地丁 30g，黄芩 10g，皂角刺 10g，柴胡 10g，青皮 10g，全瓜蒌 15g，远志 12g。热盛者加连翘 15g，气虚者加黄芪 15g。祖国医学博大精深，有效方剂众多，不再赘述。

中西医结合治疗急性乳腺炎是最好的治疗方法。

四、慢性乳腺炎

慢性乳腺炎（Chronic mastitis）临床表现多不典型，红、肿、热、痛等较急性乳腺炎轻，多数表现有局部肿块。病程较长，有的经久不愈，甚至时好时坏，时轻时重。临床表现为慢性乳腺炎症性疾病者，其病理诊断可分为慢性乳腺炎、乳房脂肪坏死、肉芽肿性乳腺炎、淋巴细胞性乳腺炎、血管性乳腺炎、非特异性乳腺炎等，这些疾病在临床是难以鉴别的。病理类型的不同表示炎症发展过程中的组织学改变不同，也预示着其病因不同。因此，其治疗方法亦不同，在有条件情况下应早期进行病理学诊断。感染性慢性乳腺炎由急性乳腺炎治疗不当或不充分转变而来，也有一开始发病就为慢性乳腺炎，但不多见。

其治疗主要是抗生素结合物理疗法配以中药治疗效果好。应尽可能对病原菌及其对抗生素的敏感性做出鉴定，选择敏感药物治疗，并应用两种或两种以上抗生素联合应用。对以肿块为主要表现者，应手术切除病变，并进行病理组织学检查。

五、乳房皮脂腺囊肿

乳房皮脂腺囊肿（Sebaceous cyst）即乳腺皮肤区皮脂腺囊肿，当其继发感染时可误认为是乳腺脓肿，也可由于患处发红、变硬而疑为炎症样乳腺癌。乳房皮脂腺囊肿主要是在发病部位有一缓慢增大的局限性肿物，体积一般不大，自皮肤隆起，质韧、硬如橡皮，呈圆形，与表面皮肤粘连为其特点。仔细检查可见隆起中央部位被堵塞的腺口呈一小黑点。周围与正常组织分界明显，无压痛，无波动，与深层组织无粘连，故可被推动。皮脂腺囊肿内含有丰富的皮脂等营养物质易继发感染；继发感染后囊肿迅速肿大，伴红、肿、热、痛，触之有波动感。继续发展可化脓破溃，形成溃疡或窦道。

乳房皮脂腺囊肿应手术切除，以避免发生感染，尤其在哺乳期发生感染，可能引起急性乳腺炎或影响喂奶。手术必须将囊壁完全切除，以免复发。皮脂腺囊肿的微创摘除术在疾病治疗的同时缩小了局部疤痕。继发感染者先行切开引流，并尽量搔刮囊肿壁，减少复发机会。有时囊壁经感染后已被破坏，囊肿不再复发。对囊肿复发者仍应手术切除。

六、乳腺结核

在我国，乳腺结核约占乳腺疾病的1%。南非和印度多见，约占2.8%。本病可见于任何年龄，最年轻者为6个月婴儿，最老者为73岁，但以20~40岁、婚后已生育妇女多见，平均年龄为31.5岁。男性乳腺结核更为少见，占4%~5%。

（一）病因

乳腺结核可分为原发性和继发性两类，原发性乳腺结核除乳腺病变外，体内别无结核病灶，近年报道的乳腺结核病例原发性占多数。继发性乳腺结核，患者有其他慢性结核病灶存在，然后在出现腋窝淋巴结结核或胸壁结核之后出现乳腺结核。

有关乳腺结核的感染途径各家意见不一，归纳起来有几种可能：①直接接触感染，结核菌经乳房皮肤破损处或经乳头，沿着乳管到达乳房。②血行感染，其原发病灶多在肺或淋巴结等处。③邻近组织、器官结核病灶的蔓延，最常来自肋骨、胸骨、胸膜、胸腔脏器或肩关节等处。④淋巴系统感染，绝大多数乳房结核病例，都伴有同侧腋窝淋巴结结核。故来自该处的可能性最大，也可从颈、锁骨上、胸腔内结核病灶沿着淋巴管逆行至乳房。

在上述几种感染途径中，以后两种，特别是逆行淋巴结感染途径最为常见。此外，乳房外伤、感染、妊娠和哺乳，也与诱发本病有关。

（二）病理

乳腺结核的早期病变比较局限，常呈结节型；继而病变向周围扩散，成为融合型，有邻近结节融合成为干酪样液化肿块，乳腺组织从而遭到广泛破坏，有相互沟通的多发脓肿形成，最终破溃皮肤，构成持久不愈的瘘管。有的病例特别是中年妇女患者，则以增殖性结核病变居多，成为硬化型病变，其周围显示明显的纤维组织增生，其中心部显示干酪样液化物不多；有时候由于增殖性病变邻近乳晕，故可导致乳头内缩或偏斜。镜下可见乳腺内有典型结核结节形成。

（三）临床表现

病变初起时，大多表现为乳腺内的硬结，1个或数个，触之不甚疼痛，与周围正常组织分界不清，逐渐与皮肤粘连。最常见于乳腺外上象限，常为单侧性，右侧略多见，双侧性少见。位于乳晕附近的病变，尚可导致乳头内陷或偏斜。发病数月后肿块可软化形成寒性脓肿。脓肿破溃后发生1个或数个窦道或溃疡，排出混有豆渣样碎屑的稀薄脓液。若结核病破坏乳管，可从乳头溢出脓液。可继发细菌感染。多数患者患侧腋窝淋巴结肿大。乳腺结核不伴有肺等其他部位结核患者，缺乏如低热、乏力、盗汗及消瘦等全身结核中毒症状的表现。

（四）诊断

早期乳腺结核不易诊断，常误诊为乳腺癌，术中病理活组织检查时才能确诊。晚期有窦道或溃疡形成后，诊断不难。窦道口或溃疡面呈暗红色，潜行性皮肤边缘和松脆、苍白的肉芽组织，镜检脓液中见坏死组织碎屑而无脓细胞，脓液染色后有时可找到结核杆菌，这些都有助于乳腺结核的诊断。李晓阳报道：仅以临床表现诊断乳腺结核其误诊率高达80%，多数在肿块切除后，病理检查证实。

（五）鉴别诊断

乳腺结核除要注意与结节病、真菌性肉芽肿、丝虫病性肉芽肿、脂肪坏死和浆细胞性乳腺炎等鉴别外，首要的问题是应与乳腺癌相鉴别，其鉴别点为：①乳腺结核发病年龄较轻，较乳腺癌患者年轻10~20岁。②乳腺结核肿块发展较快，由于炎症性反应肿块常与皮肤粘连，但很少引起橘皮样变，病情继续发展可形成局部溃疡，并有窦道深入到肿块中心，有时可深入5cm以上。③乳腺肿块以外，乳腺结核患者常可见其他的结核病灶，最常见的是肋骨结核、胸膜结核、肺门淋巴结结核，此外颈部和腋窝的淋巴结结核也属常见，身体其他部位的结核如肺、骨、肾结核亦非罕见。④除窦道中有干酪样分泌物以外，乳腺结核乳头有异常分泌之机会亦较乳腺癌为多。⑤乳腺结核即使已经溃破并有多量渗液，也不像乳腺癌那样有异常恶臭。⑥要想到乳腺结核可并发乳腺癌，据统计，约5%乳腺结核可同时并发乳腺癌，两者可能是巧合的。重要的可靠的诊断是结核菌和活体组织检查。另外，乳腺结核也要注意与其他表现为乳腺肿块的疾病鉴别，如结节病、真菌性肉芽肿、脂肪坏死和浆细胞性乳腺炎等炎症鉴别。

（六）治疗

合理丰富的营养，适当的休息。全身应用足量全疗程抗结核药物。对局限于一处的乳腺结核可行病灶切除。若病变范围较大，则最好将整个乳腺连同病变的淋巴结一并切除，手术效果与原发结核病灶的情况有关，多数患者恢复良好。术后应进行正规、足疗程抗结核治疗，以防复发。

七、乳腺结节病

乳腺结节病（Sarcoid of breast）十分少见，一般继发于全身结节病。结节病为原因不明的多系统肉芽肿病变，多见于年轻人。我国结节病过去发病率低，但近年来有增多趋势，所以日益受到重视。

结节病的病理特征为非干酪性肉芽肿，肉芽肿中心为巨噬细胞、上皮细胞和巨细胞，后者由两个或两个以上巨噬细胞融合而成。肉芽肿周围部分为淋巴细胞或少数浆细胞。

临床上乳腺结节病主要表现为乳腺的肉芽肿性肿块，但无特异性。乳腺结节病的确诊常依赖于病理活组织检查。另外，Kveim试验有助于诊断，本试验系应用结节病患者的结节组织的提取物注射至其他结节患者的皮内，阳性者在4~6周后于注射局部可发生小结节，活检为肉芽肿改变，Kveim试验阳性率与应用的结节组织有关，用标准方法制备的结节组织在结节病的患者中平均阳性率可达80%，其结果也与病变结节的活动性有关。本病还可有免疫障碍，表现为延缓型变态反应的抑制及免疫球蛋白的增高或异常。

在治疗上应该指出的是，并非所有的结节病患者均需治疗，一些患者常在两年内缓解。但乳腺结节病由于不易与其他病鉴别，常需行病变局部切除，手术后常规活组织检查。全身治疗首选药物为肾上腺皮质激素，当激素无效或禁忌时，其他可供选择的药物为苯丁酸氮芥，氨甲喋呤、硫唑嘌呤及氯喹。

八、乳腺寄生虫病

乳腺寄生虫病（Parasitosis of breast）临床上很少见，国内报道仅430余例。由于人们认识不足，临床上常被误诊误治。

（一）乳腺丝虫病（Filariasis of breast）

丝虫病多流行于我国东南沿海以及长江流域湖泊地区，经蚊虫叮咬传染。研究发现，在丝虫病流行区乳腺为丝虫感染的常见部位。乳腺丝虫病到2000年国内报道419例患者，以成年女性多见，发病年龄16~70岁，以30~49岁多见。

本病的基本病理变化，是丝虫成虫寄生于乳腺淋巴管内引起的肉芽肿性淋巴管炎，表现为淋巴管内外膜炎，形成嗜酸性肉芽肿，最后发展成闭塞性淋巴管炎。进行病理学检查时，在病变的淋巴管内常可见到丝虫成虫的横切面，有时见到数量不等的微丝蚴。

临床表现为单发性结节或硬结，但亦有2~3个结节者。结节多位于乳腺的外上象限皮下或浅表乳腺组织，其次为中央区或外下象限，右侧较左侧多见。结节从黄豆大到鸡蛋大，一般约蚕豆大小，生长速度较慢。多数患者结节表面皮肤无改变，少数患者有橘皮样变、湿疹或水泡，多数患者无压痛，少数患者表现轻压痛、活动受到一定限制，位置较浅的结节与皮肤粘连。部分患者伴有同侧腋窝淋巴结肿大，个别者可并发急性化脓性乳腺炎。

本病可误诊为乳腺炎性肿块、乳腺小叶增生、乳腺结核、乳腺囊肿或纤维囊性乳腺病等，尤其是局部皮肤有橘皮样变和同侧腋窝淋巴结肿大时，更易被误诊为乳腺癌。因此，在丝虫病流行区对成年妇女进行乳房检查时如触到皮下结节，应想到丝虫病的可能。对乳腺肿块用小细针穿刺涂片或乳汁涂片可查到微丝蚴。

乳腺丝虫病形成乳腺结节、肿块者首选切除肿块，术后再进行药物治疗，预防复发。乳腺丝虫病一般对枸橼酸乙胺嗪治疗反应良好，多数患者服用枸橼酸乙胺嗪后肿块消失。所以，对乳腺丝虫病结节的患者首选枸橼酸乙胺嗪、卡巴肿联合治疗。术前应用枸橼酸乙胺嗪治疗可避免术后形成新的结节。术后应将标本送病理检查，因极少数患者可存在乳腺肿瘤。

（二）乳腺包虫病（Echinococcosis of breast）

包虫病是棘球绦虫的幼虫（棘球蚴）在人体内寄生引起的疾病，又称棘球蚴病。乳腺包虫病很少见。占人体包虫病的 0.27% ~1%。

患者在临床上多无自觉症状，常因乳腺包块而就诊。肿块生长缓慢，但在妊娠后期和哺乳期加快生长，肿块为囊性，活动度大，包膜完整，不与皮肤粘连。如果肿块位置表浅可压迫乳房皮下静脉而引起静脉曲张。

超声波检查显示回声不均的圆形肿块，内有多个大小不等的囊，可见典型的液平。乳腺钼靶片可见圆形或椭圆形、边界整齐光滑的包壳状影像。如进行包虫病免疫学试验阳性者，则具有较大的诊断价值。对疑诊患者切忌穿刺，以防棘球蚴液外流引起种植复发以及严重的甚至致死的变态反应。

本病主要是手术治疗。将囊肿及囊壁完整地切除，术中应保护周围皮肤及乳腺组织，避免内囊破裂。如不慎刺破内囊应将囊液吸净，取出内囊，并用 10% 甲醛溶液反复涂擦外囊的内壁以破坏囊壁的生发层。如已误行穿刺，则应将穿刺经过之皮肤与乳腺组织连同囊肿一并切除。

（三）乳腺裂头蚴病（Sparganosis of breast）

人体感染裂头蚴有以下 3 种方式：局部贴敷生蛙肉；吞噬生的或未熟的蛙肉；饮用生水如湖塘水。

乳腺裂头蚴病主要表现为乳腺肿块，肿块多为圆形，核桃或鸡蛋样大小，少数为条索样或不规则形、质硬、边界不清，常与周围组织粘连，多无明显压痛。有时可伴有腋窝或锁骨上淋巴结肿大。在病变早期，肿块常具有迁移性局部瘙痒或具有虫爬感。本病在临床上易被误诊为乳腺肿瘤或炎性包块。

治疗方法以手术为主。必须将整个虫体特别是头节取出，方能根治。在找不到虫体时要注意是否有虫体迁移的隧道。有时沿隧道切开可找到虫体。

（四）乳腺肺吸虫病（Paragonimiasis of breast）

肺吸虫也可寄生在乳腺引起乳腺肺吸虫病。患者均有生食或半生食蟹史。

主要表现为乳房皮下肿块，肿块多具有游走性，常为单个，偶可多个成串。肿块表面皮肤正常，初期时质软，后期稍硬。局部可有微痒或微痛等症状。部分患者伴有全身症状，如低热、咳嗽、厌食、乏力及盗汗等。周围血嗜酸性粒细胞多明显升高，常在 10% 以上。对疑诊患者应进行肺吸虫抗原皮内试验，若为阳性，则具有较大的价值。

治疗本病的首选药物是硫氯酚 50 ~60mg/（kg·d），3 次/d，每日或隔日给药，20d 为 1 个疗程。多数患者的肿块可在用药 1 ~2 个疗程后消失。

（五）乳腺血吸虫病（Schistosomiasis of breast）

乳腺血吸虫病多有血吸虫病史或疫水接触史，常无自觉症状，主要表现为乳腺肿块，对疑诊患者进行粪检、毛蚴软化试验或免疫学试验，有助于诊断。然而由于血吸虫病的刺激，患者可伴发乳腺癌，已报道的两例乳腺血吸虫病均并发乳腺癌。因此，对疑诊患者应尽早行手术切除。

（六）乳腺蜱感染

蜱属昆虫，以各种脊椎动物为宿主，暂时体外寄生，是自然疫源性疾病的重要媒介，危害人类的主要方式是传播病原体引起疾病。人被蜱叮咬多发生于暴露部位，寄生于乳腺实属罕见。被蜱叮咬部位充血、水肿、炎性细胞浸润等，形成界限不清的肿块，如局部红肿不明显，易忽视其瘙痒症状，而与乳腺癌相混淆。

九、乳腺真菌病

凡侵犯乳房皮肤、皮下组织及乳腺组织的各种真菌所引起的疾病为乳腺真菌病（Mycotic disease of breast）。乳腺真菌病通常属于深部真菌病。

（一）病因

深部真菌病常在人体免疫功能有相当缺陷的全身性疾病如各种严重感染、恶性肿瘤、血液病、糖尿病、肝硬化等的基础上发生，因此，多见于老年人。

近年来由于肾上腺皮质激素、免疫抑制剂、抗肿瘤药物、放疗等的广泛采用，使人体免疫力进一步受到抑制，因而给真菌的入侵创造了更多的有利条件。有些真菌也可在体内寄生，在一般情况下不足为害，但当广谱抗生素的应用而导致菌群失调时，则这些真菌又乘机繁殖而造成二重感染。

（二）病理

乳腺真菌病的病理变化并无特异性。早期一般呈急性或慢性炎症改变，晚期多为肉芽肿病变。镜检可见真菌菌丝及孢子以及脓肿间的炎症渗出，病灶中血管充血和出血，并有浆液，纤维蛋白渗出物与大量中性粒细胞、单核细胞浸润。

（三）临床表现

1. 乳腺念珠菌病（Moniliasis of breast）　念珠菌性糜烂可发生于乳房下皱襞处，另外，可发生在身体其他皮肤皱褶部位。可表现为潮红糜烂及有浸渍发白的皮屑，边界常较清楚，有膜状鳞屑。极少数可表现为念珠菌性肉芽肿，难与其他肿物鉴别。

2. 乳腺隐球菌病（Cryptococcosis of breast）　乳房皮下有丘疹、结节等改变，可随病损扩大而出现小脓肿或溃疡；自觉症状并不严重，但病程漫长。

3. 乳腺放线菌病（Actinomycosis of breast）　放线菌病是一种慢性化脓性和肉芽肿性疾病，以多发生瘘管，排出含硫黄颗粒的脓液为特点。初时为一皮下结节，逐渐增大，继而形成脓肿，伴局部热、痛。脓肿破溃后流出稀薄脓液，周围又有新结节及脓肿产生。脓肿间相互沟通，形成窦道及瘘管、愈合后留下紫红色瘢痕。

4. 乳腺组织胞浆菌病（Histoplasmosis of breast）　表现为溃疡、肉芽肿、结节、坏死性丘疹或脓肿。局部淋巴结明显肿大，并有液化性坏死。一般无全身症状。

（四）实验室检查

1. 直接检查　本法最为简便。取相应标本如脓液、分泌物等做成悬浊液或涂片，加10%氢氧化钾液，或用革兰染色；置于显微镜检查，可见到不同形态的孢子或菌丝。根据孢子的大小、形态、数目、出芽情况，位于细胞内外等，以及菌丝的排列、数目、宽度、分隔分支等情况，可以鉴别各种真菌。

2. 培养　可采用不同种类的培养基在不同条件下培养出真菌。

3. 病理活组织检查　对乳腺真菌病的早期确诊和进行积极的治疗有重要意义。真菌病的组织反映并无特异性，因此，仍需凭真菌在组织内的形态而做出诊断。

4. 免疫学试验　包括皮肤试验、补体结合试验、凝集试验、间接荧光抗体试验、琼脂弥散试验等，可有助于诊断。

（五）诊断

对乳腺真菌病的确诊除临床表现外，更有赖于实验室检查的结果。

（六）治疗

1. 一般治疗　加强营养，给予适量 B 族维生素和维生素 C，慎用皮质激素以及免疫抑制剂，增强抵抗力，避免二重感染。积极治疗全身性疾病。

2. 病原治疗　根据不同真菌可选用青霉素、四环素、磺胺药、两性霉素 B、球红霉素、5-氟尿嘧啶、克霉唑、大蒜素、曲古霉素等。

3. 手术切除　对界限清楚的真菌性肉芽肿可手术切除。

十、乳房传染性软疣

乳房传染性软疣（Molluscum of contagiosum of breast）是由传染性软疣病毒引起，传染性软疣病毒属于痘疮病毒组，大小在 230～330μm，为椭圆形或砖形，系感染人体的大型病毒。不能在鸡胚中生长，将皮损内容物挤出，涂于玻片镜检，可见软疣小体，芦戈染色为暗褐色，用亮结晶蓝染色为青褐色。本病潜伏期 2～3 周。可自体接种或传染他人。流行病学证实，该病的传播与温暖潮湿的气候有关。除乳房外还好发于躯干、四肢、阴囊及睑缘处。

本病好发于青年。近年来该病已成为人类免疫缺陷病毒感染者中常见的一种感染疾病。初起为粟粒大半球形丘疹，可增至绿豆大，呈灰白、乳白、微红或正常皮肤色。表面有蜡样光泽，中心有脐窝，可以从中挑出或挤出白色物质，为受病毒侵犯的变性上皮细胞所构成。损害数目多少不定，散在分布，自觉微痒，经过缓慢，抓后基底红肿，疣部有脓及结痂。潜伏期 2～6 个月。

治疗：避免搔抓，防止扩散。对于免疫力正常的人，乳房传染性软疣是一种自限性疾病，典型的单个皮损多在 2 个月内消退。对长期不愈，或自身传染者，主要清除局部病灶为主，包括电烧灼、冷冻、刮除等，并辅以药物治疗，提高全身免疫力。

十一、乳房硬皮病

硬皮病是以皮肤及胶原纤维硬化为特征的慢性疾病。病程缓慢，可分为局限性和系统性硬皮病两型。两型之间的关系密切。乳房硬皮病（Scleroderam of breast）是全身疾病的局部表现。女性多见。乳房硬皮病属局限性硬皮病，预后较好。本病病因不十分清楚。有人认为与自身免疫有关。本病的病理变化具有特征性，主要表现为胶原纤维硬化变性与多数小血管壁增厚硬化，因而管腔狭窄或闭塞。

（一）临床表现

病变的特点是皮肤有局限性硬化，可呈点滴状、片状。除乳房外硬皮病还好发于颈部、面部、腹部、背部及臀部。皮损初发时为淡红色或紫红色片状，可为一两块或多块。边缘清楚，可略高于皮肤，逐渐扩大，数周后皮损从中心逐渐变硬，呈黄色或象牙色，有的则较凹陷，光滑发亮，无皱纹，与皮下组织紧紧相连，触之硬韧，表面干燥，无汗，毫毛脱落。周围留有红色或淡红色晕环，此种晕环的出现，表示病变正在扩张活动，当病情稳定或趋向愈疹时，晕环即逐渐消失。本病病程缓慢，经 1～2 年后皮损萎缩变薄，并常发生色素沉着。患部一般没有自觉症状，有时有轻微痒感或刺痛感，有些病例可自行缓解，但偶可转化为系统性硬皮病。对局限性硬皮病患者应检查是否同时存在系统性硬皮病。

（二）诊断

此病多见于女性。病程长，一般无自觉症状。乳房皮肤局限性发硬、紧绷感，颜色黄白并有蜡样光泽，周围有一淡红色晕环等特点，不难诊断。必要时可做皮肤活检。

（三）治疗

口服维生素 E，每天 30～50mg，亦可用氯喹、胎盘组织液、丹参注射液、毛冬青注射液肌内注射。

局部可用碘离子透入疗法，或用透明质酸酶150U注入皮损中，每日 1 次，共 10 次，亦可用皮质类固醇激素混浊液皮损内注射。蜡疗、热浴、按摩亦可试用，音频电疗有一定效果。

中医治则为祛风除湿，温经通络，和营活血，健脾软坚，应根据各个患者情况进行辨证施治。

十二、乳房湿疹

乳房湿疹（Eczema mammae）是乳房皮肤的一种过敏性炎性疾病，通常以红斑、渗液、结痂和并发皲裂为主要特征，是哺乳期妇女较常见的疾病。

（一）病因

湿疹的发病原因是很复杂的，它的发生一般认为和变态反应有关。由于致敏因子比较多，往往不易查清，但致敏因子不是在每个人身上都引起湿疹，所以，有人认为发生湿疹的患者具有一定的湿疹素质，这种素质可能与遗传因素有关。精神因素对于湿疹的发病有密切关系，如精神紧张、失眠、劳累、情感变化等，都可使湿疹的病变加重和痒感加剧。

（二）临床表现

男女都可以发生乳房湿疹，但以哺乳期妇女最为多见。病变通常是两侧对称性分布。皮肤损害可累及乳头、乳晕和乳房皮肤。湿疹按发病过程，可分为急性、亚急性和慢性3种。

1. 急性湿疹　乳房皮肤上先出现多数密集的粟粒大小红斑、丘疹，基底潮红，轻度水肿，湿疹很快变成球疱疹或小水疱，可糜烂形成点状渗出结痂等，损害呈多样性。病变中心部较重，边缘轻，易向周围扩大蔓延，因此，外围常有散在小丘疹、丘疱疹等而使境界不清。

自觉症状有瘙痒和疼痛等，瘙痒的程度以病期、病情轻重、病变部位及患者的耐受性而有所不同。

热水洗烫、用力搔抓、不适当的外用药等，均可使本病恶化及痒感加剧。急性湿疹若处理适当可渐消退。但常易移行为亚急性或慢性湿疹。

2. 亚急性湿疹　当急性湿疹的红肿、渗出等急性炎症减轻后，病变以小丘疹为主，或尚残留少数丘疱疹，小水疱及糜烂面，并有结痂及鳞屑，此时痒感仍甚剧烈。病程可达数周，易慢性化，若处理不当可再呈急性病变。

3. 慢性湿疹　湿疹长期反复发作，但炎症逐渐减轻，患部皮肤变厚浸润，粗糙，色素沉着，部分呈苔藓化。这时皮损多比较局限，有搔痕、点状渗出、血痂及鳞屑。瘙痒呈阵发性，遇热或入睡时加重。慢性病程常达数月或更久，处理适当可逐渐好转及痊愈，若再受刺激可急性化。

（三）诊断

湿疹的皮肤损害为多形性，分布对称，急性时有渗出，易反复发作，常呈慢性经过，瘙痒剧烈，一般不难诊断。

（四）鉴别诊断

急性湿疹需和接触性皮炎相鉴别。慢性皮疹需和神经性皮炎鉴别。当病变为一侧性尤其是久治不愈的患者，则需与 Paget's 病鉴别，必要时应切取少许全厚皮肤做病理检查。

（五）治疗

应去除一切可疑的致病因素，避免各种外伤刺激，如热水烫洗、用力搔抓，过多使用肥皂、不适当的外用药等。应避免过劳及精神紧张，避免辛、辣、腥、膻等食物。保持皮肤清洁，避免继发感染。

1. 内用疗法　可给抗组织胺药物和镇静剂。对乳房急性或亚急性湿疹可选用静脉注射钙剂，硫代硫酸钠等。皮质类固醇激素对严重或顽固疾病可以缩短应用。但应严格选择病例。有继发感染时，可并用有效的抗生素治疗。

2. 外用疗法　如下所述。

（1）急性湿疹：无渗出的可用炉甘石洗剂等，也可用3%硼酸溶液或3%马齿苋煎液做冷湿敷。有渗出时，也可采用上述溶液湿敷，当渗液减少后，可外用20%~40%氧化锌油。

（2）亚急性湿疹：有少量渗出的可继续湿敷，干燥结痂后，选用乳剂、油剂或糊膏等。如3%~5%的黑豆馏油糊膏、糠馏油糊膏、皮质类固醇激素乳剂等。有感染时可在上述药物中加入新霉素或氯霉素。

（3）慢性湿疹：可食用焦油类药物，黑豆馏油、煤焦油等软膏。含有抗生素的皮质类固醇软膏也可应用。

十三、乳腺的其他炎性疾病

（一）乳晕下慢性复发性脓肿

本病是一种与哺乳无关的特殊型慢性低度感染。常在乳晕或其皮下形成一个小脓肿，往往自行破溃后炎症即行消退，但几个月之内又同样复发；或小脓肿破溃后形成一个窦道，窦口封闭时炎症又再复发。本病主要是发生于青年或中年妇女，但其发病原因与哺乳无关。病菌一般是经由乳晕的汗腺或皮质腺深入到皮下，化脓以后蚀破了乳头根部的一两个大导管，因此，即使在脓肿引流以后炎症能够暂时消退，但由于细菌可从乳管的乳头开口处重新进入原先所在部位的纤维组织中，感染又可重新急性发作，对于此种病变，单纯切开引流不能取得永久疗效，必须在炎症静止期中将皮下的纤维组织连同与之相通的有关导管一并切除，方能有效。

（二）乳房皮肤的类肉瘤

本病非常罕见，即使在类肉瘤比较多见的北欧地区，也少有报道。病变初起时表现为小块皮肤的湿疹样变，然后范围逐渐扩大，有时可累及整个乳腺。皮肤增厚而硬韧，颜色潮红，表面粗糙，有微小的浅表溃疡，有臭味的分泌物和痂皮。病理切片主要为炎性肉芽肿，往往形成结节，其中可见巨细胞，但与结核结节无关。类肉瘤病变有时可累及淋巴结和肝、脾、肺等内脏组织。

（陆 黎）

第二节 乳腺增生症

乳腺增生症（Mazoplasia）又称乳腺结构不良症（Mammary dysplasia），是妇女常见的一组既非炎症亦非肿瘤的乳腺疾病。常有以下特点：在临床上表现为乳房周期性或非周期性疼痛及不同表现的乳房肿块。组织学表现为乳腺组织实质成分的细胞在数量上的增多，在组织形态上，诸结构出现不同程度的紊乱为病理改变。本病好发于 30~45 岁的中年妇女，而且有一定的恶变率。

本病与内分泌失衡有着密切关系。多数学者同意称本病为乳腺结构不良症，也是世界卫生组织（WHO）所提倡的名称。从临床习惯上，一些学者称"乳腺增生症"或"纤维性囊性乳腺病"。文献中名称繁多，很不统一，造成临床诊断标准的不一致，临床医师对恶变尚缺乏统一诊断标准。尤其是临床表现，尚没有一个明确指征为诊断依据。因此，在治疗中所用方法也较混乱，治疗效果也欠满意，故对预防早期癌变，尚没一个可靠的措施。因本病的不同发展阶段有一定癌变率，如何预防癌变或早期发现癌变而进行早期治疗，尚待进一步研究。

一、发病率

Haagen Sen 报道，本病占乳腺各种疾病的首位。Frantz 等（1951）在 225 例生前无乳腺病史的女尸中取材检查，镜下 53% 有囊性病。蚌埠医学院（1979）报道 2 581 例乳房肿块的病理学检查，发现该病 636 例，占全部的 25.85%。北京中医学院（1980）报道 519 例乳腺病中，该病有 249 例，占 48%。河南医学院附一院（1981）门诊活检 1 100 例各种乳房疾病中，乳腺结构不良症 260 例，占 26%。栾同芳等（1997）报道的 3 361 例乳房病中，乳腺增生及囊性乳房病 600 例，分别占全部病例的 17% 和 9%。足以证明，该病是妇女乳房疾病中的常见病。因本病有一定癌变率，因此应引起医师的注意。近些年来，随着人们的物质及文化生活水平的提高，患者逐年增多，且发病年龄有向年轻化发展趋势。有人称其为妇女的"现代病"，是中年妇女最常见的乳腺疾病，30~50 岁达最高峰，青春期及绝经后则少见。欧美等西方国家，有 1/4~1/3 的妇女一生中曾患此病。从文献报告的尸检中，有乳腺增生的妇女占 58%~89%。在乳腺病变的活检中，乳腺增生症占 60%。我国报道的患病率因资料的来源不同，>30 岁妇女的发生率为 30%~50%。有临床症状者占 50%。河南医科大学附一院近 5 年间（1991—1996），从门诊 248 例乳痛及乳房肿块患者中（仅占乳房疾病就诊者的 1/20）做病理学检查，其中 151 例有乳腺不同程度的增生，有 12 例不典型增生至癌变。发病率为 58%，较 16 年前（1981）有明显的上升，是原来的 2 倍左右。尽管这种诊断方法是全部乳腺疾病患者的一部分，但也说明了一个问题，从病理学检查中已有半数患者患此病。城市妇女的发病率较农村高，可能与文化知识及对疾病的重视程度乃至耐受程度有关。这些也引起医师对该病的重视。

二、病因和发病机制

本病的病因虽不完全明了，但目前从一些临床现象的解析认为与内分泌的失衡有密切关系，或者说有着直接关系。

1. 内分泌失衡　尽管乳腺增生症的病因尚未完全探明，但可以肯定，与卵巢内分泌激素水平失衡有关是个事实，其原因是：

（1）乳房的症状同步于乳腺组织变化，即随月经周期（卵巢功能）的变化而变化。也即随体内雌激素、孕激素水平的周期变化，发生周而复始的增生与复旧。乳腺增生症的主要组织学变化就是乳腺本质的增生过度和复原不全。这种现象必然是由于雌激素、孕激素比例失衡的结果。

（2）从发病年龄看，患者多系性激素分泌旺盛期，该病在青春前期少见，绝经后下降，与卵巢功能的兴衰相一致。

（3）从乳腺病变在乳房上不规律的表现，也说明是受内分泌影响引起。乳腺组织内的激素受体分布不均衡，而乳腺增生在同一侧乳房上的不同部位可表现为程度上的不一致，病变位置每人也不相同。主要表现了激素水平的波动后乳腺组织对激素敏感性的差异，决定着增生结节的状态及疼痛的程度。生理性反应和病理性结构不良的分界，取决于临床上的结节范围、严重性和体征的相对固定程度。然而两者往往很难鉴别，也往往要靠活检来鉴别。

（4）切除实验动物的卵巢，乳房发育停止，而给动物注射雌激素可诱发乳腺增生，目前无可靠依据来说明乳腺增生症患者体内雌、孕激素的绝对值或相对值比正常女性为高。

性激素对引起本病的生理机制主要表现在性激素对乳腺发育及病理变化均起主导作用。雌激素促进乳管及管周纤维组织生长，黄体酮促进乳腺小叶及腺泡组织发育。正常的乳腺组织结构，随着月经周期激素水平变化，而发生着生理性增生－复旧这种周期性的变化。如雌激素水平正常或过高而黄体酮分泌过少或两者之间不平衡，便可引起乳腺的复旧不完全，组织结构发生紊乱，乳腺导管上皮和纤维组织不同程度的增生和末梢腺管或腺泡形成囊肿。也有人认为，雌激素分泌过高而孕激素相对减少时，不仅刺激乳腺实质增生，而且使末梢导管不规则出芽，上皮增生，引起小管扩张和囊肿形成。也因失去孕激素对雌激素的抑制性影响而导致间质结缔组织过度增生与胶原化及淋巴细胞浸润，并认为这种增生与复旧的紊乱，就是该病的基础。另外，近年来许多学者注意到催乳素、甲基嘌呤物与乳腺增生症的关系。因此，目前认为这种组织形态上的变化，并非一种激素的效应所为而是多种内分泌激素的不平衡所引起。

2. 与妊娠和哺乳的关系　如下所述。

（1）多数乳腺增生症患者发生在未哺乳侧，或不哺乳侧症状偏重。

（2）未婚未育患者的乳腺增生症（尤其是乳痛症），在怀孕、分娩、哺乳后，病症多可缓解或自愈。

3. 精神因素　此类患者往往以性格抑郁内向或偏激者为多。部分患者诉说，每遇生气乳房就痛且有硬块出现，心情好时症状减轻，局部肿块变软。这也说明本症与精神情绪改变有关。

三、病理

由于本病组织形态改变较为复杂，病理分类意见纷纭，迄今尚未统一。

正常时，乳腺组织随卵巢周期性活动而有周期性变化，经前期表现为乳腺上皮增生，小管或腺泡形成、增多或管腔扩张，有些上皮呈空泡状，小叶间质水肿、疏松。月经期表现为管泡上皮细胞萎缩脱落，小管变小乃至消失，间质致密化并伴有淋巴细胞浸润。月经结束后，乳腺组织又进入新的周期性变化。如果雌激素分泌过多或孕激素水平低下而使其相对过多时，则刺激乳腺实质过度增生，表现为导管不规则出芽，上皮增生，引起小导管扩张而囊肿形成，同时间质结缔组织增生、胶原化和炎性细胞浸润等。上述病理变化常同时存在，但由于在不同个体、不同病期，这些病变的构成比例不同而有不同的病理阶段和不同的病理改变。

乳腺增生症是有着不同组织学表现的一组病变，尽管其病理分型不同，病因都与卵巢功能失调有关，各型都存在着管泡及间质的不同程度的增生为病理特点。各型之间都有不同程度的移行性病理改变，此点亦被多数医师认为是癌前病变。为了临床分类及诊断有一明确概念，按王德修分类意见，使临床与病理更为密切结合，可将本病分为乳腺腺病期和乳腺囊肿期2期，对临床诊治实属有利。

1. 乳腺腺病（Adenosis）　是乳腺增生症的早期，本期主要改变是乳腺的腺泡和小导管明显的局灶性增生，并有不同程度的结缔组织增生，小叶结构基本失去正常形态，甚者腺泡上皮细胞散居于纤维基质中。Foote、Urball 和 Dawson 称"硬化性腺病"，Bonser 等称"小叶硬化病"。根据病变的发展可分3期：即小叶增生、纤维腺病和硬化性腺病。有文献报道，除小叶增生未发现癌变外，后2期均有癌变存在，该现象有重要临床意义。

（1）乳腺小叶增生：小叶增生（或乳腺组织增生）是腺病的早期。该期与内分泌有密切关系，是增生症的早期表现。主要表现为小叶增生，小叶内腺管数目增多，因而体积增大，但小叶间质变化不明显。镜下所见：主要表现为小叶数目增多（每低倍视野包括5个以上小叶），小叶变大，腺泡数目增多（每小叶含腺泡30个以上）。小导管可见扩张。小叶境界仍保持，小叶不规则，互相靠近。小叶内纤维组织细胞活跃，为成纤维细胞所构成。小叶内或周围可见少数淋巴细胞浸润，使乳房变硬或呈结节状。临床特点是乳腺周期性疼痛，病变部触之有弥漫性颗粒状感，但无明显硬结。此是由于在月经周期中，乳腺结缔组织水肿，周期性乳腺小叶的发育与轻度增生所引起，是乳腺组织在月经期、受雌激素的影响而出现的增生与复旧的一个生理过程，纯属功能性，也可称生理性，可恢复正常。因此，临床上肿块不明显，仅表现为周期性乳痛。甚者，随月经周期的出没，乳房内的结节出现或消失。本期无发生恶变者，但仍有少数发展为纤维腺病。

（2）乳腺纤维腺病（乳腺病的中期变化）：小叶内腺管和间质纤维组织皆增生，并有不同程度的淋巴细胞浸润，当腺管和纤维组织进一步灶性增生时，可有形成纤维瘤的倾向。早期小管上皮增生，层次增多呈2~3层细胞甚至呈实性增生。同时伴随不同程度的纤维化。小管继续增多而使小叶增大，结构形态不整，以致小叶结构紊乱。在管泡增生过程中，由于纤维组织增生，小管彼此分开，不向小叶内管泡的正常形态分化。形成似囊样圆腔盲端者，称"盲管腺病"（Blunt ductal adenosis）。此期的后期表现是以小叶内结缔组织增生为主，小管受压变形分散。管泡萎缩，甚至消失，称"硬化性腺病"。在纤维组织增生的同时，伴有管泡上皮增生活跃，形成旺炽性硬化性腺病（Norjd schemsing adenosis）。另有一种硬化性腺病是由增生的管泡和纤维化共同组成界线稍分明的实性肿块，称"乳腺腺瘤"（Adenosistumor of breast）。发病率低，约占所有乳腺病变的2%。因此，临床上常见此型腺病同时伴发纤维腺瘤存在。

（3）硬化性腺病（又称纤维化期）：乳腺腺病的晚期变化，由于纤维组织增生超过腺管增生，使腺管上皮受挤压而扭曲变形，管泡萎缩消失，小叶轮廓逐渐缩小，乃至结构消失。而仅残留萎缩的导管，上皮细胞体积变小，深染严重者细胞彼此分离，很似硬癌，尤其冷冻切片时，不易与癌区分。本病早期有些经过一定时期可以消失，有些可发展成纤维化，某些则伴有上皮明显乳头状增生的该病理改变尤其值得注意，多数医师正视此为癌前期病变。

纤维腺病与纤维腺瘤病理上的区别点是：后者有包膜，小叶结构消失，呈瘤样增生。与硬癌的区别点是：硬癌表现小叶结构消失，癌细胞体积较大，形态不规则，有间变核分裂易见，两者较易区别。有学者（1998）从176例乳腺结构不良中发现，乳腺腺病期的中期（纤维性腺病）及晚期（硬化性腺病），均有不同程度癌变（其癌变率为17%）。该两期应视为癌前病变，临床上已引起足够重视。

2. 乳腺囊性增生病（Cystic hyperplasia）　与前述的乳腺组织增生在性质有所不同，前者是生理性改变，后者是病理性而且是一种癌前状态。根据 Stout 的1 000例材料总结，本病的基本病变和诊断标准是：导管或腺泡上皮增生扩张成大小不等的囊或有上皮化生。本期可见肿瘤切面为边界不清或不整的硬结区。硬结区质硬韧，稍固定，切面呈灰白色伴不规则条索状区。突出的特点是囊肿形成。囊肿小者直径在2mm以下，大者1~4cm不等，有光滑而薄的囊壁，囊内充满透明液体或暗蓝色、棕色黏稠的液体。后者称为蓝顶囊肿（所谓 Bloodgood cyst 蓝顶盖囊肿），镜下可见囊肿由中小导管扩张而来。上皮增生发生于扩张的小囊内，也可发生于一般的导管内。为实体性增生（乳头状增生），导管或扩张的小囊上皮细胞可化生。显微镜下，囊性上皮增生的病理表现如下：

（1）囊肿的形成：主要是由末梢导管高度扩张而成。仅是小导管囊性扩张，而囊壁内衬上皮无增生者，称"单纯性囊肿"。巨大囊肿因其囊内压力升高而使内衬上皮变扁，甚至全部萎缩消失，以致囊壁仅由拉长的肌上皮和胶原纤维构成。若囊肿内衬上皮显示乳头状增生，称乳头状囊肿。增生的乳头可无间质，有时乳头上皮可呈大汗腺样化生，末端小腺管和腺泡形成囊状的原因可能有以下2种说法：①因管腔发炎，致管周围结缔组织增生，管腔上皮脱落阻塞乳管所致。②乳管及腺泡本身在孕激素作用下上皮增生而未复原所致。但多数认为囊性病变可能是乳管和腺泡上皮细胞增生的结果。作者有同样看法。

（2）导管扩张：小导管上皮异常增生，囊壁上皮细胞通常增生成多层，也可从管壁多处作乳头状突向腔内，形成乳头状瘤病（Papiuomatosis），也可从管壁一处呈蕈状增生。

（3）上皮瘤样增生：扩张导管或囊肿上皮可有不同程度的增生，但其上皮细胞均无间变现象，同时伴有肌上皮增生。上皮增生有以下表现：

1）轻度增生者上皮细胞层次增多，较大导管和囊肿内衬上皮都有乳头状增生时，称"乳头状瘤"。

2）若囊腔内充满多分支的乳头状瘤，称"腺瘤样乳头状瘤"。

3）复杂多分支乳头的顶部相互吻合后，形成大小不一的网状间隙，称"网状增生"或"桥接状增生"。

4）若上皮细胞进一步增生，拥挤于囊腔内致无囊腔可见时，称"腺瘤样增生"。

5）增生上皮围成孔状时，称"筛状增生"。

6）上皮细胞再进一步增生而成实体状时，称"实性增生"。

上皮瘤样增生的病理生理变化：雌激素异常刺激→乳腺末梢导管和腺泡增生成囊肿→囊内液体因流通不畅→淤滞于囊肿内，囊液中的刺激物→先引起上皮的脱落性增生→再促使增生的上皮发生瘤化→进一步可演变为管内型乳癌（原位癌）→癌由管内浸及管周围组织→浸润性癌。

乳头状瘤可分为：①带蒂型（细胞多为柱状，排列整齐），多系良性，但也有可能恶变。②无蒂型（细胞分化较差，排列不整齐），多有恶变倾向。

有人认为小囊肿易恶变，而大囊肿却不易。可能是因为大囊肿内压力较高，上皮细胞常挤压而萎缩，再生力较差之故。但事实上在大囊肿周围常伴有小囊肿。故除临床上不能触及的小囊肿以外，一切能触及的乳腺囊性增生病，都有恶变可能，对可疑的病变应行活检。

（4）大汗腺样化生：大汗腺细胞样的化生，也是囊性病的一种特征。一般末端导管的上皮是低立方状，一旦化生为汗腺核细胞，其上皮呈高柱状，胞体大，小而规则的圆形核位于基底部，细胞质丰富，嗜酸性，伴有小球形隆出物的游离缘（Knobby free mar－gins），称"粉红细胞"（Dink cell），这些细胞有强烈的氧化酶活性和大量的线粒体，是由正常乳腺上皮衍生的，而且具有分泌增生能力。不同于大汗腺细胞。大汗腺细胞核化生的原因不明，生化的意义也不了解。Speet（1942）动物实验研究认为此种化生似与癌变无关。乳腺囊性增生病中的乳头状增生与管内乳头状瘤的增生不同之处是，前者发生于中小导管内，而后者则是发生在大导管内，且多为单发性。

根据王德修的病理分类，我们将分类、病理、临床表现作对照分析（表8－1）。

表8－1　乳腺增生症分类、病理与临床特点

分类分期	主要病理改变	主要临床表现	与恶变关系
（腺病早期）乳腺小叶增生	1. 小叶数目增多，小叶管泡增生，小叶增大，小叶形状稍不规则 2. 小叶内结缔组织不增多或只有轻度增多 3. 小叶内或小叶周围淋巴细胞浸润	平均年龄为33.6岁，主要以27岁以前，周期性乳痛，肿块随月经周期出没，软，非固定性，痛为主诉，双侧乳房	目前无见恶变报道

分类分期	主要病理改变	主要临床表现	与恶变关系
乳腺腺病期 纤维腺病期 （腺病中期）	1. 在小叶增生基础上，小叶管泡继续增生，以结缔组织增生最明显 2. 小叶增大，形态不规则，小叶轮廓不清 3. 纤维腺病的晚期阶段，小叶内的结缔组织增生更为明显 4. 小叶内的淋巴细胞的浸润程度不一	平均年龄为37.2岁，乳痛存在，为周期性肿块，中硬，有立体感，条索状，双侧乳房或一侧，表现轻重不一，多在外上象限，月经后肿块软而小，但仍在	有不同程度的恶变（在作者1998年报道的176例中，中期和晚期各1例恶变）
纤维化期 （腺病晚期）	此期由纤维病变发展而来，其主要形态是纤维化管泡萎缩，小叶的轮廓有时存在，有时消失，管及管泡大部分消失或完全消失，仅残存一些萎缩的导管	平均年龄40.1岁，乳痛不显著，周期性乳房变化不明显，肿块较硬，为三角形、条索状的片状或颗粒结节，常为一侧，有较硬结节位于肿块之中	
乳腺囊肿期	1. 主要病在小导管，尤其靠近小叶的末梢导管，来自大导管的极少见 2. 也有管泡形成囊肿 3. 也有来自大汗腺化生的导管形成囊肿（又称盲端导管） 4. 囊肿的上皮可呈增生萎缩、大汗腺样化生或泡沫状改变，囊肿周围的小导管可呈各种类型的上皮增生，有的甚至发展成癌	以肿块为主，病史长，肿块硬、突出、界清、有孤立灶性结节，多在外上象限，年龄多在40岁以上	作者1998年总结176例乳腺结构不良中，囊增生病9例，由增生间变过渡为癌，占5.1%（9/176）

　　阚秀等对乳腺增生症的病理组织形态及其分类进行长期研究认为：乳腺增生症是乳腺组织多种既有联系又各具特征的一组病变。有学者根据300例乳腺增生症的病史及病理切片的复习结果，将乳腺增生症分为单纯性增生和非典型增生两大类。

　　1. 单纯性增生病变　又分为4组病变，即囊肿病、腺病、一般性增生及高度增生。

　　（1）囊肿病：囊肿病不包括乳头下大中型导管扩张及积乳囊肿。仅指肉眼囊肿，囊肿肉眼可见，直径>0.3cm。显微囊肿，指在小叶内发生的腺泡导管化并扩张形成的微小囊肿，囊壁被覆低立方上皮，囊内充以淡粉色蛋白液体。有的形成大汗腺囊肿或乳头囊肿。还有的囊内充以大量泡沫细胞或脂性物质为脂性囊肿。

　　（2）腺病：分5种形式。

　　1）旺炽型腺病：小叶在高度增生的基础上，相互融合，界限不清，形态不一。肌上皮细胞增生明显。

　　2）硬化型腺病：在旺炽型腺病的基础上，纤维组织增生，腺体变硬。

　　3）纤维硬化病：在硬化型腺病的基础上进一步发展，腺体萎缩变小，甚或大部分消失。肌上皮细胞可残存甚或增生。纤维组织高度增生玻璃样变，也可形成一团局限性硬结。

　　4）结节性腺病：在增生扩大的小叶基础上，腺上皮及肌上皮细胞明显增生，纤维间质明显减少，形成一团细胞密集结节。主要成分为肌上皮细胞，腺体可完整或残缺不全。

　　5）腺管腺病（又称盲管腺病）：小叶腺泡导管化、扩大、增生，形成一团小导管。被覆的立方上皮、肌上皮细胞明显增生。常有向囊肿或纤维腺瘤转化的趋势。有的高度增生呈现搭桥倾向。

　　（3）一般性增生：包括下列病变。

　　1）小导管扩张或轻度增生，多为老年人，乳腺萎缩，仅表现为小导管轻度增生及扩张，细胞层次增多。

　　2）小叶增生症：小叶变大，每一小叶腺泡数目可>30个；小叶数目增多，有时数目不多，但腺上皮细胞增生活跃，细胞变大，数目增多，核深染。此类病变最为多见。

3）大汗腺样化生：多是数个小导管或腺泡大汗腺样化生。细胞大，细胞质呈红色颗粒状。细胞质游离面可见顶浆分泌小突起。

4）肌上皮增生症：大部分腺泡或导管肌上皮细胞增生明显。增生的肌上皮细胞体积大。细胞质透明，核小、染色深。

5）泌乳腺结节：腺体呈哺乳期或妊娠期形态。腺体增生扩大，间质极少，腺体呈背靠背状。上皮细胞立方状，细胞质富于脂性分泌物呈泡沫状或透明。

6）纤维腺瘤变：在小叶增生或腺病的基础上，局部小叶增生、伸长、分支及出现分节现象。似管内纤维腺瘤的表现。

（4）高度增生：包括下列两种形式。

1）搭桥现象：小导管或腺泡导管化生，上皮增生，部分上皮层次增多向管腔内乳头状伸出，互相连接形成搭桥状，致使导管腔隙变小变窄，但不形成真正的实性及筛孔。

2）导管内乳头状瘤病：多数小叶内导管上皮增生蜷曲、弯折，间质伸入，形成典型的导管内乳头状瘤（但上皮层次不增多）。

2. 非典型增生　分轻（Ⅰ级）、中（Ⅱ级）、重（Ⅲ级）3级。表现为4种形式，4种病变，出现2种特殊细胞。

（1）4种形式：实性、筛状、乳头状、腺管样。

（2）4种病变

1）导管扩张变大。

2）细胞增大可有一定的异型性。

3）细胞极性紊乱但仍可辨认出排列秩序。

4）肌上皮细胞显示减少但总会有残留。

（3）2种细胞

1）淡细胞：体积大，细胞质呈粉红色，核圆，核膜清楚染色质细，染色淡，可见核仁。

2）暗细胞：体积小，细胞质较窄，核小圆形，染色质粗，染色深，核仁分明显。

关于非典型增生的处理原则：可看出非典型增生Ⅰ级实为单纯性向非典型增生的过渡形式，无明显临床意义，良性增生症中发生率亦达16%，因此切除活检后，无须临床再做特殊处理。Ⅱ级为临界性病变，需密切随访，可3～6个月检查1次，必要时行X线摄片，超声波断层及针吸细胞学等进一步检查。Ⅲ级与原位癌有移行。不可避免会包括一部分原位癌，尽管有人主张，以往所谓原位癌不是癌，是一种良性小叶新生的增生病变。我们认为，仍以乳腺单纯切除较为稳妥。以癌前病变的观点，慎重地对待非典型增生患者，尤其高危人群更应慎重。

四、乳腺组织增生症

乳腺组织增生症（Mazoplasia）又称乳痛症（Mastodynia），是乳腺结构不良症的早期阶段，是一种因内分泌失衡引起的乳腺组织增生与复旧不良的生理性改变。临床表现以乳痛为主，病理改变主要是末端乳管和腺泡上皮的增生与脱落，目前未发现有癌变的报道。

（一）发病率

本病为妇女常见病，发病年龄多为30～50岁，青少年及绝经后妇女少见。男性极少见。近期文献报道有乳腺增生的妇女为58%～89%。城市患病率高于农村。

（二）临床表现

本病系乳腺结构不良症的早期阶段，主要是乳腺组织增生，如小叶间质中度增生，如小叶发育不规则、腺泡或末端乳管上皮轻度增生。

1. 好发年龄　多见于中年妇女（30～40岁），少数在20～30岁之间，并伴有乳房发育不全现象。

青春期前和闭经期少见。发病缓慢，多在发病1~2年后开始就医。

2. 本病与月经和生育的关系　此类患者月经多不规则，经潮期短，月经量少或经间期短等。多发生于未婚或未育及生育而从未哺乳者。

3. 周期性乳痛　周期性乳痛及乳胀是本病的特点。

（1）疼痛出现的时间：乳痛为本病的主要症状，常随月经周期而出现经前明显乳痛，经潮至症状锐减或消失，少数患者也有不规律的疼痛。乳痛多在月经来潮前1周左右出现且渐加重，月经来潮后渐缓解至消失，此乃本病的特点。

（2）疼痛的性质：多为间歇性、弥漫性钝痛或针刺样痛，亦有表现为串痛或隐痛，甚者有刀割样痛，多数为胀痛或钝痛。有些表现为自觉痛，亦有表现为触痛或走路衣服摩擦时疼痛。乳房也可以有压痛，或上肢过劳后疼痛加重现象。

（3）乳痛的部位：位于一侧乳房的上部外侧或乳尾部位，甚至全乳痛。单侧或双侧，以双侧为多见，有时也可仅有乳房的部分疼痛，也可伴患侧胸部疼痛且疼痛常放射到同侧上肢、颈部、背部及腋窝处。其疼痛程度不一致，多发生在乳房外上象限及乳尾区。疼痛发生前乳房无肿块及结节。

（4）乳痛的原因：在月经周期中，乳腺小叶受性激素影响，在月经前乳腺小叶的发育和轻度增生，乳腺结缔组织水肿，腺泡上皮的脱落导致乳腺管扩张而引起，纯属生理性，可以恢复正常。此种现象在哺乳期、妊娠期或绝经后减轻或消失。

4. 乳痛与情绪改变的关系　本病的症状及乳房肿块，多随月经周期、精神情绪改变而改变。如随愁怒、忧思、工作过度疲劳，甚至刮风、下雨、天阴、暑湿等气候改变而加重；经期或心情舒畅以及风和日暖气候则症状减轻或消失。此乃本病的特点。

与乳痛症的相关特点：

（1）疼痛原因：与性激素有直接关系。

（2）好发年龄：30~40岁妇女。

（3）疼痛出现时间：月经前7天左右。

（4）疼痛性质：慢性钝痛及刺痛。

（5）疼痛部位：乳房上部或外侧，一侧或双侧。

（6）疼痛、触痛及可变的乳房结节为本病三大主要表现。

5. 乳房检查　如下所述。

（1）乳头溢液：有些患者偶尔可见乳头溢出浆液性或牙膏样分泌物。

（2）乳房的检查：乳房外形无特殊变化，在不同部位可触及乳腺组织增厚，呈颗粒状，多个不平滑的结节，质韧软，周界不清，触不到具体肿块。增厚组织呈条索状、三角形或片状非实性。月经来前7天以内胀硬较明显，月经后渐软而触摸不清。多为触痛，有时月经来前出现疼痛时，多伴有乳房肿胀而较前坚挺，触诊乳房皮温可略高。乳房触痛明显，乳腺内密布颗粒状结节，以触痛明显区（多为外上象限）最为典型，但无明显的肿块可触及，故有人称"肿胀颗粒状乳腺"（Swollien granular breast）、"小颗粒状乳腺"（snail granula reast）。月经来潮后，症状逐渐消失，待月经结束后，多数患者症状完全消失，乳房触诊为原样。

（三）诊断

1. 症状和体征　周期变化的疼痛、触痛及结节性肿块。

2. 物理检查　如下所述。

（1）B超检查：乳痛症者多无明显改变。

（2）X线检查：乳痛症乳腺钼靶摄片常无明显改变，在腺病期、囊性增生症期，增生的乳腺组织呈现边缘分界不清的棉絮状或毛玻璃状改变的密度增高影。伴有囊肿时。可见不规则增强阴影中有圆形透亮阴影。也可行B超定位下的囊内注气造影。乳腺钼靶摄片检查的诊断正确率达80%~90%。

（3）红外线透照检查：由于乳腺组织对红外光的吸收程度不同，透照时可见黄、橙、红、棕和黑各种颜色。乳腺腺病一般情况下透光无异常，增生严重者可有透光度减低，但血管正常，无局限性暗影。

（4）液晶热图检查：该检查操作简便、直观、无创伤性，诊断符合率可达到80%～95%，尤适用于进行乳腺疾病的普查工作。

（5）乳腺导管造影：主要适用于乳头溢液患者的病因诊断。

（6）细胞学检查：细针穿刺细胞学检查对病变性质的鉴别诊断有较大的价值，诊断符合率可达80%～90%。对有乳头溢液的病例，行乳头溢液涂片细胞学检查有助于确定溢液的性质。

（7）切取或切除活体组织检查：对于经上述检查仍诊断不清的病例，可做病变切取或切除行组织学检查。乳腺增生症大体标本中：质韧感，体积较小，切面常呈棕色，肿块无包膜亦无浸润性生长及坏死出血。

有下列情况者应行病变切取或切除活体组织检查，以确定疾病性质：①35岁以上，属乳腺癌高危人群者。②乳腺内已形成边界清的片块肿物者。③细胞学检查（穿刺物、乳头溢液等）查见不典型增生的细胞。

此外，CT、MRI等方法可用于乳腺增生症的检查，有些因为可靠性未肯定，尤其CT价值不大，以B超及红外线透照作为乳腺增生症的首选检查方法为妥。除少数怀疑有恶性倾向的病例外，35岁以下的病例钼靶摄影一般不做常规应用。对临床诊断为乳腺增生症的患者，应嘱患者2～3个月复查1次，最好教会患者自我检查乳房的方法。

（四）治疗

1. 内科治疗　迄今为止，对本病仍没有一种特别有效的治疗方法。根据性激素紊乱的病因学理论，国外一直采用抑制雌激素类药物的治疗方案。目前对本病的治疗方法都只是缓解或改善症状，很难使乳腺增生后的组织学改变得到复原。

（1）性激素类：以往对乳腺增生症多采用内分泌药物治疗，尽管激素治疗开始阶段多会有较好的效果，但由于乳腺增生症患者多有内分泌激素水平失衡因素，现投入激素，应用时间及剂量很难恰如其分适合本病需要，往往有矫枉过正之弊。应用不当，势必会更加重这种业已失衡的状态，效果必然不甚满意。同时乳腺癌的发生与女性激素有肯定关系，甚至增加乳腺癌发生机会。因此，目前应用激素类药物作为治疗本病的已很少作为常规用药。此类药物应用主要机制是利用雄激素或孕激素对抗增高了的雌激素。

以调节体内的激素维持平衡减轻疼痛，软化结节。该类药物早在1939年Spence就试用雄性激素（睾酮），Atkins也报道了本药作用。因恐导致乳腺癌的发生，临床应用应谨慎。下面介绍常用药物：

1）黄体酮：一般在月经前2周用，每周注射2次，5mg/次，总量20～40mg。疗程不少于6个月。然而目前有报道，认为此药对本病治疗无效且不能过量治疗，否则会引起乳房发育不良，甚至引起乳腺上皮恶变。

2）雌激素：在月经期间，每周口服2次小剂量己烯雌酚（1mg），共服3周。在第2次月经期间，依据病情好转程度而适当减量，改为每周给药1次或0.2mg/d，连用5天。如此治疗6～8个月。亦可用0.5%己烯雌酚油膏局部涂抹，每晚抹乳腺皮肤，连用半年。

雌激素应用的不良反应可见恶心、呕吐、胃痛、头痛、眩晕等，停药后消失。

3）甲睾酮（甲睾素）：甲睾酮5mg或10mg，1次/d，肌内注射，月经来潮前第14天开始用，月经来潮停用。每次月经期间用药总量不超100mg。

4）丙酸睾酮：丙酸睾酮25mg，月经来前1周肌内注射，1次/d。连用3～4天。睾丸素药膏局部涂抹亦有一定作用。

以上2种雄激素的不良反应，有女性男性化多毛、阴蒂肥大、音变、痤疮、肝脏损害、黄疸、头晕和恶心。

5）达那唑（Danazol）：是17-己炔睾（Elhisterone）衍生来的合成激素，其作用机制是抑制促性腺激素，从而减少了雌激素对乳腺组织的刺激。Creenbiall等在治疗子宫内膜异位症时，发现该药治疗的病例所伴有的良性乳腺疾病同时得到缓解。达那唑不能改变绝经前妇女的促性腺激素水平，其机制可能是抑制卵巢合成激素所需要的酶，从而调整激素水平，此药治疗效果显著。症状消失及结节消失较为明显，有效率达到90%～98%。但不良反应大，尤其月经紊乱发生率高，因此仅对用其他药物治疗无效，症状严重、结节多者，才选用此药。用药剂量越大，不良反应出现的也越多，且有停药复发问题。用法为：达那唑100～200mg，1次/d，月经来后第2天开始服用，3～6个月为1个疗程。

6）他莫昔芬（Tamoxifen）：本品主要是与雌激素竞争结合靶细胞的雌激素受体，直接封闭雌激素受体。阻断雌激素效应是一种雌激素拮抗药。1980年有人开始用本品治疗本病，国内报道治疗本病的缓解率为96.3%，乳腺结节缩小率为97.8%，停药后有反跳作用。不良反应主要为月经推迟或停经，以及白带增多等。且前Femtinen认为治疗乳痛效果好。用法10mg，2次/d，持续2～3个月。但也有报道长年服用可引起子宫内膜癌的危险。

（2）维生素类药物：维生素A、维生素B、维生素C、维生素E等能改善肝功能、调节性激素的代谢，同时还能改善自主神经的功能，可作为乳腺增生症的辅助用药。Abrams（1965）首先报道用维生素E治疗本病，随后的研究发现其有效率为75%～85%。机制系血中维生素E值上升，可使血清黄体酮/雌二醇比值上升；另一方面可使脂质代谢改善，总胆固醇－脂蛋白胆固醇的比值下降，α－脂蛋白－游离胆固醇上升。维生素E可使乳房在月经前疼痛减轻或缓解，部分病例可使乳房结节缩小、消散，又可调节卵巢功能，防治流产和不孕症，维生素E是一种氧化剂还可抑制细胞的间变，可以降低低密度脂蛋白（LDL）增加孕激素，故鼓励患者用维生素E以弥补孕激素治疗的不足。其优点是无不良反应，服药方便，价格低廉，易于推广使用，但疼痛复发率高。维生素B_6与维生素A对调节性激素的平衡有一定的意义，维生素A可促进无活性的雄烯酮及孕炔酮转变为活性的雄烯酮及黄体酮，后两者均有拮抗雌激素作用。可以试用。具体用法为：维生素$B_6$20mg，3次/d。维生素E100mg，3次/d，维生素$A_1$500万U，3次/d，每次月经结束后连用2周。

（3）5%碘化钾溶液：小量碘剂可刺激腺垂体产生促黄体素（LH），促进卵巢滤泡黄体化，从而使雌激素水平降低，恢复卵巢的正常功能，并有软坚散结和缓解疼痛的作用。有效率为65%～70%。碘制剂的治疗效果往往也是暂时的，有停药后反跳现象。由于可影响甲状腺功能，因此应慎重应用。常用的是复方碘溶液（卢戈液每100mL含碘50g，碘化钾100g），0.1～0.5mL/次（3～5滴），口服，3次/d。可将药滴在固体型食物上，以防止药物对口腔黏膜的刺激。5%碘化钾溶液10mL，口服，3次/d。碘化钾片0.5g，3次/d，口服。

（4）甲状腺素片：由于近年来认为本病可能与甲状腺功能失调有关，因此有人试用甲状腺素片治疗乳腺增生症获得一定的效果。用甲状腺浸出物或左甲状腺素（Synthroid）治疗，0.1mg/d，2个月为1个疗程。

（5）溴隐亭（bromocripine）：本品属于多巴胺受体的长效激活剂，它通过作用在垂体催乳细胞上多巴胺受体，释放多巴胺来直接抑制催乳腺细胞对催乳素的合成和释放。同时也减少了催乳素对促卵泡成熟激素的拮抗，促进排卵及月经的恢复，调整激素的平衡，使临床症状得以好转，有效率达75%～98%。本品的不良反应是头晕困倦、胃肠道刺激（恶心甚至腹痛、腹泻）、面部瘙痒、幻觉、运动障碍等。具体用法为：溴隐亭5mg/d，3个月为1个疗程。连续应用不宜超过6个月。

（6）其他

1）夜樱草油：本品是一种前列腺受体拮抗药，用药后可致某些前列腺素（PGE）增加并降低催乳素活性，3g/d。效果不肯定，临床不常应用。

2）催乳素类药物：正处于临床试验阶段，其效果尚难肯定。

3）利尿药：有作者认为乳房疼痛与乳房的充血水肿有关，用利尿药可以缓解症状。常用螺内酯（安体舒通）和氢氯噻嗪短期应用。

2. 手术治疗　如下所述。

（1）适应证：乳腺增生症本身无手术治疗的指征，手术治疗的主要目的是避免误诊，漏诊乳腺癌。因此，手术治疗必须具备下列适应证：①有肿块存在。重度增生伴有局限性单个或多个纤维瘤样增生结节，有明显片块状肿块，乳头溢液，其他检查不能排除乳腺癌的病例。②药物治疗观察的病例，在弥漫性结节状乳腺或片块状乳腺腺体增厚区的某一局部，出现与周围结节质地不一致的肿块者，长期用药无效而且症状又加重者。③年龄在 40～60 岁患者，又具有乳腺癌高危因素者。④长期药物治疗无效，思想负担过于沉重，有严重的精神压力（恐癌症），影响生活和工作的患者。

（2）手术目的和治疗原则：①手术的主要目的是明确诊断，避免乳腺癌的漏诊及延诊。因此，全乳房切除是不可取的也是禁忌的，如果围绝经期患者必须如此，须谨慎应用（仅行保留乳房外形的腺体切除），绝不宜草率进行。②局限性病变范围较小，肿块直径不超过 2.5cm，行包括一部分正常组织在内的肿块切除。③全乳弥漫性病变者，以切取增生的典型部位做病理学检查为宜。④年龄在 50 岁以上，病理证实为乳腺导管及腺泡的高度非典型增生患者可行单纯乳房切除（仅行腺体切除，保留乳房外形）。

总之，没有绝对适应证而轻举扩大乳腺切除范围是十分错误的。用防止癌变的借口切除女性（尤其是青、中年女性）的乳房也是绝对不允许的。

3. 其他治疗 如下所述。

（1）中医治疗：中医药在治疗乳腺增生症方面有其独到之处，为目前治疗本病的主要手段（详见乳腺囊性增生病）。

中医治疗时，除口服药物外，不主张在乳房局部针刺治疗（俗称扎火针）且必须强调的是：在诊断不甚明确而又不能除外癌时，局部治疗属于禁忌。在临床实践中，有多例因中药外敷、扎火针而致使误为乳腺增生症实为乳腺癌的患者病情迅速恶化的病例，应引以为戒。

（2）饮食治疗：据某些学者认为，此病的发生也与脂肪代谢率紊乱有关，因此应适当减少饮食中的脂肪的摄入量，增加糖类的摄入。

（3）心理治疗：乳腺增生症的发生和症状的轻重常与情绪变化有关，多数患者在遇心情不舒畅的情况下及劳累过度时，很快出现症状或使症状加重。因此，给予患者必要的心理护理，对疾病的恢复是有益的，尤其是对乳痛症患者。如果能够帮助患者消除心理障碍，保持良好的心理状态，可完全替代药物治疗。消除恐惧和紧张情绪是心理治疗的关键。必要时可给予地西泮（安定）等镇静药以及维生素类药。

五、乳腺囊性增生病

乳腺囊性增生病（Cystic hyperplasia of breast）属于乳腺结构不良的一个晚期阶段，是一种完全性的病理性变化。临床表现主要是以乳房肿块为特点，同时伴有轻微的乳痛。病理改变除了有小叶增生外，多数中小乳管扩张形成囊状为本病特点。乳管上皮及腺泡上皮的增生，与癌的发生有着一定关系。War-ren 等追踪病理证实的乳腺囊性增生病，其后发生癌变者较一般妇女高 4.5 倍，并且乳腺囊性增生病在乳腺癌患者的发生率远高于一般的同龄妇女。本病在临床上极为多见，大约 20 个成年妇女在绝经期前就有 1 个患本病，发病率较乳腺癌高，在尸检资料中如将小叶囊肿一并统计在内，其发病率更明显增高。

本病属于中医的"乳癖"范围，中医学认为"乳癖及乳中结核……随喜怒消长，多由思虑伤脾，恼怒伤肝，气血瘀结而生"。

（一）发病率

乳腺囊性增生病是乳腺各种病变中最常见的一个阶段。即使仅以临床能觉察的较大囊肿为限，乳腺囊性增生病的发病率也较乳腺其他病变的发病率为高。据纽约长老会医院1941—1950 年间共有临床表现明显的乳腺囊性增生病 1 196 例，同时期内的乳腺癌有 991 例、腺纤维瘤有 440 例，可见乳腺囊性增生病之多见。又据 Bmhardt 和 Jaffe（1932）曾报道 100 个 40 岁以上女尸的尸检资料统计，其乳腺囊性增生病的发生率高达 93%。Franas（1936）曾报道 100 个 19～80 岁的女尸，其乳腺中有显微观的小囊肿者占 55%，双侧病变也有 25%。Frantz 等（1951）研究过 225 例并无临床乳腺瘤的女尸，发现 19% 有肉眼可见的乳腺囊性增生病（囊肿大 1～2mm 以上），半数为两侧性。此外。在显微镜下还发现 34% 有各种囊性病变（包括小囊肿、管内上皮增生等），总计半数以上（53%）具有各种表现的乳腺囊性增生病。总之，以这样的估计，一般城市妇女中每 20 个就有 1 个在绝经前可能在临床上发现乳腺囊性增生病，其发病率远较乳癌的发病率高。

乳腺囊性增生病通常最早发生在 30~39 岁之间，至 40~49 岁之间其发病率到达高峰，而在绝经后本病即渐减少。据美国纽约长老会医院统计的 454 例临床可见的乳腺囊性增生病也说明了是中年妇女常见病。其发病年龄如以初诊时为准，20~29 岁占 5.2%，30~39 岁占 33.2%，40~49 岁占 49.6%，50~59 岁占 9.4%，60 岁以上的共占 2.6%，其平均发病年龄为 41 岁。我国王德修、胡予（1965）报道的 46 例乳腺囊性增生病，平均年龄为 39.8 岁，天津市人民医院（1974）报道的乳腺囊性增生病 80 例，患者就诊年龄为 14~74 岁，平均为 38.7 岁，可见乳腺囊性增生病主要为中年妇女的疾病。

（二）临床表现

1. 患病年龄　患病年龄多在 40 岁左右的中年妇女，青年及绝经后妇女少见。自发病到就诊时间平均 3 年（数天至 10 余年）。

2. 乳痛　多不显著，与月经周期关系不甚密切，偶尔有同乳腺增生症一样的疼痛，此点可与小叶增生相区别。疼痛可以有多种表现，如隐痛、钝痛或针刺样痛，一侧或双侧，同时伴患侧胸、背及上肢的疼痛。疼痛可以是持续性，也可以是周期性，但不规律的乳痛是本病的特点。乳痛多因早期乳管开始扩张时出现，囊肿发展完全时疼痛消失，疼痛也可能与囊内压力迅速增加有关。

3. 乳头溢液　多为草黄色浆液、棕色、浆液血性甚至纯血液。一般为单侧，未经按压而自行排出。也有经挤压而出。溢液主要是病变与大导管相通之故。有文章报道，762 例乳房肿块病患者，发生排液者 41 例，占 5.4%，其中 63.5% 为乳腺囊性增生病。

4. 乳房肿块　是本病主要诊断依据。但检查该病时，最好在月经前后 7~10 天之内。先取坐位后取平卧位，按顺序仔细检查乳房各个象限，检查肥大型或下垂型乳房时，可采用斜卧位，并将上肢高举过头，以便检查乳腺的外上象限。常见肿块有以下几种表现：

（1）单一肿块状：呈厚薄不等的团块状，数目不定，长圆形或不规则形，有立体囊样感，中等硬度有韧性，可自由推动，不粘连，边缘多数清楚，表面光滑或呈颗粒状，软硬不一，是单纯囊肿的特点。有些囊肿较大，一般呈圆球形，表面光滑，边界清楚；囊肿的硬度随囊内容物的张力大小而有差别，张力小的触诊时感觉较软，甚至有波动感，张力大的显得较硬，有时与实质性的腺纤维瘤很难区别。此外，在月经来潮前因囊内张力较大，肿块也会变得较硬。由于囊内容物一般多为澄清的液体，所以大的囊肿大多透光明亮。

如囊肿有外伤出血或感染，则透光试验时囊肿显出暗淡的阴影，在感染的情况下因囊肿与周围组织常有粘连，还可见皮肤或乳头的粘连退缩现象。囊内乳头状瘤存在时，囊液每呈血性或浆液血性，此时透光试验也能显出境界清楚的阴影。

（2）乳腺区段型结节肿块即多数肿块出现：结节的形态按乳管系统分布，近似三角形，底位于乳房边缘，尖朝向乳头，或为不规则团块，或为中心部盘状团块，或为沿乳管走向的条索状，囊肿表现形式可以是单个或多个，呈囊状感，也有为颗粒状边界清楚，活动度大，大小多在 0.5~3cm 之间。大者甚至可达 8cm 左右。文献上有人将直径在 0.5cm 以下，称"沙粒结节"。

（3）肿块分布弥漫型：肿块分布的范围超过 3 个象限或分散于整个或双侧乳腺内。

（4）多形状肿块：同乳腺内，有几种不同形态的肿块（片状、结节、条索、颗粒等），在同一部位或不同部位，甚至散在全乳房。

（5）肿块变化与精神情绪的关系：多数人于月经前愁闷、忧伤、心情不畅以及劳累、天气不好而加重，使肿块变大、变硬，疼痛加重。当月经来潮后或情绪好、心情舒畅时，肿块变软、变小。同时疼痛可减轻或消失。这种因精神、情绪的变化而改变的肿块，是本病的特点，而且多为良性经过。有人认为，这种表现多在乳腺结构不良的早期，而囊肿期则表现不甚明显，仅表现为肿块的突出特点。各型肿块，与皮肤和深部筋膜不粘连，乳头不内陷。乳房外形不变，同侧腋窝淋巴结不肿大。切开肿块，内有大小不等的囊肿（为扩张的乳管），大如栗子，小如樱桃，多散在乳房深部。

（三）辅助检查

1. X 线检查　可见多数大小不一的囊腔阴影，为蜂巢状，部分互相融合或重叠，囊腔呈圆形，大囊腔为卵圆形，边缘平滑，周围大或伴有透亮带。牵引乳头摄片，则发现弧形之透亮区易变形，而由于皮下脂肪层变薄，由于位于边缘的囊腔而呈皱襞状。文献报道钼靶 X 线的诊断正确率达 80% ~ 90%。随着 X 线技术的改进，如与定位穿刺活检相结合，其诊断正确率可进一步提高。近年来磁共振的应用，对诊断本病有一定参考价值，典型的 MRI 表现为乳腺导管扩张，形状不规整，边界不清，但本病 MRI 表现是多种多样。因此法不太经济，故临床应用目前未推广。

2. B 超检查　Wild（1951）首先应用超声波检查乳腺的肿块，近年来 B 超发展很快，诊断正确率高达 90% 左右。超声波显示增生部位不均匀的低回声区，以及无回声的囊肿。它的诊断在某些方面优于 X 线摄片。X 线片不易将乳腺周围纤维增生明显的孤立性囊肿和边界清楚的癌相鉴别，而 B 超则很容易鉴别。B 超对乳腺增生症患者随访很方便，也无创伤。临床检查应作为首选方法。B 超对囊肿型的乳腺病表现为，光滑完整的乳腺边界，内皮质稍紊乱，回声分布不均，呈粗大光点及光斑。囊肿区可表现出大小不等的无声回区，其后壁回声稍强。

3. 肿块或囊肿穿刺　在乳房肿块上面，行多处细针穿刺并做细胞学检查，对诊断乳腺上皮增生症有较大价值。结合 X 线透视下定位穿刺活检，其诊断正确率较高。需注意的是对怀疑癌变的病例，最后确诊仍有赖于组织切片检查。

4. 透照摄影　乳腺透照法首先由 Curler（1929）提出，Cros 等（1972）作了改进。其生物学基础是短波电磁辐射（蓝光）比长波（红光）更容易透入活组织，短波光在组织内广泛散布，长波光可被部分吸收，并产生热。乳腺各区域的不同吸收质量用黄光透照能更好地显示。Gros 等使用非常强的光源，在半暗环境中进行透照，并用普通彩色胶卷摄影，观察其图谱的变化。有一定的诊断价值，最适宜大面积的普查。由于乳腺组织囊性增生和纤维性变，在浅灰色背影下，可见近圆形深灰色均匀的阴影，周围无特殊血管变化，乳腺浅静脉边界模糊不清。由于含的液体不同，影纹表现各异。清液的囊肿为孤立的中心造光区，形态规则，含浊液则表现为均匀深灰色的阴影，边界清楚。也是鉴别良恶性一种方法。

5. 囊内注气或用造影剂摄像检查　这些方法仅可说明有囊肿，并不能确定其性质，最终还需依靠病理组织学检查。

6. 活检　对诊断不清，特别是难与恶性肿瘤相鉴别者，可行活检，但是应注意：

（1）如果肿块小而局限者，可行包括一部分正常组织在内的全部肿物切除，送病理学检查。

（2）如果肿块大，范围广泛，可在肿块最硬处或肿块中心处取组织做病理学检查。

（四）鉴别诊断

鉴别诊断目的主要在于：①为排除癌变的存在。②了解病变增生程度，以便采取相应措施。③预测疾病的发展与转归。④对一些肿物局限者切除，达治疗目的。

根据病史、体征及一些辅助检查，基本能提示本病存在的可能，但最终仍需病理组织学来确诊，确诊后方可采取治疗措施。

乳腺增生症尚需与乳房内脂肪瘤、乳腺导管内或囊内乳头状瘤、慢性纤维性乳腺炎、导管癌等鉴别。

1. 乳房内脂肪瘤　为局限性肿块，质软有假性波动，无疼痛及乳头溢液，也无随月经周期的变化而出现的乳房疼痛及肿块增大现象。

2. 乳痛症　以乳房疼痛为主，与月经周期有明显关系，每经潮开始后，痛即减轻或消失。乳腺触诊阴性，仅疼痛区，乳腺腺体增厚，无明显肿块感，仅有小颗粒状感觉。很少有乳头溢液。

3. 乳腺管内或囊内乳头状瘤　有乳头溢液及乳房肿块，但与乳腺结构不良的乳头溢液及肿块不同。前者为自溢性从乳头排出血性液体，呈粉红色或棕褐色；后者多为挤压而出，非自溢性，且为淡黄色的浆液性液体。前者乳房肿块较小，位居乳晕外，挤压肿块可见有血性分泌物从乳头排出，肿块随之变小或消失；而乳房结构不良症的肿块，常占乳房大部分或布满全乳，一侧或双侧乳房肿块随月经周期而出现疼痛及增大为特点。

4. 慢性纤维性乳腺炎 有乳房感染史及外伤史，往往因炎症的早期治疗不彻底而残留2~3个小的结节。在全身抵抗力降低时，再次发作。反复发作为其本病的特点。很易与乳房结构不良相鉴别。

5. 恶性肿瘤 肿块局限、质较硬，无随月经周期变化而出现的乳房变化现象，多需病理协诊（表8-2）。

表8-2 乳腺增生症与乳房恶性肿瘤的临床鉴别

乳腺增生症	乳房恶性肿瘤
1. 肿块常是多数，可在双侧乳房出现	1. 常只有一个肿块，且常在一侧
2. 常伴随月经周期变化而出现乳房的肿胀及疼痛，月经过后而缓解	2. 肿块与月经变化无明显关系
3. 肿块质较软，大小不等，形状不一。有圆形、椭圆形、三角形等，小如樱桃，大如鸡蛋	3. 肿块质坚硬，表面不光滑，常为单发
4. 肿块与周围组织分界不清，与皮肤及胸肌筋膜不粘连，可呈一团块状活动	4. 肿块多与皮肤及胸肌筋膜粘连，表现为乳头抬高及凹陷，肿块不活动
5. 无乳房皮肤淋巴管堵塞表现——"橘皮征"	5. 肿瘤细胞常阻塞乳房表皮淋巴管而出现乳房皮肤的"橘皮征"改变
6. 同侧腋窝淋巴管不肿大	6. 同侧腋窝淋巴结多肿大质坚硬，晚期则呈团块状，不活动

（五）治疗

1. 手术治疗 如下所述。

（1）手术目的：①明确诊断，排除乳房恶性疾病。②切除病变腺体，解除症状。③除去乳腺癌易患因素，预防乳腺癌发生。

（2）手术指征

1）肿块切除：增生病变仅局限乳房一处，经长时间药物治疗而症状不缓解，局部表现无改善或肿块明显增大、变硬和有血性分泌物外溢时，应包括肿块周围正常组织在内的肿块切除病检。如发现上皮细胞不典型增生而年龄>45岁，又有其他乳腺癌高危因素者，则以单纯乳房切除为妥。在做乳房肿块区段切除时，应做乳房皮肤的梭形（或弧形）切除，但不要损及乳晕，以便在缝合后保持乳房的正常外形。

2）单纯乳房切除：乳房小且增生病变遍及一侧全乳，在非手术治疗后症状不缓解，肿块继续增大，乳头溢血性分泌物，病理诊断为不典型增生，年龄在40岁以上者，有乳腺癌家族史或患侧乳房原有慢性病变存在，可行单纯乳房切除，并做病理学检查。如为恶性，可行根治。年龄<30岁一侧乳房内多发增生者，可行细胞学检查，也可进行活检（应在肿块最硬的部位取组织）。如为高度增生，也行乳房区段切除。术后可以药物治疗和严密观察。

3）病变弥漫及双侧乳房：经较长时间的药物治疗，症状不好转，肿块有继续长大，溢水样、浆液性或浆液血性及血性分泌物者，多次涂片未发现癌细胞，如年龄>45岁者，可在肿块最明显处做大区段乳房切除，并送病理学检查。年龄<35岁，有上述情况者，可将较重的一侧乳房行肿块小区段切除，较轻的一侧在肿块中心切取活体组织检查。如无癌细胞，乳管增生不甚活跃，无上皮细胞间变及化生的，可继续行药物治疗，定期复查。

4）凡为乳腺囊性增生病行肿块切除、区段切除或单纯乳房切除者，术前检查未发现癌细胞，术后一律常规再送病理学检查。发现癌细胞者，均应尽快在短时间内补加根治手术。对于仅行活检或单纯乳房肿块切除患者，术后应继续行中药治疗。

5）乳腺囊性增生病行单纯乳房切除的适应证：凡病理学检查为囊性增生、上皮细胞不典型增生或重度不典型增生，药物治疗效果不佳，年龄>40岁，可行保留乳头及乳晕的皮下纯乳房腺体切除。如年龄<30岁，可以肿块区段切除。如病理学检查为腺病晚期或囊肿增生期，无论年龄大小，均做肿块切除，并用药物治疗及定期复查。

总之，关于乳腺增生症的治疗问题不能一概而论，应根据年龄、症状、体征以及病理类型、病变进展速度及治疗反应而综合治疗，且不可长期按良性疾病处理，而忽略恶性病变存在的可能，以致贻误治疗时机。也不能因本病是癌前病变就不注意上皮增生情况、年龄大小及病史和治疗反应就一概而论地行区段乳房切除或单纯乳房切除，这些都是不妥的。

2. 化学药物治疗　同乳腺组织增生症。

3. 中医中药的应用　如下所述。

（1）中医治疗的理论：中医认为本病属于乳"癖"，其产生原因系郁怒伤肝，思虑伤脾，气滞血瘀，痰凝成核而引起肿块。从辨证来看，似以肝郁气滞为多，因此在治疗时以疏肝解郁，活血化瘀，软坚散结以及调经通乳为主。

（2）常用方剂及方解

1）乳痛消结汤（乳块消1号）：牡蛎30g，昆布、海藻、鸡血藤、淫羊藿、菟丝子、王不留行、三棱、莪术、皂刺各15g，柴胡、香附、鹿角各9g，通草6g，丹参12g。水煎服，1剂/d，除月经期外，可连续服用，或两次月经之间开始服用至下次月经来前止（此时患者体内雌激素水平最高，症状明显），可连续服用3个月经周期。以巩固疗效。因方中有淫羊藿，故孕妇不宜用。

昆布、海藻、丹参等均为含碘药物，有降低雌激素的作用。

淫羊藿、菟丝子、鹿角均为补肾助阳药，常用治阳痿、遗精，从临床效果来看，似有男性激素样作用，与用男性激素有类似功效。

淫羊藿、丹参等含维生素E（生育酚），维生素E具有黄体素样作用。

柴胡、香附、王不留行、丹参、鸡血藤、赤芍等均有调理经血作用。

根据肝脏的功能，对性腺激素的活性化和失效有重要影响。尤其对正常的生殖生理现象极为重要。而在许多生殖器官（包括乳腺）的功能性疾病，常是由于慢性肝脏失常所引起。例如：肝炎、肝硬化患者因肝功能受损，正常雌激素在肝内的转化发生障碍，致体内雌激素水平相对升高，可使乳腺发育肥大，因此有人用大量维生素B或肝制剂等以改善肝脏功能，达到治疗目的。

根据中医经络学说，乳头属肝经，乳腺属胃经，亦认为本病与肝郁气滞有关。所以方中所选用的药多入肝胃两经。例如：柴胡有疏肝解郁功能；香附有理气疏肝功能；柴胡含有皂素、植物固醇等，有良好的镇痛作用；三棱、莪术、皂刺均有软坚的作用。

2）乳块消2号：丹参、橘叶各15g，王不留行、川楝子、土鳖虫（广地龙代）、皂刺各10g。水煎服，1剂/d。具有疏肝理气、活血化瘀之效。

上述药也可制成浓缩糖衣片47片，2.3g/片，含生药1.5g，12片/d，分2次服，3个月为1个疗程。也可加大剂量，24片/d。

3）消乳汤：山楂、五味子各9g，麦芽30g。水煎服，1剂/d。

4）乳增平1号：广郁金、夏枯草、青皮、乳香、制香附各6g，焦楂肉、牡蛎各12g，海藻、昆布各15g，柴胡、半夏、当归各9g。水煎服，3次/d。

5）"419"丸：猪苦胆汁1 500g，冰片18g，土鳖虫、金银花各1 000g，大枣、核桃仁各500g，马钱子200g。先将猪苦胆汁煮沸1小时后加入冰片，搅拌匀，然后把炙好的马钱子同其他药共研为细末，与胆汁混合，蜂蜜为丸。6g/丸，1丸/次，2次/d，早、晚温开水送服。1个月为1个疗程。根据情况，可连服2个疗程。本方具有清热解毒、散郁火、通经、催乳作用。

6）乳增平2号：柴胡、炙甲片、广郁金、三棱、莪术各5g，当归、白芍、橘核、橘叶、制香附、川楝子、延胡索各10g。水煎服，1剂/d。

7）乳康片：柴胡（或青皮）、丝瓜络、当归各6g，郁金（亦可用三棱代）、橘核、山慈姑、香附、漏芦各9g，夏枯草、茜草各12g，赤芍15g，甘草3g。水煎服，1剂/d。

8）加味栝楼神效散：当归12g，瓜蒌30g，乳香、没药、甘草各3g，橘核、荔核各15g。水煎服，1剂/d。1个月为1个疗程。疗效不显著，可加昆布、海藻各15g，经期暂停用。

9）乳癖消：当归、丹参、赤芍、柴胡、郁金、青皮、陈皮、荔核、橘核各9g，川芎、香附、薄荷各6g，昆布、海藻各15g，制没药4.5g。水煎分2次服，1剂/d。

（3）中成药：乳癖消、乳块消、小金丹、乳康片、乳增平、逍遥舒心丸等。

4. 治疗子宫和附件的慢性炎症　有人认为乳腺小叶增生病患者常伴随有子宫和附件的慢性炎症及神经系统的功能紊乱，因此，在治疗该病时，同时治疗妇科疾病，以调节神经系统功能，使该病的临床症状明显好转。

（陆　黎）

第九章

胃、十二指肠疾病

第一节 胃扭转

一、概述

各种原因引起的胃沿其纵轴（贲门与幽门的连线）或横轴（胃大弯和小弯中点的连线）扭转，称胃扭转。胃扭转不常见，其急性型发展迅速，诊断不易，常延误治疗，而其慢性型的症状不典型，也不易及时发现。

（一）病因

新生儿胃扭转是一种先天性畸形，可能与小肠旋转不良有关，使胃脾韧带或胃结肠韧带松弛而致胃固定不良。多数可随婴儿生长发育而自行矫正。

成人胃扭转多数存在解剖学因素，在不同的诱因激发下而致病。胃的正常位置主要依靠食管下端和幽门部的固定，肝胃韧带、胃结肠韧带和胃脾韧带也对胃大、小弯起了一定的固定作用。较大的食管裂孔疝、膈疝、膈膨出以及十二指肠降段外侧腹膜过度松弛，使食管裂孔处的食管下端和幽门部不易固定。此外，胃下垂和胃大、小弯侧的韧带松弛或过长等，均是胃扭转发病的解剖学因素。

急性胃扩张、急性结肠胀气、暴饮暴食、剧烈呕吐和胃的逆蠕动等可以成为胃的位置突然改变的动力，故常是促发急性型胃扭转的诱因。胃周围的炎症和粘连可牵扯胃壁而使其固定于不正常位置而出现扭转，这些病变常是促发慢性型胃扭转的诱因。

（二）分型

1. 按起病的缓慢及其临床表现　可分为急性和慢性两型。急性胃扭转具有急腹症的临床表现，而慢性胃扭转的病程较长，症状反复发作。

2. 根据扭转的范围　可分为胃全部扭转和部分扭转。前者是指除与横膈相贴的胃底部分外整个胃向前向上的扭转。由于胃贲门部具有相对的固定性，胃全部扭转很少超过180°。部分胃扭转是指胃的一个部分发生扭转，通常是胃幽门部，偶可扭转360°。

3. 按扭转的轴心　胃扭转可分为下列两型。

（1）系膜轴扭转型：是最常见的类型，胃随着胃大、小弯中点连线的轴心（横轴）发生旋转。多数是幽门沿顺时针方向向上向前向左旋转，有时幽门可达贲门水平。胃的前壁自行折起而后壁则被扭向前。幽门管可因此发生阻塞，贲门也可以有梗阻。右侧结肠常被拉起扭转到左上腹，形成一个急性扭曲而发生梗阻。在少数情况下，胃底部沿逆时钟方向向下向右旋转。但较多的胃系膜轴扭转是慢性和部分型的。

（2）器官轴扭转：是少见的类型。胃体沿着贲门幽门连线的轴心（纵轴）发生旋转。多数是向前扭转，即胃大弯向上向前扭转，使胃的后壁由下向上翻转到前面，但偶也有相反方向的向后扭转。贲门和胃底部的位置基本上无变化。

二、诊断

（一）临床表现

急性胃扭转起病较突然，发展迅速，其临床表现与溃疡病急性穿孔、急性胰腺炎、急性肠梗阻等急腹症颇为相似，与急性胃扩张有时不易鉴别。起病时均有骤发的上腹部疼痛，程度剧烈，并牵涉至背部。常伴频繁呕吐和嗳气，呕吐物中不含胆汁。如为胃近端梗阻，则为干呕。此时拟放置胃肠减压管，常不能插入胃内。体检见上腹膨胀而下腹平坦，腹壁柔软，肠鸣音正常。如扭转程度完全，梗阻部位在胃近端，则有上述上腹局限性膨胀、干呕和胃管不能插入的典型表现。如扭转程度较轻，临床表现很不典型。腹部 X 线平片常可见扩大的胃泡阴影，内充满气体和液体。由于钡剂不能服下，胃肠 X 线检查在急性期一般帮助不大，急性胃扭转常在手术探查时才能明确诊断。

慢性胃扭转多系部分性质，若无梗阻，可无明显症状，或其症状较为轻微，类似溃疡病或慢性胆囊炎等慢性病变。腹胀、恶心、呕吐，进食后加重，服制酸药物疼痛不能缓解，以间断发作为特征。部分因贲门扭转而狭窄，患者可出现吞咽困难，或因扭转部位黏膜损伤而出现呕血及黑便等。部分患者可无任何症状，偶尔行胃镜、胃肠钡餐检查或腹部手术而发现。

（二）辅助检查

1. 放置胃管受阻　完全性胃扭转时，放置胃管受阻或无法置入胃内。

2. 上消化道内镜检查　纤维或电子胃镜进镜受阻，胃内解剖关系异常，胃体进镜途径扭曲，有时胃镜下充气可使胃扭转复位。

3. 腹部 X 线检查　完全性胃扭转时，腹部透视或平片可见左上腹有充满气体和液体的胃泡影，左侧膈肌抬高。胃肠钡餐检查是重要的诊断方法。系膜轴扭转型的 X 线表现为双峰形胃腔，即胃腔有两个液平面，幽门和贲门处在相近平面。器官轴扭转型的 X 线表现有胃大小弯倒置、胃底液平面不与胃体相连、胃体扭曲变形、大小弯方向倒置、大弯在小弯之上、幽门和十二指肠球部向下、胃黏膜纹理呈扭曲走行等。

（三）诊断

急性胃扭转依据 Brochardt 三联症（早期呕吐，随后干呕；上腹膨隆，下腹平坦；不能置入胃管）和 X 线钡剂造影可确诊。慢性胃扭转可依据临床表现、胃镜和 X 线钡剂造影确诊。

三、治疗

急性胃扭转必须施行手术治疗，否则胃壁血液循环可受到障碍而发生坏死。急性胃扭转患者一般病情重，多伴有休克、电解质紊乱或酸碱平衡失调，应及时进行全身支持治疗，纠正上述病理生理改变，待全身症状改善后，尽早手术；如能成功地插入胃管，吸出胃内气体和液体，待急性症状缓解和进一步检查后再考虑手术治疗。在剖开腹腔时，首先看到的大都是横结肠系膜及后面绷紧的胃后壁。由于解剖关系的紊乱以及膨胀的胃壁，外科医师常不易认清其病变情况。此时宜通过胃壁的穿刺将胃内积气和积液抽尽，缝合穿刺处，再进行探查。在胃体复位以后，根据所发现的病理变化，如膈疝、食管裂孔疝、肿瘤、粘连带等，予以切除或修补等处理。如未能找到有关的病因和病理机制者，可行胃固定术，即将脾下极至胃幽门处的胃结肠韧带和胃脾韧带致密地缝到前腹壁腹膜上，以防扭转再度复发。

部分胃扭转伴有溃疡或葫芦形胃等病变者，可行胃部分切除术，病因处理极为重要。

（冀丽娅）

第二节　胃下垂

一、概述

胃下垂是指直立位时胃的大弯抵达盆腔，而小弯弧线的最低点降至髂嵴连线以下的位置，常为内脏下垂的一部分。

胃下垂可有先天性或后天性。先天性胃下垂常是内脏全部下垂的一个组成部分。腹腔脏器维持其正常位置主要依靠以下三个因素：①横膈的位置以及膈肌的正常活动力。②腹内压的维持，特别是腹肌力量和腹壁脂肪层厚度的作用。③连接脏器有关韧带的固定作用。胃的两端，即贲门和幽门是相对固定的，胃大、小弯侧的胃结肠韧带、胃脾韧带、肝胃韧带对胃体也起一定的固定作用。正常胃体可在一定的范围内向上下、左右或前后方向移动，如膈肌悬吊力不足，支持腹内脏器的韧带松弛，腹内压降低，则胃的移动度增大而发生下垂。

胃壁具有张力和蠕动两种运动性能，胃壁本身的弛缓也是一个重要的因素。按照胃壁的张力情况可将胃分为四个类型，即高张力、正常张力、低张力和无张力型。在正常胃张力型，幽门位于剑突和脐连线的中点，胃张力低下和无张力的极易发生胃下垂。

胃下垂常见于瘦长体型的女型、经产妇、多次腹部手术而伴腹肌张力消失者，尤多见于消耗性疾病和进行性消瘦者，这些都是继发胃下垂的先天性因素。

二、诊断

（一）临床表现

轻度下垂者可无症状。明显下垂者可伴有胃肠动力低下和分泌功能紊乱的表现，如上腹部不适、易饱胀、厌食、恶心、嗳气及便秘等。上腹部不适多于餐后、长期站立和劳累后加重。有时感深部隐痛，可能和肠系膜受牵拉有关。下垂的胃排空常较缓慢，故会出现胃潴留和继发性胃炎的症状。可出现眩晕、心悸、站立性低血压和昏厥等症状。

体检可见肋下角小于90°，多为瘦长体型。站立时上腹部可扪及明显的腹主动脉搏动。胃排空延缓时还可测得振水声。上腹部压痛点可因不同体位而变动。常可同时发现肾、肝和结肠等其他内脏下垂。

（二）诊断

胃下垂的诊断主要依靠X线检查。进钡餐后可见胃呈鱼钩形，张力减退，其上端细长，而下端则显著膨大，胃小弯弧线的最低点在髂嵴连线以下。胃排空缓慢，可伴有钡剂滞留现象。

三、治疗

胃固定术的效果不佳，如折叠缝合以缩短胃的小网膜，或将肝圆韧带穿过胃肌层而悬吊固定在前腹壁上，现多已废弃不用。主要采用内科对症治疗。少食多餐，食后平卧片刻，保证每日摄入足够的热量和营养品。加强腹部肌肉的锻炼，以增强腹肌张力。也可试用气功和太极拳疗法。症状明显者，可放置胃托。

（冀丽娅）

第三节 消化性溃疡

一、概述

消化性溃疡（peptic ulcer）指穿透至黏膜肌层的胃十二指肠黏膜的局限性损伤，包括胃溃疡（gastric ulcer）与十二指肠溃疡（duodenal ulcer）。因溃疡的形成与胃酸、胃蛋白酶的消化作用有关而得名。其病因与发病机制尚未完全明了，一般认为与胃酸、胃蛋白酶、感染、遗传、体质、环境、饮食、神经精神因素等因素有关，近十余年来研究证明幽门螺杆菌（Hp）是消化性溃疡的主要病因。消化性溃疡是人类常见疾病，我国20世纪50年代发病率达到高峰，以男性十二指肠溃疡多见，20世纪70年代以后发病率有下降趋势。

二、诊断

（一）病史要点

（1）长期反复发作的上腹痛，病史可达数月至数年，多有发作与缓解交替的周期性，因溃疡与胃酸刺激有关，故疼痛可呈节律性。胃溃疡多在餐后半小时左右出现，持续 1～2h。十二指肠溃疡疼痛多在餐后 2～3h 出现，进食后可缓解。胃溃疡的疼痛部位一般在上腹剑突下正中或偏左，十二指肠溃疡疼痛位于上腹正中或偏右。疼痛性质因个体差异不同可描述为饥饿不适、钝痛、烧灼样疼痛、刺痛等。

（2）可伴有其他消化道症状，如嗳气、反酸、胸骨后灼痛、恶心、呕吐。

（3）频繁的呕吐、腹胀、消瘦等提示球部或幽门部溃疡引起幽门梗阻；溃疡侵蚀基底血管可出现黑便或呕血。

（4）出现剧烈腹痛并有腹膜炎症状往往提示溃疡穿孔。

（二）查体要点

（1）本病在缓解期多无明显体征，溃疡活动期可在剑突下有固定而局限的压痛。

（2）当溃疡穿孔时大多可迅速引起弥漫性腹膜炎，腹壁呈板样硬，有压痛与反跳痛，肝浊音界消失。

（三）辅助检查

1. 常规检查　如下所述。

（1）幽门螺杆菌检测：Hp 检测已成为消化性溃疡的常规检查项目，方法有二：侵入性方法为胃镜下取样做快速尿素酶试验，聚合酶链式反应（PCR）或涂片染色等；非侵入性方法为呼气采样检测，此方法方便、灵敏，常用的有^{14}C 或^{13}C 呼气试验。

（2）上消化道钡餐：溃疡在 X 线钡餐时的征象有直接与间接两种，直接征象为龛影，具有确诊价值；间接征象包括局部压痛、大弯侧痉挛切迹、十二指肠激惹、球部变形等，间接征象仅提示有溃疡。

（3）胃镜：胃镜检查可明确溃疡与分期，并可做组织活检与 Hp 检测。内镜下溃疡可分为活动期（A）、愈合期（H）和瘢痕期（S）三种类型。

2. 其他检查　如下所述。

（1）胃液分析：胃溃疡患者胃酸分泌正常或稍低于正常。十二指肠溃疡患者多增高，以夜间及空腹时更明显。但因其检查值与正常人波动范畴有互相重叠，故对诊断溃疡价值不高，目前仅用于促胃液素瘤的辅助诊断。

（2）促胃液素测定：溃疡时血清促胃液素可增高，但诊断意义不大，不列为常规，但可作为促胃液素瘤的诊断依据。

（四）诊断标准

1. 诊断要点　如下所述。

（1）典型的节律性、周期性上腹疼痛，呈慢性过程，少则数年，多则十几年或更长。

（2）大便隐血试验：溃疡活动时可为阳性。

（3）X 线钡餐检查：龛影为 X 线诊断溃疡最直接征象，间接征象为压痛、激惹及大弯侧痉挛切迹。

（4）胃镜检查与黏膜活组织检查：可鉴别溃疡的良、恶性。胃镜下溃疡多呈圆形或椭圆形，一般小于 2cm，边缘光滑，底平整，覆有白苔或灰白苔，周围黏膜充血水肿，有时可见皱襞向溃疡集中。

2. 诊断流程　见图 9－1。

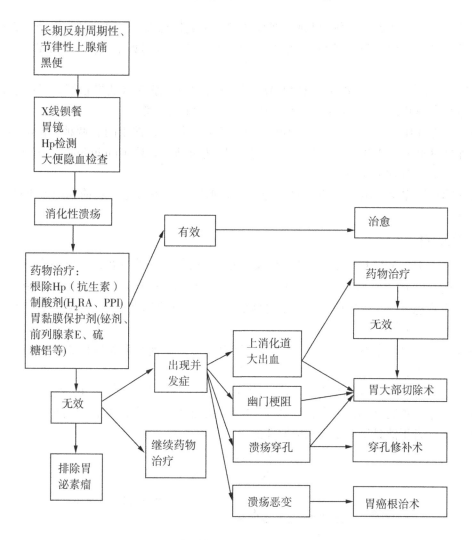

图9-1　胃十二指肠溃疡诊治流程

（五）鉴别诊断

1. 慢性胆囊炎、胆石症　疼痛位于右上腹，常放射至右肩背部，可伴有发热、黄疸等，疼痛与进食油腻食物有关。B超可以作出诊断。

2. 胃癌　胃溃疡在症状上难与胃癌作出鉴别，X线钡餐检查胃癌的龛影在胃腔内，而胃溃疡的龛影在胃壁内，边缘不整，呈结节状；一般良性溃疡的龛影<2cm。胃镜下组织活检是诊断的主要依据。

3. 功能性消化不良　症状酷似消化性溃疡，多见于年轻女性，X线钡餐与胃镜无溃疡征象。

4. 促胃液素瘤　即 Zollinger-Ellison 综合征，为胰非B细胞瘤，可分泌大量促胃液素，使消化道处于高胃酸环境，产生顽固性多发溃疡或异位溃疡，胃大部切除后仍可复发。血清促胃液素测定>200ng/L。

三、治疗

消化性溃疡治疗的主要目的是消除症状、愈合溃疡、防止复发和避免并发症。

（一）一般治疗

饮食定时，避免过饱过饥、过热过冷及有刺激性食物；急性期症状严重时可进流汁或半流质。

（二）药物治疗

1. 根除 Hp 治疗　目前尚无单一药物能有效根治 Hp。根除方案一般分为质子泵抵制剂（PPI）为基础和胶体铋剂为基础方案两类。一种 PPI 或一种胶体铋加上克拉霉素、阿莫西林、甲硝唑 3 种抗生素中的 2 种组成三联疗法，疗程为 7d。若根治 Hp 1～2 周不明显时，应考虑继续使用抵制胃酸药物治疗 2～4 周。

2. 抑制胃酸分泌药物　氢氧化铝、氢氧化镁等复方制剂对缓解症状效果较好，仅用于止痛时的辅助治疗。目前临床上常用的是 H$_2$ 受体拮抗剂（H$_2$RA）与 PPI 两大类。

H$_2$RA 能与壁细胞 H$_2$ 受体竞争结合，阻断壁细胞的泌酸作用，常用的有两种：西咪替丁（cemitidine），每日剂量 800mg（400mg，2 次/天）；另一种为雷尼替丁（ranitidine），每日剂量 300mg（150mg，2 次/天），疗程均为 4～6 周。

3. 胃黏膜保护剂　胃黏膜保护剂有三种，分别为硫糖铝、枸橼酸铋钾和前列腺素类药物（米索前列醇，misoprostol）。

（三）手术治疗

消化性溃疡随着 H$_2$RA 与 PPI 的广泛使用以及根除 Hp 治疗措施的普及，需要手术治疗的溃疡病患者已越来越少，约 90% 的十二指肠溃疡及 50% 的胃溃疡患者经内科有效治疗后好转。所需手术干预的病例仅限少数并发症患者。手术适应证为：①溃疡急性穿孔。②溃疡大出血。③瘢痕性幽门梗阻。④顽固性溃疡。⑤溃疡癌变。

1. 手术方式　胃、十二指肠溃疡的手术目的是针对胃酸过高而采取相应措施，目前，手术方式主要有两种，一种是胃大部切除术，另一种是迷走神经切断术。

（1）胃大部切除术：为我国目前治疗消化性溃疡最为广泛的手术方式，切除范围包括胃体大部、胃窦、幽门和部分十二指肠球部，占全胃的 2/3～3/4，从而达到抑酸的效果（图 9-2）。切除胃大部后的胃肠道吻合方法常用的是毕罗Ⅰ式和毕罗Ⅱ式。

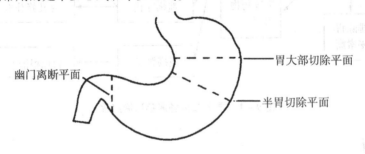

幽门离断平面　　胃大部切除平面　　半胃切除平面

图 9-2　胃切除范围标志

1）毕罗Ⅰ式：特点是胃大部切除以后将残胃与十二指肠断端进行吻合。这种吻合方式接近正常生理状态，术后并发症较少，且胆汁反流不多于幽门成形术，近年来多主张在条件允许时采用此种吻合方式（图 9-3）。

2）毕罗Ⅱ式：特点是胃大部切除后将十二指肠残端关闭，将胃残端与空肠上端吻合。其优点是可切除足够体积的胃而不致吻合口张力过大。同时，即使十二指肠溃疡不能切除也可因溃疡旷置而愈合（图 9-4）。

（2）迷走神经切断术：迷走神经切断后胃酸的神经分泌相消失，体液相受到抵制，胃酸分泌减少，从而达到治愈溃疡的目的。

1）迷走神经干切断术：约在食管裂孔水平，将左右两支腹迷走神经干分离后切除 5～6cm，以免再生。根据情况，再行胃空肠吻合或幽门成形术。由于腹迷走神经干尚有管理肝、胆、胰、肠的分支，均遭到不必要的切断，造成上述器官功能紊乱。胃张力及蠕动随之减退，胃排空迟缓，胃内容物潴留，故需加做幽门成形术。此外可产生顽固性腹泻，可能和食物长期潴留，腐败引起肠炎有关。迷走神经干切断术因缺点多，目前临床上很少应用。

2）选择性迷走神经切断术：将胃左迷走神经分离清楚在肝支下切断，同样胃右迷走神经分离出腹腔支下，加以切断，从而避免了发生其他器官功能紊乱。为了解决胃潴留问题，则需加胃引流术，常用的引流术有幽门成形术、胃窦部或半胃切除，再行胃十二指肠或胃空肠吻合术。

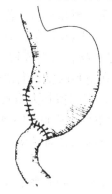
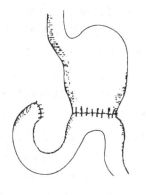

图9-3　毕罗Ⅰ式吻合　　　　　图9-4　毕罗Ⅱ式吻合

3）选择性胃迷走神经切断术：是迷走神经切断术的一大改进，目前国内外广泛应用。但此法也还存在不少问题，如由于迷走神经解剖上的变异，切断迷走神经常不完善，有可能神经再生，仍有不少溃疡复发。加以胃窦部或半胃切除时，虽有着更加减少胃酸分泌的优点，但也带来了胃切除术后的各种并发症的缺点。因此该术式亦非理想。

4）高选择性胃迷走神经切断术：此法仅切断胃近端支配胃体、胃底的壁细胞的迷走神经，而保留胃窦部的迷走神经，因而也称为胃壁细胞迷走神经切断术或近端胃迷走神经切断术。手术时在距幽门5~7cm的胃小弯处，可以看到沿胃小弯下行的胃迷走神经前支入胃窦部的扇状终末支（鸦爪）作为定位标志，将食管下端5~7cm范围内进入胃底、胃体的迷走神经一一切断，保留进入胃窦部的扇状终末支。

高选择性胃迷走神经切断术的优点在于消除了神经性胃酸分泌，消除了溃疡病的复发的主要因素；保留胃窦部的张力和蠕动，无须附加引流术；保留了幽门括约肌的功能，减少胆汁反流和倾倒综合征的发生机会；保留了胃的正常容积，不影响进食量；手术简单安全。

2. 并发症　如下所述。

（1）术后胃出血：胃大部切除术后，一般在24h以内，从胃管引流出少量暗红色或咖啡色血性内容物，多为术中残留胃内的血液或胃肠吻合创伤面少量渗出的缘故。如短期内自胃管引流出较大量的血液，尤其是鲜血，甚至呕血、黑便、或出现出血性休克，是因切端或吻合口有小血管结扎、缝合不彻底所致。术后4~6d出血，多因缝合过紧吻合口黏膜坏死脱落引起；严重的早期出血，如量大，甚至发生休克，需要果断再次探查止血。

（2）十二指肠残端破裂：是胃大部切除术毕罗Ⅱ式中最严重的并发症，死亡率很高，约15%。多因处理十二指肠球部时损伤浆肌层或血液循环；或残端缝合过紧，过稀。输入空肠襻梗阻亦可致残端破裂。一般多发生在术后4~7d。表现为右上腹突然发生剧烈疼痛，局部或全腹明显压痛、反跳痛、腹肌紧张等腹膜炎症状。腹穿可抽出胆汁样液体。预防方法是：要妥善缝合十二指肠残端，残端缝合有困难者，可插管至十二指肠腔内做造瘘术，外覆盖大网膜。溃疡病灶切除困难者，选择病灶旷置胃大部切除术式，避免十二指肠残端破裂。一旦发生残端破裂，修补难以成功，应行引流术，在十二指肠残端处放置双腔套管持续负压吸引，同时也要引流残端周围腹腔。以静脉营养法或空肠造瘘来营养支持。

（3）胃肠吻合口破裂或瘘：多发生在术后5~7d，如在术后1~2d内发生，则可能是吻合技术的问题。一般原因有：缝合不当、吻合口存在张力、局部组织水肿或低蛋白血症等所致组织愈合不良。胃肠吻合口破裂常引起严重的腹膜炎，需及时手术进行修补，术后要保持可靠的胃肠减压，加强营养支持。

（4）吻合口梗阻：发生率为1%~5%，主要表现为进食后上腹胀痛、呕吐，呕吐物为食物，多无胆汁。梗阻多因手术时吻合口过小；或缝合时胃肠壁内翻过多；吻合口黏膜炎症水肿所致。前两种原因造成的梗阻多为持续性的，不能自行好转。需再次手术扩大吻合口或重新做胃空肠吻合。黏膜炎症水肿造成的梗阻为暂时性的，经过适当的非手术治疗症状可自行消失。梗阻性质一时不易确诊，先采用非手术疗法，暂时停止进食，行胃肠减压，静脉输液，保持水电解质平衡和营养；若因黏膜炎症水肿引起的梗阻，往往数日内即可改善。经两周非手术治疗仍有进食后腹胀、呕吐现象，应考虑手术治疗。

（5）输入空肠襻梗阻：在毕罗Ⅱ式手术后，如输入空肠襻在吻合处形成锐角或输入空肠襻过长发生曲折，使输入空肠襻内的胆汁、胰液、肠液等不易排出，将在空肠内发生潴留而形成梗阻。输入空肠段内液体潴留到一定量时，强烈的肠蠕动克服了一时性的梗阻，将潴留物大量排入残胃内，引起恶心、呕吐。表现为进食后15～30min，上腹饱胀，轻者恶心，重者呕吐，呕吐物主要是胆汁，一般不含食物，呕吐后患者感觉症状减轻而舒适。多数患者术后数周症状逐渐减轻而自愈，少数症状严重持续不减轻者需手术治疗，行输入和输出空肠襻之间侧侧吻合术。

在结肠前近端空肠对胃小弯的术式，如近端空肠过短，肠系膜牵拉过紧，形成索带压迫近端空肠，使被压迫的十二指肠和空肠成两端闭合肠襻，且可影响肠壁的血运，而发生坏死。有时过长的输入空肠襻，穿过空肠系膜与横结肠之间的孔隙，形成内疝，也可发生绞窄。主要表现为上腹部疼痛、呕吐，呕吐物不含胆汁，有时偏右上腹可触及包块。这一类梗阻容易发展成绞窄，应及早手术治疗。

（6）输出空肠襻梗阻：输出空肠襻梗阻多为大网膜炎性包块压迫或肠襻粘连成锐角所致。在结肠后吻合时，横结肠系膜的孔未固定在残胃壁上，而困束着空肠造成梗阻。主要表现为呕吐，呕吐物为食物和胆汁。确诊应借助于钡餐检查，以示梗阻的部位。症状严重而持续，应手术治疗以解除梗阻。

（7）倾倒综合征：倾倒综合征是胃大部分切除术后比较常见的并发症。在毕罗Ⅱ式吻合法发生机会更多。根据症状在术后和进食后发生的迟早，临床上将倾倒综合征分为早期倾倒综合征和晚期倾倒综合征两类。一般认为这两种表现不同、性质各异的倾倒综合征，有时同时存在，致临床表现混淆不清。

1）早期倾倒综合征：表现为进食后上腹胀闷、心悸、出汗、头晕、呕吐及肠鸣、腹泻等。患者面色苍白、脉搏加速、血压稍增高。上述症状经平卧30～45min即可自行好转消失，如患者平卧位进食则往往不发生倾倒症状。症状的发生与食物的性质和量有关，进甜食及牛奶易引起症状，过量进食往往引起症状发作。原因尚不十分清楚，但根据临床表现，一般认为早期倾倒综合征的原因有两种：一是残胃缺乏固定，进食过量后，胃肠韧带或系膜受到牵拉，因而刺激腹腔神经丛引起症状，所谓机械因素；二是大量高渗食物进入空肠后，在短期内可以吸收大量的液体，致使血容量减少，即渗透压改变因素。

2）晚期倾倒综合征：性质与早期综合征不同，一般都发生在手术后半年左右，而多在食后2～3h发作，表现为无力、出汗、饥饿感、嗜睡、眩晕等。发生的原因由于食物过快地进入空肠内，葡萄糖迅速被吸收，血糖过度增高，刺激胰腺产生过多胰岛素，而继发生低血糖现象，故又称低血糖综合征。

预防倾倒综合征的发生，一般认为手术时胃切除不要过多，残胃适当固定，胃肠吻合口不要太大。术后早期应少食多餐，使胃肠逐渐适应。一旦出现症状多数经调节饮食，症状逐渐减轻或消失。极少数患者症状严重而经非手术治疗持续多年不改善者，可考虑再次手术治疗，行胃肠吻合口缩小术，或毕罗Ⅱ改为毕罗Ⅰ式，或行空肠代胃、空肠、十二指肠吻合术。

（8）吻合口溃疡：吻合口溃疡是胃大部切除术后常见的远期并发症。多数发生在十二指肠溃疡术后。吻合口溃疡的原因与原发溃疡相似，80%～90%的吻合口溃疡者存在胃酸过高现象。症状与原发溃疡病相似，但疼痛的规律性不明显，在上腹吻合口部位有压痛。吻合口溃疡一旦形成，发生并发症机会甚多，如出血、穿孔。预防措施：避免做单纯胃空肠吻合；胃大部切除时胃切除要足够，应争取做胃十二指肠吻合。吻合口溃疡一般主张采用手术治疗，手术方法是再次行胃大部切除或同时做迷走神经切断术。

（9）碱性反流性胃炎：碱性反流性胃炎常发生于毕罗Ⅱ式胃大部切除术后1～2年。由于胆汁、胰液反流，胆盐破坏了胃黏膜对氢离子的屏障作用，使胃液中的氢离子逆流弥散于胃黏膜细胞内，从而引起胃黏膜炎症、糜烂，甚至形成溃疡。表现为：上腹部持续性烧灼痛，进食后症状加重，抗酸药物服后无效；胆汁性呕吐，呕吐后症状不减轻，胃液分析胃酸缺乏；食欲差，体重减轻，因长期少量出血而导致贫血。这一并发症非手术治疗效果不佳。症状严重应考虑手术治疗。手术可改行Roux-en-Y吻合，以免胆汁反流入残胃内，同时加做迷走神经切断术以防术后吻合口溃疡发生。

（10）营养障碍：胃是容纳食物并进行机械的和化学的消化场所。食物因胃的运动而与酸性胃液混合成食糜，其蛋白质也在酸性基质中经胃蛋白酶进行消化，食物中的铁质也在胃内转变为亚铁状态以便吸收。当胃大部切除术后，少数患者可能出现消瘦、贫血等营养障碍。

四、预后

十二指肠溃疡在迷走神经切断 + 胃窦切除后的复发率为 0.8%，比其他术式显著为低，是其主要优点，特别是对有严重溃疡体质而耐受力好的患者。少效病例术后复发，主要是因迷走神经切断术做得不完全或者是促胃液素瘤所致。

十二指肠溃疡在迷走神经切断 + 胃引流术后的平均复发率为 80% 左右，最高可达 28%，是其主要缺点。用高选迷走切断治疗十二指肠溃疡的复发率为 5%～10%。十二指肠溃疡行胃大部切除术而不加做迷走神经切断术者的复发率约为 5%～6%，术后并发症较多。用简单的胃空肠吻合术来治疗十二指肠溃疡现已废弃，因复发率可达 40%。

胃溃疡做单纯胃窦切除的复发率约为 2%。如有复合溃疡，应做胃大部切除。

随着 PPI 的广泛应用，溃疡复发率已较 20 世纪六七十年代明显减少并可能控制。

五、最新进展

大多数消化性溃疡经非手术疗法患者可获得治愈尤其是 20 世纪 80 年代以后，随着 H_2 受体阻断剂、PPI 以及清除幽门螺杆菌药物的广泛应用，溃疡病的手术治疗在大幅减少。顽固性十二指肠溃疡的手术例数目前降低了大约 62%。溃疡病需要外科手术治疗的仅限于其并发症。因此，应当结合患者具体情况，严格、正确地掌握消化性溃疡手术治疗适应证。

随着微创技术的发展，腹腔镜下消化性溃疡的手术现已基本成熟，溃疡穿孔修补术、迷走神经切断术、胃大部切除术等均可在腹腔镜下完成。因其创伤小、恢复快、疼痛轻等优点已逐渐为广大病患者所接受。

（冀丽娅）

第四节　应激性溃疡

一、概述

严重创伤、大手术、感染、休克等应激情况下可继发胃十二指肠黏膜糜烂、溃疡，乃至大出血，因其表现不同于常见的消化性胃十二指肠溃疡，故命名为应激性溃疡。由于不同应激因素引起的又有不同的命名，如继发于烧伤者称之为 Curling 溃疡，由中枢神经系统病损引起者称之为 Cushing 溃疡等。

（一）发病机制

应激性溃疡的发生涉及机体神经内分泌功能失调，胃黏膜自身保护功能削弱和胃黏膜损伤作用相对增强等因素综合作用的结果。

1. 神经内分泌功能失调　下丘脑是应激时神经内分泌的整合中枢，破坏下丘脑外侧区和海马两侧可加重实验性应激性溃疡，说明应激状态下下丘脑外侧区和海马两侧可能通过某种机制保护胃黏膜而减少应激性溃疡的发生。实验研究也证实中枢内去甲肾上腺素、乙酰胆碱和 5 - 羟色胺介导下丘脑室旁核参与实验性应激性溃疡的发生。由于中枢去甲肾上腺素的作用有赖于正常的血浆皮质激素和甲状腺素水平，切除肾上腺和甲状腺可部分抑制电刺激室旁核所加重实验性应激性溃疡的效应。切除迷走神经和交感神经后，电刺激下丘脑外侧区和室旁核加重应激性溃疡的效应受到抑制。

已证实广泛存在于下丘脑的促甲状腺素释放激素（TRH）参与应激性溃疡的发生，其机制可能通过副交感神经介导而促进胃酸与胃蛋白酶原分泌，增强胃平滑肌收缩。中枢多巴胺、5-羟色胺和肾上腺素均参与这一机制。此外，尚有多种中枢神经肽，如神经降压素、铃蟾肽、生长抑素、降钙素、β 内啡肽等通过自主神经系统及垂体-肾上腺轴而作用于胃肠靶器官，引起后者的病理生理改变，最终导致应激性溃疡的发生，特别要强调的是应激状态下迷走神经高度兴奋在其中的重要意义。

2. 胃黏膜自身保护功能的削弱　正常的胃黏膜保护功能由下列三方面组成：①胃黏液屏障：胃黏膜分泌稠厚黏液紧贴于胃黏膜表面，形成黏液屏障，由于其分子结构特殊，其内水分静止，H^+ 和胃蛋白酶在其中扩散速度极慢，所以该黏液屏障能在胃黏膜上皮细胞层与胃腔间维持恒定的 pH 梯度。②胃黏膜屏障：胃黏膜上皮细胞的腔面细胞膜由脂蛋白构成，胃腔内的 H^+ 不能逆行扩散至细胞内。胃黏膜上皮细胞间的连接非常紧密，H^+ 也不能由此进入细胞内，胃黏膜上皮迁移、增殖修复功能更是胃黏膜的重要保护机制。③HCO_3^- 的中和作用：胃黏膜细胞内有大量碳酸酐酶将细胞内氧化代谢产生的以及来自血液中的 CO_2 与 H_2O 结合成 H_2CO_3，后者离解成 HCO_3^- 和 H^+，位于黏液层和上皮细胞内的 HCO_3^- 可以中和少量进入的 H^+。

应激状态下黏液屏障障碍表现为黏液分泌量降低，黏液氨基己糖及保护性疏基物质含量减少，对胃腔内各种氧化物等有害物质的缓冲能力由此降低，黏膜电位差下降，胃腔内 H^+ 反流增加，黏膜内微环境改变，促进了黏膜上皮的破坏。应激状态使黏膜上皮增殖受抑，因为肥大细胞释出的肝素和组胺可抑制上皮细胞的 DNA 聚合酶以及降低上皮细胞的有丝分裂活性。

尤其在低血压和低灌流情况下，胃缺血是应激性溃疡的主要诱因，缺血可影响胃黏膜的能量代谢，ATP 与高能磷酸值下降，削弱了胃黏膜的屏障功能，血流量不足也可导致 H^+ 在细胞中积蓄，加重了黏膜内酸中毒。胃黏膜微循环障碍使微血管通透性增加，这与肥大细胞脱颗粒释出组胺、白三烯等炎性介质的作用有关。

3. 胃黏膜损伤作用相对增强　应激状态使胃黏膜局部许多炎性介质含量明显增加，其中脂氧化物含量随应激时间的延长而升高，具保护作用的疏基化合物含量反见降低，黄嘌呤脱氢酶大量转换为黄嘌呤氧化酶，自由基因之产生增加，这些炎性介质和自由基均可加重黏膜的损害。

应激状态使胃十二指肠本身动力障碍，表现为胃肠平滑肌收缩的幅度增加、时间延长和频率加快，加重了胃黏膜缺血。十二指肠胃反流更使胆汁中的卵磷脂物质在胃腔内积聚，黏膜屏障受到破坏。在多数应激状态下，胃酸分泌呈受抑现象，但由于黏膜屏障功能削弱和局部损害作用增强，实际反流入黏膜内的 H^+ 总量增加，使黏膜内 pH 明显降低，其降低程度与胃黏膜损害程度呈正相关。H^+ 不断逆行扩散至细胞内，结果黏膜细胞呈现酸中毒，细胞内溶酶体裂解，释出溶酶，细胞自溶、破坏而死亡，加上能量不足，DNA 合成受损，细胞无法增殖修复，形成溃疡。

（二）病理

根据诱发原因的不同，应激性溃疡可分为下述三类：①Curling 溃疡：见于大面积深度烧伤后。多发生在烧伤后数日内，溃疡多位于胃底，多发和表浅。少数可发生在烧伤康复期，溃疡多位于十二指肠；②Cushing 溃疡：常因颅脑外伤、脑血管意外时颅内压增高直接刺激迷走神经核而致胃酸分泌亢进所引起。溃疡常呈弥漫性，位于胃上部和食管，一般较深且呈穿透性，可造成穿孔；③常见型应激性溃疡：多见于严重创伤、大手术、感染和休克后，也可发生在器官衰竭、心脏病、肝硬化和癌肿等危重患者。病变可弥散于胃底、胃体含壁细胞泌酸部位，革兰阴性细菌败血症引起的常为胃黏膜广泛糜烂、出血和食管、胃、十二指肠溃疡。

病理肉眼所见胃黏膜均呈苍白，有散在的红色瘀点，严重的有糜烂，甚或溃疡形成。镜检可见多处上皮细胞破坏或整片脱落。一般在应激情况 4~48h 后整个胃黏膜有直径 1~2mm 的糜烂，伴局限性出血和凝固性坏死。如病情继续恶化，糜烂灶相互融合扩大，全层黏膜脱落，形成溃疡，有深有浅，如涉及血管，破裂后即引起大出血。

二、诊断

应激性溃疡无特异性症状，有时突发大出血，来势凶猛，有时呈间歇性发作。出血时不伴疼痛。除烧伤康复期外，应激性溃疡只有在应激和病情危重时才发生的，属急性病变，溃疡常呈多发，要排除原有慢性胃十二指肠溃疡急性发作的情况。在危重患者突发上消化道出血时首先要考虑本病的存在。胃镜检查可以确立诊断。要注意应激性溃疡患者不一定都伴有高胃酸分泌。

三、治疗

（1）胃管引流和冲洗：放置鼻胃管，抽吸胃液，清除胃内潴留的胃液和胆汁，以免加重对黏膜的侵蚀，并用 5～10L 等渗冷盐水冲洗。清除积血和胃液后，胃腔内可灌入硫糖铝 6～12g，根据病情可自每 2 小时一次至一日 4 次不等。长期应用胃黏膜缺血的药物（如去甲肾上腺素）和冰水灌注是有害的，因可加重黏膜缺血。可试用一、二次，即在 250mL 冰盐水中加入去甲肾上腺素 8mg。

（2）药物治疗：除局部使用外，还可全身给予奥美拉唑每日 40mg 或雷尼替丁每日 400mg，共 5d，生长抑素可抑制胃酸分泌，减少门静脉和胃肠血流。可肌内注射八肽生长抑素 0.1mg 每 8h 一次，也可胃管内灌入，均有止血作用。

（3）手术治疗：药物止血无效时，可经胃镜下电凝或激光凝固、选择性动脉造影和垂体后叶素（动脉内每分钟注入 0.2U）灌注有时可获得直接止血的作用，为后继的治疗赢得了时间。出血仍无法控制且量大，最后只能考虑手术治疗。手术术式以切除所有出血病灶为原则，全胃切除术效果好，但死亡率高，可选用迷走神经切断和部分胃切除术，如患者不能耐受较大手术时，可对明显出血的病变进行简单的结扎缝合术，或结扎胃周血管的断流术，即结扎胃左、右动脉和胃网膜左、右动脉，但必须保留胃短动脉的血供。

四、防治

预防重于治疗，应激性溃疡不仅是胃肠功能障碍的一种表现，同时也提示存在全身微循环灌注不良和氧供不足的现象，预防措施应从全身和局部两方面同时着手。

（1）全身性措施：积极去除应激因素，治疗原发病，纠正供氧不足，改善血流灌注，维持水、电解质和酸碱平衡，极为重要，也是首要措施。

早期进食可促进胃黏液分泌，中和腔内胃酸，促进黏膜上皮增殖和修复，对于不能进食者可予管饲。营养支持也很重要。

（2）局部措施：对胃肠功能障碍伴胃内潴留者应给予鼻胃管减压，抑酸剂或抗酸剂的应用有一定的预防作用。如给雷尼替丁 150mg 静注或奥美拉唑 40mg 口服或胃内灌入可明显减少出血的发生。现一致公认 H_2 受体拮抗剂能明显升高胃酸 pH 和降低应激性溃疡的发生率。但抑制胃酸药物的应用并非必要，因为应激时胃酸分泌并不增加，其病变主要是胃黏膜缺血、黏膜屏障障碍和 H^+ 反流所引起。推荐硫糖铝的应用，硫糖铝能与胃蛋白酶络合，抑制该酶分解蛋白质，与胃黏膜的蛋白质络合形成保护膜，阻止胃酸、胃蛋白酶和胆汁的渗透和侵蚀，它不影响胃液的 pH，不致有细菌过度繁殖和医源性肺炎发生率增加的危险，可给硫糖铝 6g，分次自胃管内灌入，其预防作用与 H_2 受体拮抗剂相当。

小剂量糖皮质激素可改善胃黏膜微循环，稳定细胞膜。还原性谷胱甘肽、别嘌呤醇、过氧化物歧化酶（SOD）、普萘洛尔、可乐定、钙通道阻滞剂等均证实有预防作用。

（冀丽娅）

第五节　胃癌

一、病因

胃癌病因和发病机制尚未阐明，研究资料表明胃癌的发生是多因素综合作用的结果。目前认为下列因素与胃癌的发生有关。

1. 环境因素　不同国家与地区发病率有明显差别，胃癌高发区向低发区的第 1 代移民胃癌发生率与本土居民相似，第 2 代即有明显下降，第 3 代胃癌的发生率则与当地居民相似。提示胃癌的发病与环境因素有关，其中最主要的是饮食因素。在人类，胃液中亚硝胺前体亚硝酸盐的含量与胃癌的患病率明显相关，可通过损伤 DNA 发生致癌作用。流行病学调查证实饮水中亚硝酸盐含量高的地区胃癌发病率高；腌制蔬菜、鱼、肉含有大量硝酸盐和亚硝酸盐；萎缩性胃炎胃酸过低的情况下，硝酸盐受胃内细菌硝酸盐还原酶的作用而形成亚硝酸盐类物质。

食物中还可能含有某些致癌物质或癌前物质，在体内通过代谢或胃内菌群的作用转化为致癌物质。如油煎食物在加热过程中产生的某些多环碳氢化合物；熏制的鱼肉含有较多的 3，4 - 苯并芘（benzopy-rene）；发霉的食物含有较多的真菌毒素，可与 N - 亚硝基化合物起协同致癌作用；大米加工后外覆的滑石粉，化学性质与结构都与石棉纤维相似，上述物质均被认为有致癌作用。

饮酒在胃癌发病中的作用尚未有定论，而高盐饮食、吸烟、低蛋白饮食、较少进食新鲜的蔬菜与水果则可能增加患胃癌的危险性。一些抗氧化的维生素如维生素 A、维生素 C、维生素 E 和 β - 胡萝卜素及绿茶中的茶多酚有一定防癌作用。水土中某些元素含量和比例的异常可能亦与胃癌发生有关。

其次，研究提示，某些职业与胃癌的发病相关：开采煤炭、锡矿，木材加工，金属制造（尤其是钢铁），橡胶处理等会增加胃癌的危险性；可能与暴露在工作环境中的灰尘颗粒损伤胃黏膜，或吸收、转运致癌物质如 N - 亚硝基化合物到胃内有关。

2. 感染因素　如下所述。

（1）幽门螺杆菌（Hp）感染：与胃癌发病相关，已被 WHO 列为 I 类致癌物。流行病学调查表明胃癌发病率与 Hp 感染率正相关，胃癌高发区的 Hp 感染年龄提前。Hp 感染的致癌机制复杂：①可能通过引起炎症反应，继而产生基因毒性作用。多数学者认为，Hp 感染主要作用于慢性活动性胃炎，慢性萎缩性胃炎 - 肠组织转化的癌变起始阶段，使胃体壁细胞泌酸减少，有利于胃内细菌繁殖和亚硝基化合物形成；同时细胞毒素及炎症反应激活细胞因子、氧自由基、NO 释放，造成 DNA 损伤、基因突变也可能成为主要原因。②Hp 感染诱导胃黏膜上皮细胞凋亡和增殖失平衡，促进癌变发生。③Hp 感染导致胃内抗坏血酸明显减少，削弱其清除亚硝酸盐、氧自由基的作用。

（2）EB 病毒感染：胃癌患者的癌细胞中，大约 10% 有 EB 病毒感染，在癌旁组织中可检出 EB 病毒基因组。据报道在美国和德国发生率最高（16% ~ 18%），在中国最低（3.1%），分布无地域性；它与未分化胃癌尤其是淋巴上皮样癌关系密切，在组织学上类似于鼻咽部恶性肿瘤，病理类型多样，淋巴结转移较少；在这些患者中，Hp 感染率较低。

3. 遗传因素　胃癌发病有家族聚集倾向，患者家属胃癌发病率高于一般人 2 ~ 4 倍。不同 ABO 血型的人群胃癌的发病率可能有差异，不同种族间也有差异，均提示有遗传因素存在。较多学者认为某些遗传素质使易感者在同样的环境条件下更易致癌。

4. 基因调控　正常情况下胃黏膜细胞增殖与凋亡受到癌基因、抑癌基因、生长因子及其受体、细胞黏附因子及 DNA 修复基因等的调控。近 20 年来，随着细胞分子生物学的研究与进展，对胃癌的癌变过程进行了大量研究，现已明确的癌基因有 ras、met、c - myc、erb - B2、akt - 2 等。如 ras、met 基因过量表达发生于癌变早期；met、erb - B2 等扩增与肿瘤快速生长、淋巴结转移有关；抑癌基因在细胞增殖分化中起稳定作用，p53、p16、nm^{2}3、APC 等抑癌基因的失活或突变可能与胃癌的发生和转移有关。同时，还发现不少调节肽如表皮生长因子、转化生长因子、胰岛素样生长因子 - II，血小板转化生长因子等，在胃癌发生过程中起调节作用。此外，研究提示环氧化酶 - 2（COX - 2）表达出现于 70% 胃癌患者中。其高表达与淋巴结浸润及不良预后相关。DNA 甲基化是基因在转录水平的调控方式之一，胃癌患者，癌基因甲基化水平越低，其分化程度往往越差。

5. 癌前期变化　一致认为某些疾病是胃癌发生的癌前状态，如慢性萎缩性胃炎、胃溃疡、残胃、巨大黏膜皱襞症、胃息肉特别是直径超过 2cm 者。胃癌的癌前病变——肠组织转化，有小肠型和大肠型两种。小肠型（完全型）具有小肠黏膜特征，分化较好。大肠型（不完全型）与大肠黏膜相似，又分为两个亚型：IIa 型能分泌非硫酸化黏蛋白；IIb 型能分泌硫酸化黏蛋白，此型与胃癌发生关系密切。

指某些具有较强的恶变倾向的病变，包括癌前期状态（precancerous conditions）与癌前期病变

（precancerous lesions），前者系临床概念，后者为病理学概念。

（1）胃的癌前期状态：包括慢性萎缩性胃炎、胃溃疡、胃息肉、残胃炎、胃黏膜肥厚等。

A. 慢性萎缩性胃炎：慢性萎缩性胃炎基础上可进一步发生肠上皮组织转化、不典型增生而癌变。其病史长短和严重程度与胃癌的发生率有关，不少报道在慢性嗜酸性胃炎基础上胃癌的发生率2%～10%。

B. 胃息肉：最常见的是炎性或增生性息肉，一般很少发生癌变。腺瘤型或绒毛型息肉癌变率为15%～40%，直径大于2cm者癌变率更高。

C. 残胃：胃良性病变手术后残胃发生的胃癌称残胃癌。胃手术后尤其在术后10年开始，发生率显著上升。Billroth Ⅱ 式胃空肠吻合术后发生胃癌较 Billroth Ⅰ 式为多，十二指肠内容物反流至残胃，胆酸浓度增高是促使发生癌变的重要因素，有报道可达5%～10%，我国残胃癌发生率为2%～3%。

D. 良性胃溃疡：良性胃溃疡癌变的发生率各家报道不一。一般认为癌变率约为1%～5%。目前认为，胃溃疡本身并不是一个癌前期状态，而溃疡边缘的黏膜则会发生肠上皮化生与恶变。

E. 恶性贫血和巨大胃黏膜肥厚症：癌变率约为10%，但这两种疾病在我国的发病率均很低。

（2）胃的癌前期病变

A. 异形增生：亦称不典型增生，是由慢性炎症引起的病理细胞增生，包括细胞异型、结构紊乱、分化异常。国内将异型增生分为腺瘤型、隐窝型、再生型，后者癌变率较低。近年发现的球样异型增生认为与印戒细胞癌关系密切。异型增生在我国分为轻、中、重3级，内镜随访结果表明，轻度异型增生可能逆转，重度异型增生的癌变率可超过10%。

B. 肠组织转化：是指胃黏膜上出现类似肠腺上皮，具有吸收细胞、杯状细胞和潘氏细胞等，有相对不成熟性和向肠、胃双向分化的特点。根据吸收细胞形态可分为小肠型与结肠型两种，小肠型（完全型）具有小肠黏膜的特征，分化较好。结肠型（不完全型）与结肠黏膜相似，又可分为2个亚型：Ⅱa型，能分泌非硫酸化黏蛋白；Ⅱb型能分泌硫酸化黏蛋白，此型肠化分化不成熟，与胃癌发生（尤其是分化型肠型胃癌）关系密切。

近端胃肿瘤，特别是胃食管连接处的肿瘤危险因素较明确，可能与吸烟有关，与 Hp 感染无关。胃食管连接处腺癌占胃癌的25%，与远端胃肿瘤不同，近几十年来的发病率一直升高，多发生在 Barret 食管化生情况下，是食管腺癌的变型。

二、病理

胃癌可以发生在胃的任何部位，最多见于胃窦，其次为胃小弯，再次为贲门，胃大弯和前壁较少。

胃癌的大体形态，随病期而不同，宜将早期胃癌和进展期胃癌分开。

（1）早期胃癌：指所有局限于黏膜或黏膜下层的胃癌，不论其是否有淋巴转移。分为三型：Ⅰ型隆起型，癌块突出约5mm以上；Ⅱ型浅表型，癌块微隆与低陷在5mm以内，有3个亚型，Ⅱa表面隆起型，Ⅱb平坦型，Ⅱc表面凹陷型；Ⅲ型凹陷型，深度超过5mm。最近我国有人提出小胃癌（癌灶直径6～10mm）和微小胃癌（癌灶直径<5mm）的概念，把胃癌诊断水平推向早期始发阶段，使经根治后5年存活率提高到达100%。

（2）进展期胃癌：①块状型癌。小的如息肉样，大的呈蕈伞状巨块，突入胃腔内，表面常破溃出血、坏死或继发感染。此型肿瘤较局限，生长缓慢，转移较晚。②溃疡型癌。癌中心部凹陷呈溃疡，四周边缘呈不规则隆起，溃疡直径一般大于2.5cm，基底较浅，周围有不同程度的浸润，此型发生出血穿孔者较多见，转移的早晚视癌细胞的分化程度而有所不同。③弥漫浸润型癌。癌细胞弥漫浸润于胃壁各层内，遍及胃的大部或全部，胃壁僵硬，呈革袋状。此型癌的细胞分化较差，恶性程度较高，转移亦较早。

国际上多按传统的 Bomnann 分类，将胃癌分为4型：Ⅰ型即结节型；Ⅱ型指无浸润的溃疡型（井口样，边缘清楚，有时隆起呈围堤状而无周围浸润）。Ⅲ型指有浸润的溃疡型（边界不清，并向四周浸润）；Ⅳ型即弥漫型。

根据组织学结构可分为4型：①腺癌。②未分化癌。③黏液癌。④特殊类型癌，包括腺鳞癌、鳞状细胞癌、类癌等。有人根据胃癌的生物学特性，将其分为 2 种，即肠型癌、弥漫型癌，其中肠型癌多属分化较高的管状或乳头状腺癌，呈局限生长；弥漫型癌分化差，呈浸润生长。

三、临床表现

（一）症状

胃癌早期，临床症状多不明显，也不太典型，如捉摸不定的上腹不适、隐痛、嗳气、反酸、食欲减退、轻度贫血等，类似胃十二指肠溃疡或慢性胃炎等症状。晚期可出现以下几方面的症状。

（1）胃部疼痛为胃癌常见的症状，初期可隐痛、胀满，病情进一步发展疼痛加重、频繁、难以忍耐，肿瘤一旦穿孔，则可出现剧烈腹痛的胃穿孔症状。

（2）食欲减退、消瘦、乏力，这是一组常见而又不特异的胃癌表现。

（3）恶心、呕吐等，胃窦部癌增长到一定程度，可出现幽门部分或完全梗阻而发生呕吐，呕吐物多为宿食和胃液；贲门部癌和高位胃小弯癌可有进食梗阻感。肿瘤破溃或侵袭到血管，导致出血或突发上消化道大出血。

（4）再晚期，出现上腹肿块或其他转移引起的症状，如肝大、腹腔积液、锁骨上淋巴结肿大。此时消瘦、贫血明显，终成恶病质。

（二）体征

体检在早期多无特殊，晚期上腹肿块明显多呈结节状，质硬，略有压痛；若肿块已固定，则多表示浸润到邻近器官或癌块附近已有肿大的淋巴结块。发生直肠前凹种植转移时，直肠指诊可摸到肿块。

四、检查

（1）实验室检查

1）胃液分析：正常胃液无色或浅黄色，每 100mL 中游离盐酸 0 ~ 10U，胃癌患者的胃酸多较低或无游离酸。当胃癌引起幽门梗阻时，可发现大量食物残渣，如伴有出血，则可出现咖啡样液体，对胃癌诊断具有一定的意义。

2）大便潜血：反应持续性大便潜血阳性，对胃癌的诊断有参考价值。

3）细胞学检查：目前临床取材方法有以下几种。

A. 一般冲洗法检查：前一天晚饭进流质，当天早晨禁食，下胃管抽空胃液，再用生理盐水反复冲洗，并让患者变换体位，最后收集冲洗液，离心后涂片、染色。

B. 直视下冲洗法：用纤维胃镜在直视下对可疑病变进行冲洗，再用导管吸出冲洗液进行检查。

C. 刷拭法：在纤维胃镜直视下，对可疑病变用尼龙细胞刷来回摩擦后取出涂片镜检。

D. 印片法：纤维胃镜直视下活检，取出胃黏膜组织在玻片上涂片镜检。

胃脱落细胞学检查是诊断胃癌的一种比较好的方法，操作简单、阳性率高、痛苦少、患者易于接受。但它不能确定病变的部位，和 X 射线钡餐，胃镜检查联合应用，可提高胃癌的早期诊断率到 98%。胃癌细胞表现为成簇、多种形态或重叠，出现印戒细胞；细胞内核比例增大，核膜增厚、核仁增大、核染色质不规则和颗粒大等改变。

（2）X 射线检查：钡餐造影主要观察胃的轮廓失常、黏膜形状的改变、蠕动以及排空时间等做出诊断。X 射线诊断胃癌的正确率为 70% ~90%。不同类型的胃癌，其 X 射线表现亦各不同，蕈伞型癌主要表现为突入胃腔内的不规则充盈缺损，黏膜破坏或中断。溃疡型癌表现为位于胃轮廓以内的溃疡龛影，溃疡边缘不整齐附近胃壁僵直。浸润型癌表现胃壁僵硬，蠕动和黏膜皱襞消失，胃腔缩窄而不光滑，钡剂排出较快。如整个胃受侵则呈革袋样胃。

X 射线钡餐检查对早期胃癌的确诊率可达 89%，但需要应用各种不同的检查法，包括不同充盈度的投照、黏膜纹显示、控制压力量的加压投照和双重对比等方法。早期胃癌隆起型，在适量钡剂充盈下加压或在中等量充气的双重对比下，能显示出小的充盈缺损。表浅型因有轻度的低洼，可见一小片钡剂积聚或在充盈相呈微小的突出。凹陷型的在加压投照或双重对比时有钡剂积聚，其形态多不规则，邻近黏膜呈杆状中断。

（3）内窥镜检查：由于纤维内窥镜技术的发展和普遍应用，早期胃癌的诊断率和术后 5 年生存率明显提高。现今应用的电子内窥镜，其特点是直径较细，广角前视、高分辨率、高清晰度，包括内窥镜、电视显示和录像，还可摄像。最近又有超声内镜，胃癌可按 5 层回声带的改变来辨别胃癌的浸润深度，甚至发现胃外淋巴结转移。

胃癌的确诊有待于胃镜进行活组织检查。每次要多挟几处，在四周分点取材，不要集中于一点，以避免漏诊。

（4）血管造影检查（DSA）：胃癌的术前诊断，主要依靠 X 射线双重对比造影及胃镜检查。两者都是从胃的黏膜而来观察、发现病灶，就其定性诊断有较高的敏感性，但做定量诊断则是粗略的，可靠性不大。利用 DSA 进行胃癌的定量诊断技术可清楚地显示肿瘤浸润范围、深度、病灶数量、周围有无侵犯、病灶周围淋巴结及远隔脏器有无转移等情况，可为能否手术切除和切除范围提供影像学依据。陈晓林等报道 11 例手术切除标本的病理改变与 DSA 所见相对照，其符合率为 86.6%。其方法为：①患者仰卧位，常规消毒。②在局部麻醉下采用 Seldinger 法，经右侧股动脉穿刺插管。③分别行腹腔动脉、选择性胃左动脉及脾动脉（DSA）。④使用 45% 泛影葡胺 3～6mL/s，总量 12～13mL。

胃癌 DSA 所见：①肿瘤供血动脉二级分支以下血管增多、紊乱、迂曲、边缘不整、细不均。②二分支血管呈网状，边缘不整、毛糙。③不规则的肿瘤染色。④造影时见胃腔内有斑点状造影剂外渗，呈雪花状改变。⑤供血动脉主干血管增粗、僵硬、边缘不整呈锯齿状改变。⑥附近淋巴结染色（血管化）增大，肝内有转移灶。

（5）放射免疫导向检查：胃癌根治术成败的关键在于能否在术时确定胃癌在胃壁内的浸润及淋巴结转移的范围，发现可能存在的临床转移灶从而彻底合理地切除，放射免疫导向检查使之成为可能。方法：选用高阳性反应率、高选择性及高亲和力的抗胃癌 McAb3H$_{11}$，将纯化后的 McAb 以 Iodogen 法标记 ^{131}I。将此 ^{131}I－3H 以 250～800uc 及墨汁于术前经胃镜作胃局部多点注射。手术时应用手提式探测器作贴近组织的探测，该探测器的大小为12.7～25.4cm，准直孔径4cm，探测的最小分辨距离为 1.8cm，可探及 $4×10^5$ 癌细胞，且有较好的屏蔽性。因此可探及小于 1mm 的亚临床转移灶如淋巴结和可疑组织。

（6）四环素荧光试验：四环素试验的方法很多，但基本原理都是根据四环素能与癌组织结合这一特点。如四环素进入体内后被胃癌组织所摄取，因而可以在洗胃液的沉淀中找到荧光物质。方法是口服四环素250mg，每日 3 次，共 5d，末次服药后36h洗胃，收集胃冲洗液，离心后的沉渣摊于滤纸上，温室干燥，暗室中用荧光灯观察，有黄色荧光者为阳性。阳性诊断率为 79.5%。

（7）胃液锌离子测定：胃癌患者胃液中锌离子含量较高，胃癌组织内含锌量平均为健康组织含锌量的2.1倍。因在胃癌患者胃液内混有脱落的癌细胞，癌细胞锌经过胃酸和酶的作用，使其从蛋白结合状态中游离出来，呈离子状态而混入胃液中，所以胃癌患者的胃液中锌离子含量高。

（8）腹部 CT 检查：CT 检查可显示胃癌累及胃壁向腔内和腔外生长的范围，邻近的解剖关系和有无转移等。胃癌的 CT 表现大多为局限性胃壁增厚（>1cm）。各型胃癌的 CT 上均可见胃内外缘轮廓不规则，胃和邻近器官之间脂肪层面消失。当观察到小网膜、大网膜、脾门、幽门下区淋巴结肿大时，多提示淋巴道转移。如有肝、肾上腺、肾、卵巢、肺等转移，均可在 CT 上清楚显示。

五、并发症

（1）出血约 5% 的患者可发生大出血，表现为呕血和（或）黑便，偶为首发症状。

（2）幽门或贲门梗阻取决于胃癌的部位。

（3）穿孔比良性溃疡少见，多发生于幽门前区的溃疡型癌。

六、分　期

1. 临床病理分期是选择胃癌合理治疗方案的基本　国际上有关分期甚多，几经修改现今通用的是

1988 年由国际抗癌联盟（IUCC）公布的新 PTNM 分期。P 代表术后病理组织学证实，T 指肿瘤本身，N 指淋巴结转移，M 指远处转移。然后按照肿瘤浸润深度将 T 分为：T_1 不管肿瘤大小，癌灶局限于黏膜或黏膜下层的早期胃癌；T_2 癌灶侵及肌层，病灶不超过 1 个分区的 1/2；T_3 肿瘤侵及浆膜或虽未侵及浆膜，但病灶已经超过一个分区的 1/2，但未超过 1 个分区；T_4 肿瘤已穿透浆膜或大小已超过 1 个分区。根据淋巴结转移至原发癌边缘的距离，将 N 分为：N_0 无淋巴结转移；N_1 指 <3cm 内的淋巴结转移；N_2 指 >3cm 的淋巴结转移，包括胃左动脉、肝总动脉、脾动脉和腹腔动脉周围的淋巴结。M 则分为：M_0，即无远处转移；M_1 有远处转移，包括 12~16 组淋巴结转移。

2. 美国肿瘤联合委员会 AJCC 的 TNM 分类如下　如下所述。

胃癌 TNM 分期

原发肿瘤（T）

Tx　原发肿瘤无法评估

T_0　无原发肿瘤的证据

Tis　原位癌：上皮内肿瘤，未侵及固有层

T_1　肿瘤侵犯固有层或黏膜下层

T_2　肿瘤侵犯固有肌层或浆膜下层

T_{2a}　肿瘤侵犯固有肌层

T_{2b}　肿瘤侵犯浆膜下层

T_3　肿瘤穿透浆膜（脏层腹膜）而尚未侵及邻近结构

T_4　肿瘤侵犯邻近结构

区域淋巴结（N）

Nx　区域淋巴结无法评估

N_0　区域淋巴结无转移

N_1　1~6 个区域淋巴结有转移

N_2　7~15 个区域淋巴结有转移

N_3　15 个以上区域淋巴结有转移

远处转移（M）

Mx　远处转移情况无法评估

M_0　无远处转移

M_1　有远处转移

组织学分级（G）

Gx　分级无法评估

G_1　高分化

G_2　中分化

G_3　低分化

G_4　未分化

期	T	N	M
0 期	Tis	N_0	M_0
ⅠA 期	T_1	N_0	M_0
ⅠB 期	T_1	N_1	M_0
	$T_{2a/b}$	N_0	M_0
Ⅱ期	T_1	N_2	M_0
	$T_{2a/b}$	N_1	M_0
	T_3	N_0	M_0
ⅢA 期	$T_{2a/b}$	N_2	M_0
	T_3	N_1	M_0

	T_4	N_0	M_0
ⅢB 期	T_3	N_2	M_0
Ⅳ期	T_4	$N_{1\sim3}$	M_0
	$T_{1\sim3}$	N_3	M_0
	任何 T	任何 N	M_1

七、诊断

胃癌到了晚期，根据胃痛、上腹肿块、进行性贫血、消瘦等典型症状，诊断并不困难，但治愈可能性已经很小。胃癌的早期诊断是提高治愈率的关键。问题是胃癌的早期症状并不明显，也没有特殊性，容易被患者和医务人员所忽略。为了早期发现胃癌，做到下列两点是重要的：①对于胃癌癌前病变者，如胃酸减少或胃酸缺乏、萎缩性胃炎、胃溃疡、胃息肉等，应定期系统随诊检查，早期积极治疗。②对40 岁以上，如以往无胃病史而出现早期消化道症状或已有长期溃疡病史而近来症状明显或有疼痛规律性改变者，切不可轻易视为一般病情，必须进行详细的检查，以做到早期发现。

八、鉴别诊断

（1）胃溃疡：胃溃疡与溃疡型胃癌常易混淆，应精心鉴别，以免延误治疗（表9－1）。

表9－1　胃溃疡与胃癌鉴别

项目	胃溃疡	胃癌
年龄	好发于40 岁左右	40～60 岁最常见
病史和症状	病程缓慢，有反复发作史；痛有规律性，抗酸剂可缓解，一般无食欲减退	病程短，发展快，疼痛不规律，持续性加重，食欲减退，乏力，消瘦
体征	无并发症时一般情况良好，上腹部可有轻压痛，无肿块，左锁骨上无肿大淋巴结	短期内出现消瘦、贫血，晚期可表现恶病质，上腹部可扪及包块或腹腔积液及左锁骨上淋巴结肿大
实验室检查	胃酸正常或偏低，查不到癌细胞，大便潜血并发出血时为阳性，治疗后可能转阴性	胃酸减低或缺乏，并可能查到癌细胞，大便潜血常持续阳性
X 射线钡餐检查	胃壁不僵硬，蠕动波可以通过溃疡一般小于2.5cm，为圆形或椭圆形龛影，边缘平滑也无充盈缺损	肿瘤处胃壁僵硬、蠕动波中断消失，溃疡面大于2.5cm，龛影不规则、边缘不整齐；突出胃腔内肿块可呈充盈缺损
胃镜检查	溃疡呈圆形或椭圆形，边缘光滑、溃疡基底平坦	溃疡多不规则，边缘呈肿块状隆起，有时伴出血糜烂，溃疡底凹凸不平

（2）胃结核：多见于年轻人，病程较长，常伴有肺结核和颈淋巴结核。胃幽门部结核多继发于幽门周围淋巴结核，X 射线钡餐检查显示幽门部不规则充盈缺损。胃镜检查时可见多发性匐行性溃疡，底部色暗、溃疡周围有灰色结节，应当取活检检查确诊。

（3）胃恶性淋巴瘤：胃癌与胃恶性淋巴瘤鉴别很困难，但其鉴别诊断有其一定的重要性。因胃恶性淋巴瘤的预后较胃癌好，所以更应积极争取手术切除。胃恶性淋巴瘤发病的平均年龄较胃癌早，病程较长而全身情况较好，肿瘤的平均体积一般比胃癌大，幽门梗阻和贫血现象都比较少见，结合 X 射线、胃镜及脱落细胞检查可以帮助区别。但有时最后常需要病理检查才能确诊。

（4）胰腺癌：胰腺癌早期症状为持续性上腹部隐痛或不适，病程进展较快，晚期腹痛较剧。自症状发生至就诊时间一般平均3～4 个月。食欲减低和消瘦明显，全身情况短期内即可恶化。而胃肠道出血的症状则较少见。

九、治疗

目前综合治疗是提高胃癌生存率和生活质量的保证。综合治疗的目的有以下几点：去除或杀灭肿瘤，提高患者的生存率；使原来不能手术切除的病例得以接受手术治疗；减少局部复发和远处转移播散的机会，提高患者的治愈率；改善患者的一般状况及免疫功能，提高生活质量和延长生存期。

胃癌综合治疗的基本原则：胃癌根治术是目前唯一有可能将胃癌治愈的方法。胃癌诊断一旦确立，应力争早日手术切除；胃癌因局部或全身的原因，不能行根治术也应争取做原发病灶的姑息性切除；进展期胃癌根治术后应辅以放疗、化疗等综合治疗；各种综合治疗方法应根据胃癌的病期、全身状况选择应用，而不是治疗手段越多越好；对不能手术者，应积极地开展以中西药为主的综合治疗，大部分患者仍能取得改善症状、延长寿命之效。

（冀丽娅）

第六节　胃十二指肠良性肿瘤

胃良性肿瘤少见，占胃肿瘤的1%~5%，而十二指肠良性肿瘤更为少见，占所有小肠肿瘤的9.9%~29.8%。胃十二指肠良性肿瘤按其发生组织的不同可分为二类：来自黏膜的上皮组织，包括息肉或腺瘤；来自胃、十二指肠壁的间叶组织，包括平滑肌瘤、脂肪瘤、纤维瘤以及神经、血管源性肿瘤等，以息肉和平滑肌瘤比较多见，约占全部胃十二指肠肿瘤的40%。

一、息肉

（一）概述

胃十二指肠息肉是一种来源于胃十二指肠黏膜上皮组织的良性肿瘤，发病率占所有良性病变的5%以上。

根据息肉的组织发生、病理组织形态、恶性趋势可分为腺瘤性息肉、增生型息肉和炎性纤维样息肉等。

1. 腺瘤性息肉　为真性肿瘤，发病率占息肉的3%~13%，多见于40岁以上男性，60%为单发性，外形常呈球形，部分有蒂或亚蒂，广基无蒂者可占63%，胃腺瘤直径通常在1.0~1.5cm，部分可增大到4cm以上，胃窦部多见，腺瘤表面光滑或呈颗粒状，甚至分叶状、桑葚状，色泽可充血变红，位于贲门、幽门区者经常形成糜烂或浅溃疡，息肉之间的黏膜呈现正常。若整个黏膜的腺体普遍肥大，使黏膜皱襞消失而呈现一片肥厚粗糙状，并伴多发性息肉者，称为胃息肉病。

腺瘤虽属良性，但腺上皮有不同程度的异常增生，重度者和早期癌不易鉴别，故称其为交界性病变。依据病理形态可分为管状腺瘤和乳头状腺瘤（或绒毛状腺瘤），前者是由被固有层包绕分支的腺管形成，腺管排列一般较规则，偶见腺体扩张成囊状，腺体被覆单层柱状上皮，细胞排列紧密；后者是由带刷状缘的高柱状上皮细胞被覆分支状含血管的结缔组织索芯组成，构成手指样突起的绒毛，有根与固有层相连。该两型结构可存在于同一息肉内（绒毛管状或乳头管状腺瘤），伴有不同程度异形增生是癌变的先兆。同一腺瘤内亦可发生原位癌乃至浸润癌的变化。息肉性腺瘤的癌变率不一，管状腺瘤的癌变率约为10%，乳头状腺瘤癌变率则可高达50%~70%。息肉直径大于2cm，息肉表面出现结节、溃疡甚或呈菜花状，息肉较周围黏膜苍白，息肉蒂部宽广，周围黏膜增厚，则常是恶性的征象。

2. 增生性息肉　较常见，约占胃良性息肉的90%。多为单发，无蒂或有蒂，表面光滑，色泽正常或稍红，突出黏膜表面，其表面是分泌黏液的柱状细胞，基质丰富。息肉直径通常<1cm。常见于胃窦部，是慢性炎症引起黏膜过度增生的结果，该息肉是由增生的胃小凹上皮及固有腺组成，偶可观察到有丝分裂象和细胞的异形增生。间质以慢性炎症性改变为其特点，并含有起源于黏膜肌层的纤维肌肉组织条带，常见于萎缩性胃炎、恶性贫血以及胃黏膜上皮化生患者，其中90%患者胃酸缺乏。增生性息肉的癌变率很低（<5%），极少部分癌变系通过腺瘤样增生或继发性肠化生、异形增生发展而来。随访发现部分增生性息肉患者胃内除息肉外同时存在浸润癌，发生率约为2.3%，值得注意。

3. 炎性纤维样息肉　可能是一种局限形式的嗜酸性胃炎，可为单发或多发，无蒂或蒂很短，也好发于胃窦部。病变突向胃腔，组织学所见为纤维组织、薄壁的血管以及嗜酸细胞、淋巴细胞、组织细胞和浆细胞的黏膜下浸润。其发病机制仍不清楚，可能是一炎性病变的过程。

（二）诊断

大多数胃十二指肠息肉患者无明显临床症状，往往是在X线钡餐检查、胃镜检查或手术尸检标本中偶然发现。息肉生长较大时可出现上腹不适、疼痛、恶心、呕吐，若息肉表面糜烂、出血，可引起呕血和黑便。疼痛多发生于上腹部，为钝痛，无规律性与特征性。位于贲门附近的胃息肉偶可出现咽下困难症状，位于幽门区或十二指肠的较大腺瘤性息肉可有较长的蒂，可滑入幽门口，表现为发作性幽门痉挛或幽门梗阻现象。如滑入后发生充血、水肿、不能自行复位，甚至出现套叠时，部分胃壁可发生绞窄、坏死、甚或穿孔，发生继发性腹膜炎。位于Vater壶腹部肿瘤，可压迫胆管，出现梗阻性黄疸。部分腺瘤性息肉患者往往有慢性胃炎或恶性贫血的表现。大多数患者体格检查无阳性体征。

胃息肉因症状隐匿，临床诊断较为困难。约25%的患者大便潜血试验阳性。大多数息肉可由X线诊断，显示为圆形半透明的充盈缺损，如息肉有蒂时，此充盈缺损的阴影可以移动。无论是腺瘤性息肉还是增生性息肉，胃镜下的活组织检查是判定息肉性质和类型的最常用诊断方法。如息肉表面粗糙，有黏液、渗血或溃疡，提示有继发性炎症或恶变。对于小的息肉，内镜下息肉切除并回收全部息肉送检病理诊断最可靠；对较大的息肉，细胞刷检对判断其良恶性可能亦会有些帮助。较大的胃息肉多是肿瘤样病变，钳夹活检可作为最基本的诊断方法，依据组织学结果决定进一步诊疗方法。有些腺瘤性息肉恶变早期病灶小、浅，很少浸润，而胃镜下取材有局限性，不能反映全部息肉状态而易漏诊。所以对胃息肉患者，即使病理活检是增生性息肉或腺瘤性息肉，均需要在内镜下切除治疗。对于大息肉，镜下切除有困难者需手术治疗。胃息肉患者应行全消化道检查，以排除其他部位息肉的存在，因此类息肉患者更常见结直肠腺瘤。

（三）治疗

内镜下切除息肉是治疗胃息肉的首选方法。随着内镜技术的发展和广泛应用，镜下处理胃十二指肠息肉已普遍开展，且方法较多。开腹手术的适应证：未能明确为良性病变的直径大于2cm的有蒂息肉；直径大于2cm的粗蒂或无蒂息肉；息肉伴周围胃壁增厚；不能用内镜圈套器或烧灼法全部安全切除的息肉；内镜切除的组织学检查持续为侵袭性恶性肿瘤。手术切除包括息肉周围一些正常组织。如果发现浸润癌或息肉数量较多时，可行胃大部切除。

二、平滑肌瘤

（一）概述

胃十二指肠平滑肌瘤是最常见的起源于中胚层组织的良性肿瘤。胃平滑肌瘤占有临床症状的胃部病变的0.3%，占全部胃肿瘤的3%，占全部胃良性肿瘤的23.6%。本病多见于中年人，男女发病率之比为1.3∶1。

对胃平滑肌瘤的组织来源目前仍有争议，最近随着电镜和免疫组化技术的应用，有些作者提出部分平滑肌瘤来自胃肠道肌间神经丛神经膜细胞或来自未分化的间叶细胞的观点。平滑肌瘤早期位于胃十二指肠壁内，随着不断的扩展，肿瘤可突入腔内成为黏膜下肿块（内生型），或向壁外发展成为浆膜下肿块（外生型），前者为常见的形式。偶有呈哑铃状肿瘤而累及黏膜下和浆膜下者。胃平滑肌瘤可发生于胃的任何部位，但以胃体部（40%）常见，其次为胃底、胃窦、贲门。有2.1%胃平滑肌瘤可发生恶变，十二指肠平滑肌瘤5%~20%可发生恶变。平滑肌瘤表面光滑，或呈分叶状，没有包膜，在其边缘的肿瘤细胞与周围的胃壁细胞互相混合，易与恶性平滑肌瘤混淆。多形性细胞和有丝分裂象的存在提示为恶性病变，但决定恶性的唯一结论性证据是肿瘤的转移和胃内浸润性生长。所有胃平滑肌瘤应该怀疑恶性可能，直到随时间和行为表现提供了相反的证据。

（二）诊断

胃平滑肌瘤的临床表现差异较大，决定于肿瘤的大小、部位、发展形势。肿瘤小者可无症状，较大的向胃腔内生长的肿瘤可引起上腹部压迫感、饱胀和牵拉性疼痛。肿块伴有黏膜糜烂、溃疡者可导致反复上消化道出血，并可致缺铁性贫血。有的患者以呕血为首发症状，且呕血量较大，也有以消化不良或单纯黑便为症状者。20%的胃平滑肌瘤位于幽门附近，但位于幽门部巨大平滑肌瘤，偶可引起梗阻症状。发生于胃大弯向胃外生长的肿瘤，有时可以在上腹部触及肿块。

当胃平滑肌瘤肿块较小时缺乏临床症状，晚期并发溃疡时又易误诊为消化性溃疡或胃癌。文献报道其诊断符合率仅为21.1%~42.9%。目前主要借助于X线和胃镜检查进行诊断。胃平滑肌瘤X线表现为突入胃腔内的球形或半球形肿物，边线光滑规整，界限清楚，多形成一个孤立的充盈缺损，胃壁柔软，周围正常黏膜可直接延伸到肿物表面，形成所谓的"桥形皱襞"。并发溃疡者肿物表面可形成典型的龛影，常较深，周围无黏膜聚集现象。腔外型平滑肌瘤由于肿瘤的牵拉和压迫，胃壁可有局限性凹陷，黏膜皱襞展开，或呈外在压迫样缺损。哑铃型平滑肌瘤，肿块向腔内外生长，既可见到胃内光滑块影，胃又有不同程度的受压及黏膜展平。但X线检查不能确定肿瘤的性质。通常胃镜由于取材表浅，对黏膜下肿瘤的确诊率不足50%。超声内镜检查有助于胃平滑肌瘤的诊断，CT及MRI亦有帮助。

（三）治疗

胃平滑肌瘤的治疗以手术为主，切除范围应包括肿瘤周围2~3cm的胃壁，肿瘤摘除手术是不恰当的治疗方法。切除标本必须送冰冻切片检查，如诊断为恶性，宜扩大切除范围或做胃大部切除术。

三、其他较少见的良性肿瘤

（一）神经纤维瘤及纤维瘤

多位于胃幽门侧近小弯部分，为多发性，一般比平滑肌瘤小，可带蒂而突入至胃腔内，也可以无蒂而位于胃壁黏膜下或浆膜下。生长缓慢，也可发生浅在的黏膜溃疡而有慢性小量出血。神经纤维瘤可恶化为肉瘤，也可并有全身性的神经纤维瘤病。

（二）脂肪瘤

多为单发，带蒂或无蒂，多数位于黏膜下，好发于胃幽门侧。肿瘤一般呈分叶状，大小不等。可发生黏膜溃疡，但多数无症状。

（三）血管瘤

可分为毛细血管瘤和海绵状血管瘤两种，前者色红，后者色青。一旦伴发黏膜溃疡，则引起出血和慢性贫血。

（四）畸胎瘤

胃畸胎瘤是一种少见的多发生于男性婴幼儿的一种良性肿瘤，由多种组织组成，为囊性或实质性，既可向胃内生长，也可向胃外生长，其发病率占畸胎瘤的1%以下。

（冀丽娅）

第七节　十二指肠憩室

一、概述

（一）病因

憩室形成的基本原因是十二指肠肠壁的局限性薄弱和肠腔内压力升高。肠壁薄弱的原因可能为先天性肌层发育不全或缺乏内在的肌肉紧张力或随年龄增加，肠壁肌层发生退行性变。憩室也与十二指肠的特殊性有关。特别在乏特（vater）壶腹周围，如胆管、胰管、血管穿过处，肠壁较易有缺陷，憩室也多发生在这些部位。憩室形成与肠腔内压长期增高有关。至于肠内压增高的机制尚不完全清楚。另外，憩室形成还可能与肠外病变所形成粘连牵扯、肠脂垂的脂肪积聚过多、局部神经学营养障碍等因素有关。

（二）病理

十二指肠憩室可分为原发性和继发性两种。原发性憩室又称先天性或真性憩室，憩室壁的结构与肠壁完全相同，含有黏膜、黏膜下层和浆肌层等肠壁的全层结构。憩室在出生时即存在，显然是一种先天性发育异常。

继发性憩室又称后天性或假性憩室，憩室形成初期，憩室可能含有肌层，随着憩室增大，肌层逐渐消失，使憩室壁仅有黏膜、黏膜下肌层和浆膜层。憩室大多为单个，约占90%，但10%患者同时有两个以上憩室或胃肠道其他部分（如胃、空肠、结肠）也有憩室存在。

十二指肠憩室的发病分布60%～70%憩室发生在十二指肠降部，其中多半集中在乳头附近2.5cm以内，称为乳头旁憩室；其次为第3及第4段（水平部及上升部），占20%～30%；十二指肠第一段真性憩室很少见。

另有一类所谓十二指肠腔内憩室，是向肠腔内突出的、内外两面均有黏膜覆盖、并开口与十二指肠腔相通。此类憩室少见，实际上是肠管畸形，与前述的憩室性质不同，但也可以引起类似前述憩室的症状和并发症，在外科处理上，原则相同。

二、诊断

（一）并发症

1. 憩室炎　肠内容物潴留在憩室内，可能因排空不畅，经常刺激其内壁而发生急性或慢性炎症，或者引起憩室周围炎、十二指肠炎或胆管炎等。患者常有饱胀感或不适感，或有右上腹疼痛，并向背部放射，可伴有恶心、呕吐甚至呕血，若壶腹区憩室炎亦可引起黄疸。查体在右上腹有压痛，其压痛点可低于胆囊压痛点。症状常在饱食后出现或加剧，呕吐后能缓解。

严重的憩室炎可引起坏疽、穿孔或腹膜炎，也可因黏膜溃疡侵蚀小动脉而引起大出血。

2. 梗阻　十二指肠肠腔外或肠腔内憩室膨胀时均可压迫十二指肠，引起部分梗阻。位于十二指肠乳头附近的憩室也可压迫胆总管或胰管，引起继发性的胆管或胰腺的病变。有报告憩室可压迫胰腺导管引起阻塞，导致胰腺坏死；还有报道81例胆总管梗阻而施行胆总管十二指肠吻合术中，29例由十二指肠憩室所致，其中壶腹乳头开口于憩室中有10例，憩室口在壶腹乳头开口周围1cm以内者17例。

3. 结石　憩室内形成胆石和粪石较为多见，由于十二指肠憩室反复引起逆行性胆总管感染，造成胆总管下段结石。

4. 肿瘤并存　少数憩室壁内可生长腺癌、肌瘤、肉瘤或憩室壁癌变应引起重视。

（二）临床表现与诊断

85%～90%的十二指肠憩室通常无任何症状，所以常在X线钡餐检查时或手术探查中偶尔发现。十二指肠憩室没有典型的临床表现，所发生的症状多是因并发症而引起，其诊断只有依靠胃肠钡餐检查。一些较小而隐蔽的憩室，尚需在低张十二指肠造影时始能发现。

上腹部饱胀是较常见的症状，系憩室炎所致。伴有暖气和隐痛。疼痛无规律性，制酸药物也不能使之缓解。恶心和呕吐也常见。当憩室内充满食物而呈膨胀时，可压迫十二指肠而出现部分梗阻症状。呕吐物初为胃内容物，其后为胆汁，甚至可混有血液，呕吐后症状可缓解。憩室内潴留的食物腐败或感染后可引起腹泻。

憩室并发溃疡或出血时，则分别出现类似溃疡病的症状或便血。憩室压迫胆总管或胰腺管开口时，更可引起胆管炎、胰腺炎或梗阻性黄疸。憩室穿孔后，呈现腹膜炎症状或腹膜后严重感染。

（三）鉴别诊断

由于本病常无临床表现，即使出现症状，也缺乏特异性。确诊有赖于胃肠钡餐和内镜检查中发现憩室。常规上消化道钡餐X线发现率仅2.4%～3.8%，而低张造影可提高13倍，十二指肠内镜加胰胆管造影憩室的发现率达11.6%（60/516），乳头旁憩室大部分是在ERCP时发现。发现十二指肠憩室存在，是否是患者症状的原因，仍需全面分析，警惕把检查中无意发现的十二指肠憩室作为"替罪羊"

而遗漏引起症状的真正病因，并需与溃疡病、慢性胃炎、慢性胆囊炎和慢性胰腺炎相鉴别。

三、治疗

1. 治疗原则　没有症状的十二指肠憩室无须治疗，更禁忌外科手术。有一定的临床症状而无其他的病变存在时，应先采用内科治疗，包括饮食的调节、制酸剂、解痉药、应用抗生素等，并可采取侧卧位或更换各种不同的姿势，以帮助憩室内积食的排空。由于憩室多位于十二指肠第二部内侧壁，甚或埋藏在胰腺组织内，手术切除比较困难，故仅在内科治疗无效并屡发憩室炎、出血或压迫邻近脏器时才考虑手术治疗。

2. 手术治疗　如下所述。

（1）手术指征：①十二指肠憩室有潴留症状，钡餐进入憩室 6h 后仍不能排空，且伴有疼痛者或出现十二指肠压迫梗阻症状者。②憩室坏疽或穿孔，出现腹膜炎或腹腔后蜂窝织炎及脓肿形成者。③憩室出现危及生命的大出血者。④经内科系统治疗无效或效果不稳定，仍有疼痛或反复出血或影响工作和生活者。⑤憩室直径 >2cm，有压迫附近器官（如胆管、胰管等）的症状者。⑥憩室伴有肿瘤，性质不能确定者。

（2）手术方法：原则上以单纯憩室切除术最为理想，并治疗憩室的并发症，同时要求十分注意保护和避免误伤胆总管和胰管，以及预防发生术后十二指肠瘘和胰腺炎。

手术时寻找憩室十分重要，憩室多位于胰腺后方或包围在胰腺组织内，术中可能不易发现憩室。手术前服少量钡剂，手术时注射空气至十二指肠内或切开肠壁用手指探查寻找憩室开口，可帮助确定憩室的部位。

十二指肠降部外侧和横部、升部的憩室，手术较为简单。憩室较小者可单作内翻术，颈部缝合结扎，既可避免肠瘘的并发症，也不致造成肠腔梗阻。有炎症、溃疡、结石的憩室以及大的憩室，以切除为宜，憩室切除后，应与肠曲的长轴相垂直的方向内翻缝合肠壁切口，以免发生肠腔狭窄。手术的主要并发症为十二指肠瘘。因此，术中可将鼻胃管放置于十二指肠内，术后持续减压数日；必要时，憩室切除部位可放置引流物。憩室的另一种切除方法是在切开十二指肠后，用纱布填塞憩室腔内，然后将憩室内黏膜层完全剔除，再将肠壁黏膜缝合，此法如能成功可以避免缝合部位肠瘘的形成。

1）在十二指肠降部外侧切开腹膜，游离十二指肠并向内侧牵开，暴露憩室。

2）憩室切除后，横形（即与肠曲长轴相垂直的方向）内翻缝合肠壁切口十二指肠乳头旁憩室的切除难度较大，有损伤胆总管和胰管的可能，损伤后并发胆瘘、胰瘘，较为严重。但如有胆管、胰腺疾病并发存在，又必须切除憩室，比较安全的方法是经十二指肠作胆总管括约肌切开成形术，胆总管和胰管内放置支架，再切除憩室，术后保持胆管和胰管的引流通畅。但有时胆管胰管开口于憩室腔内，切除憩室需要切断和移植胆管和胰管，操作技术上很困难，术后发生胆瘘胰瘘的可能性较大。若同时存在多个憩室并遇有显露、切除憩室困难时，可采用改道手术，即行 Billroth Ⅱ 式胃部分切除术。

憩室穿孔必须及早进行手术，术中如发现十二指肠旁腹膜后有炎性水肿、胆汁黄染或积气，即应考虑憩室穿孔的可能。此时须切开十二指肠侧腹膜，将肠管向左侧翻转，可发现穿孔的憩室和脓性渗液，如全身或局部条件许可，可做憩室切除，腹膜后放置引流物，否则可将导管插入十二指肠内做减压性的造口，并做空肠造口以供给营养，或缝合幽门做胃空肠吻合术。憩室溃疡出血，可按单纯性憩室予以切除。

（冀丽娅）

第八节　胃癌常用手术

长期以来，根治性切除手术是唯一有可能治愈胃癌的方法。对于早期胃癌施行规范的根治性切除术后，远期生存率已达 90% 以上。因而对于可行根治性切除的病例应积极行根治性切除术。同时目前对外科治疗提出了更高的要求：强调手术根治性的同时，应更加注重保留胃的生理功能，即在巩固、提高生存率和外科治愈率的前提下，应普及微创根治性手术，将进一步改善患者术后生活质量。同时，不可盲目地行根治性手术或扩大性的根治手术。

一、根治性手术的手术范围和合理的淋巴结清扫范围

根治性切除手术是唯一有可能治愈胃癌的方法，所以对上、下切缘无显微镜下癌残留（R_0）的胃切除术患者，通过必要的淋巴结切除术，以期使无腹膜和远处脏器转移的进展期胃癌有可能经手术治疗获得治愈。自 20 世纪 80 年代以来，D_2 淋巴结清除术作为早期胃癌的标准术式在世界范围内推广应用。然而，统计发现：在早期胃癌淋巴结转移率中，癌肿局限于黏膜层内淋巴结的转移率为 0～3%，而癌肿局限于黏膜下层时淋巴结的转移率为 20% 左右，因此，一律施行 D_2 及以上手术时，将有 70%～80% 患者进行了不必要的淋巴结清除，而且预后分析发现这些患者的获益率并未明显提高。大多数早期胃癌患者术后长期存活，因此术后生活质量（quality of life，QOL）至关重要。扩大手术术中失血较多、手术时间长、术后并发症相对增多、住院时间延长；这些都会增加患者的经济负担，并在一定程度上影响术后生活质量。因此，明确胃癌合理的手术指征及手术范围至关重要。

早期胃上部癌是否应行全胃切除术关键在于第 5、6 组淋巴结是否有转移，大宗资料显示，胃上部癌行全胃切除术的病例在术后病理学检测中发现第 5、6 组淋巴结均未见转移，且手术中的输血量均高于未行淋巴结清扫的病例，同时，手术时间、术后患者的恢复时间均明显延长，可见手术创伤之大。因此我们认为，早期胃上部癌不应行全胃切除术，应行近端胃大部切除，残胃食管吻合术或行近端胃超大部切除、保留幽门（或幽门窦）的空肠间置术，这样可明显减少全胃切除术后的并发症，提高患者术后生活质量。

而对于早期胃下部癌是否有必要施行规范的 D_2 根治性手术呢？答案同样也是否定的。目前文献报道：原先认为标准的 D_2 淋巴结清扫或加第 7、8a 或 D_1 淋巴结清扫，经过研究分析发现，对于早期胃下部癌仅需清扫第 3、4、5、6、7、8a、9 组淋巴结即可。因为第 1、2 组淋巴结出现转移率很低，同时在第 1 组淋巴结廓清时往往切断迷走神经，且在缝闭胃小弯时有术后食管狭窄的可能，这些均影响患者术后的生活质量。因此，我们认为第 1、2 组淋巴结不应作为早期胃下部癌的常规清除范围，只有在怀疑为淋巴结转移高危病例时才予以清除。

但是由于绝大多数胃癌确诊时已经是中晚期，因此，为有效提高患者术后生存率，除应尽可能提高胃癌早期诊断率、合理应用综合治疗外，胃癌根治手术方式的标准化、规范化，对提高胃癌治疗效果至关重要。不可否认，我国胃癌外科治疗效果与日本比较，尚有一定的差距。主要原因有二：其一是早期胃癌占治疗病例的比率较低，日本占 30% 以上，有些医院甚至高达 50%～60%，而我国一般在 10% 以下；其二是标准的胃癌根治术虽然在我国部分医院已经开展，但推广很不平衡。目前有许多医院仍沿用 20 世纪 60—70 年代的手术方式，即把病变的胃、大网膜和肿大的淋巴结切除当作胃癌根治术，有些颇具规模的医院的胃癌根治术特别是淋巴结清扫不甚规范，手术记录写着 D_2 根治术，实际上第 2 站的淋巴结并没有全部清扫，致使疗效无法明显提高，数据统计和分析不够严谨和科学。要提高我国胃癌的诊疗水平，必须针对上述原因加以改进。日本的早期胃癌高比率是通过内镜广泛筛选获得的，我国胃癌高发区主要分布于经济欠发达的地区和农村，通过内镜广泛筛选来提高早期癌的比率显然是不现实的。因此，改进手术方法，推广 D_2 标准术式，规范我国胃癌根治术特别是淋巴结清扫术具有重要和现实的意义。

胃癌外科根治术包括充分切除原发癌肿及受侵器官，彻底清除区域淋巴结，完全杀灭腹腔脱落癌细胞。胃是淋巴组织最丰富的器官之一，有 16 组淋巴结，这 16 组淋巴结又分为 4 站。标准根治术包括远端/近端或全胃切除并清扫相应的第 1、2 站淋巴结。扩大根治术是在上述基础上淋巴结清扫范围扩大到第 3、4 站。国际抗癌联盟最新规定：至少检出 15 个淋巴结才能称之为根治术。由于每位患者的淋巴结数目个体差异较大，因此，判断是否是根治术的方法还要看清扫淋巴结的组数和站数。最近美国国立癌症研究院一项包括 15 738 例胃癌的调查显示：淋巴结的清扫范围越大，越有利于改善患者预后。手术切除及病理检查中检出的淋巴结数目能够明显影响术后分期及生存风险的合理评估，它还会对医生选择辅助治疗方案产生影响。不论肿瘤部位如何，7、8、9 三组淋巴结永远属于第 2 站，所以，凡 D_2 手术必须对肝总动脉和腹腔动脉干周围的淋巴结进行认真的清扫。为此，剥离应该在血管外膜和血管鞘之间

进行。剥离后，起自腹主动脉的腹腔动脉血管簇包括腹腔动脉干、胃左动脉、肝总动脉、脾动脉起始段应全部裸露，达到既解剖清楚又彻底清除血管周围的淋巴结和其他疏松组织的目的。第 12 组淋巴结与第 5 组淋巴结关系密切，胃远侧部癌的第 12 组淋巴结转移率较高，因此，对这一部位的癌肿，应将肝十二指肠韧带的清扫纳入标准 D_2 的手术常规。要彻底清除肝十二指肠韧带上的淋巴结及脂肪组织，应在十二指肠外侧做 Kocher 切口，充分游离十二指肠（顺便探查第 13 组淋巴结，如为 D_4 手术，则 Kocher 切口为清扫 $16A_2$ 区域的必要步骤），将其向左翻转，易于清除肝十二指肠韧带后的淋巴结和脂肪组织。韧带前的清除则从肝下缘开始切开后腹膜，用钝利相结合的方法，将韧带上的淋巴脂肪组织向下剥离，剥离的组织与切除标本连成整块加以切除。此时，肝十二指肠韧带上只剩下 3 种脉管组织，右前为胆总管及其分支；左前为肝固有动脉和胃十二指肠动脉及其分支；中后方则为门静脉，真正做到韧带的脉络化。强调剥离肝十二指肠韧带的目的有三：①清扫韧带中的第 12 组淋巴结；②由于韧带上的血管裸露，易于在根部结扎胃右动脉；③由于肝十二指肠韧带上重要解剖结构清晰，可以尽量在远端切断十二指肠壶腹，以满足切除 3~4cm 以上的十二指肠的要求。手术结束后，手术医生要亲自解剖手术切除标本，用钢尺测量各种参数，记录癌肿的病理形态。然后，按正常解剖方位摆好标本，对各组淋巴结进行仔细寻找和解剖并送做病理检查，务求术后分期尽量准确。当然，推广规范化的淋巴结清扫术必须掌握适应证及其范围，I b 期胃癌以行 D_2 清扫术为宜；II、III 期胃癌应行 D_2 或 D_3 清扫术；IV 期局限型胃癌，仍应争取行扩大淋巴结清扫术。

D_4 手术不是进展期胃癌的常规标准手术，应根据肿瘤的局部情况和患者的全身情况进行个体化选择，避免滥用。其适应证为：癌浸润深度≥S_1；第 2 站有较多淋巴结转移，或第 3 站淋巴结有转移，或第 4 站淋巴结少数转移。D_4 手术要求对后腹膜进行广泛清扫，将腹腔干及其属支、肠系膜根部血管、腹主动脉和腔静脉全部裸露，手术创面大、难度较高，可发生血管损伤、术后腹腔出血和乳糜腹腔积液等并发症。目前不宜普遍开展。

二、联合脏器切除术

联合脏器切除治疗伴有邻近脏器侵犯或已有远处转移的胃癌病例始于 20 世纪 40 年代。1944 年 Longmire 指出，一个包括全胃和区域性淋巴结在内的整块切除术，显然比局部切除原发病灶或胃部分切除在内的整块切除更能达到清除全部恶性组织的目的，同时为了达到根治性的目的，相应淋巴结引流区域的脏器可一并切除。由于当时全胃切除术治疗胃癌的并发症与病死率相当高，联合脏器切除的胃癌扩大根治术没有得到发展。Appleby 于 1948 年提出在腹腔动脉根部离断血管，以清除腹腔动脉周围全部受累的淋巴结（Appleby 手术），这种手术方式现今仍在应用。在 60—70 年代初期，胃癌扩大切除术曾盛行一时，但由于进一步研究发现，行联合脏器切除的病例并没有得出单纯扩大手术给患者带来好处的结论。1969 年，Gilbertsen 总结了 1 983 例胃癌手术患者发现，联合脏器切除术后病死率高达 25%，而 5 年生存率反而从 12.2% 降至 8.8%。Mayo Clinic 等许多医疗中心也都因手术病死率高而放弃此种术式。有人甚至提出，广泛清除没有受累的淋巴结会使局部免疫功能下降，影响生存率。

在临床工作中，对于晚期胃癌的手术治疗是力争根治抑或尽量保守，是否应行联合脏器切除，长期以来存在两种意见。持保守意见者认为既然病程已步入晚期，即使行联合脏器切除，不但于改善预后无补，反而可能因手术过大而增加病死率；而持积极态度者则从根治角度出发，肯定联合脏器切除的实际意义。近年来，多数学者均主张根据胃癌自身的生物学行为、肿瘤分期、肿瘤生长的部位等来决定胃癌切除的范围。

近年来的临床和研究发现，虽然随着围手术期处理的进步、外科手术技术的熟练，联合脏器切除手术并发症发生率和围手术期的病死率已经明显下降，但毕竟这类手术创伤和风险较大，应严格选择患者，切勿盲目扩大清扫。对早期胃癌病例施行联合脾、脾动脉切除者术后病理检查发现，第 10、11p、11d 淋巴结均未见转移，且术中出血较多；联合横结肠系膜切除术者也同样发现未见转移。由此可见，早期胃癌不需行联合脏器切除术，而且随着对胃癌的发生和发展以及生物学特性的了解，认识到单纯扩大手术对某些类型的胃癌并不能明显提高治愈率。日本最新版胃癌诊治规范中明确对 III$_A$ 期中的 N_0 和

Ⅲ_B期肿瘤可采用扩大的胃癌根治切除术。大多数的Ⅳ期肿瘤病例不能单独依靠手术获得根治性治疗，应行以外科手术为主的综合治疗。

而在欧洲和美国，许多医疗中心都反对联合脏器切除治疗胃癌，并认为扩大根治切除并未提高生存率，反而增加了手术并发症的发生率与病死率。1998 年，英国医学研究会（MRC）的外科协作组进行了 400 例患者的研究，发现联合脏器切除术后的术后并发症发生率高达 46%，大大高于常规手术的术后并发症。同时，随访 6.5 年后，联合脏器切除术后的 5 年生存率为 35%，而常规术后患者的生存率为 33%；因此，认为扩大根治手术除了增加并发症外，对患者的预后无明显的改善作用。深入研究发现，对于第 3 站以上淋巴结有转移的病例，即使再扩大切除范围亦不能提高疗效。

因此，对每例胃癌患者都应根据不同的临床分期、不同的组织学类型、不同的生物学特性、不同的年龄与不同的个体，选择不同的手术方式，开展合理的联合脏器切除术来治疗胃癌。对老年及术前有重要器官并存病的患者，尤其不能贸然进行联合脏器切除；而对于年龄较轻、体质较好、没有术前严重并存病以及肿瘤浸润程度和分化程度较好的患者，如果能够达到根治，应力争根治性切除，包括联合脏器切除。总之，一定要选择个体化的治疗方案。

三、微创根治性手术

经腹腔镜辅助做胃大部分切除术的主要优点是对于合适的病例，既能达到治愈的目的，又大大减轻了手术创伤引起的疼痛感。术后恢复快，住院天数明显缩短。适用该手术的患者病变应位于胃幽门窦区或胃体区，而必须施行胃大部分切除，以求根治肿瘤的患者。该手术的过程主要有两部分：首先，通过腹腔镜手术，分离大、小网膜，结扎、切断胃网膜左、右血管和胃左、右血管，横断十二指肠第一段，切除远端胃体；然后再做上腹部正中切口，借此完成胃十二指肠吻合。该手术的特点是腹部切口小，并能顺利完成胃大部分切除及吻合术。较做常规胃大部分切除术好，切口越小对患者术后恢复越有利；另外，手术创伤小，对患者的免疫力影响也较小。该手术的另一重要优点是能进行胃周围淋巴结的清扫，保证了手术根治的彻底性。

四、保留胃功能的根治性手术

对于不适于施行内镜或腹腔镜手术者，传统上主要施行胃大部分切除，并并发胃周围淋巴结清扫术。但是，为改善患者术后生活质量，尚有几种能替代保留胃功能的根治手术可供临床借鉴。近二十余年来，"功能保全性手术"的新概念已经形成，其主要的基础有：①临床实践证明，相当一部分肿瘤患者中，可以在保留器官的同时达到根治性切除；②提高患者的生存质量，减少病发率，成为社会的呼声和广大患者的迫切愿望；③手术技巧的长足进步和对肿瘤的发展规律的深入认识；④多学科的综合治疗，保证了在合理缩小手术范围的同时，生存率不低于广泛切除性手术。近年来，不少学者相继开展了保留幽门的胃部分切除术。由于该手术保留了胃幽门括约肌功能，故与传统远端胃大部分切除术相比，具有预防术后碱性反流性残胃炎或食管炎与倾倒综合征、延长残胃食物排空时间、改善消化吸收功能等优点，对改善患者的术后生活质量有重要的临床意义，故对合适的病例，应予积极推广使用。

标准的胃癌根治术一般包括迷走神经切除，以达到彻底清除胃周围淋巴结的目的。胃癌手术切断迷走神经后，胆石症、腹泻等并发症发生率均较高，日本报道高达 22.4%。日本学者三翰晃一等于 20 世纪 90 年代初开始探索在胃癌根治术中保留迷走神经，并开展了该项手术，国内王舒宝等已经进行了解剖学研究。保留迷走神经的胃癌根治术既保留了原有胃癌根治术的根治性，又注重保留功能，有助于提高患者术后生存质量。但在当前早期胃癌发现率仍较低的情况下，有学者认为还应慎重开展，并需要进行长期随访，应在改善预后的同时，提高患者的生活质量。保留迷走神经的胃癌根治术国外也有报道。但总体上看研究数量较少，可能的原因是：进展期胃癌患者主要考虑了 5 年生存率，以达到根治术为首要目的，未将提高生活质量放到重要位置；保留迷走神经实际操作起来较麻烦，延长了手术时间，有些术者不愿意实施。

（冀丽娅）

第十章

小肠疾病

第一节 先天性肠旋转不良

先天性肠旋转不良（congenital malrotation of intestine）是胚胎发育过程中由于中肠旋转发生障碍或停滞，造成肠道解剖位置的异常，从而导致各种不同肠梗阻或肠扭转等外科疾病的发生。该病是小儿外科常见疾病之一，常并发肠闭锁、肠重复畸形、内疝等其他畸形。

一、病因病理

1. 病因　正常胚胎在 6 ~ 12 周发育过程中，中肠会发生一系列复杂变化：胚胎第 6 周时，由于中肠迅速生长，以至于腹腔不能容纳，被迫自脐部向外突出。脐带内的肠管以肠系膜上动脉为轴心，按逆时针方向旋转。随着腹腔的发育，突出的肠管回纳入腹腔，并继续以肠系膜上动脉为中心逆时针旋转，并逐渐固定于后腹壁。全部肠旋转完成后，小肠起于 Treitz 韧带，从左上斜向右下，止于回盲部。盲肠也随之降至右髂窝。在此过程中，如果中肠未旋转、不完全旋转或反方向旋转等情况均可造成肠旋转不良。

2. 病理　如下所述。

（1）小肠扭转及坏死：中肠旋转不全，小肠系膜不是从左上斜向右下附着于后腹壁，而是悬吊在狭窄的肠系膜上动脉根部，因此小肠活动度很大，在肠蠕动或体位变化较大时，小肠易受重力影响，使肠管以肠系膜上动脉为轴心，发生扭转。轻度肠扭转可自行复位，严重的扭转会造成肠系膜血循障碍，引起广泛性的小肠绞窄性坏死。

（2）十二指肠梗阻：肠旋转异常时，盲肠未降至右髂窝而位于上腹或左腹，附着于盲肠和右后壁之间的 Ladd 纤维索带可直接压迫十二指肠第 2 部分的上方，引起部分或完全的肠梗阻；盲肠也可直接压迫后方的十二指肠引起梗阻。

二、临床表现

各年龄段都有可能发病，但约有 1/2 的肠旋转不良发生在新生儿期，绝大多数的病例发生在 1 岁以内。

1. 呕吐　新生儿最初往往表现为高位肠梗阻，突然出现剧烈呕吐，呈间歇性，呕吐物含有胆汁或小肠液，但出生后 1 ~ 2 天仍有正常胎粪排出，此可与小肠闭锁相鉴别。

2. 腹痛　患儿因腹部不适或痉挛性疼痛，有烦躁不安，阵发性哭闹，拒按腹部。较大儿童能说出疼痛的部位和性质，局部有明显的压痛，常会取自动屈曲位以缓解疼痛。

3. 腹胀　腹胀一般出现较晚，腹胀程度与肠梗阻部位有关。十二指肠梗阻常为不完全性，上腹可见膨隆或胃蠕动波，呕吐后腹胀不明显，但随梗阻会反复出现，患儿有消瘦、脱水、体重下降等；低位小肠扭转或结肠扭转，扭转肠襻明显隆起，腹胀较严重。

4. 晚期全身症状　肠扭转若为轻度，症状可随体位变化或自身肠蠕动而缓解，若扭转不能复位，晚期会出现剧烈腹痛，绞窄性肠坏死，全腹膜炎，血便及严重的中毒性休克等症状。

三、临床检查

1. 腹部立位平片　新生儿立位平片腹部可有较典型的双气泡征。年长儿多为不完全肠梗阻，可见胃、十二指肠扩张，很少出现气液平面和双泡征，即使十二指肠完全梗阻，由于患儿剧烈呕吐，典型 X 线征象阳性率也不高。晚期可见明显扩张的"假肿瘤影"孤立肠襻，形态不随体位改变。

2. 上消化道造影　钡剂造影检查诊断价值较大，可以直接了解梗阻部位，明确显示十二指肠空肠襻位置及梗阻近端扩张情况。肠旋转不良时，十二指肠空肠襻与右侧腹部垂直下行，盲肠及升结肠位于腹中上部。

3. 钡剂灌肠　可以直接显示盲肠和结肠的位置。盲肠高位提示肠旋转不良，但盲肠位置正常不能排除肠扭转。

四、诊断与鉴别诊断

1. 诊断　新生儿有哭闹不宁，反复间歇性呕吐胆汁样物，立位平片显示腹部双泡征或三泡征，即可确诊。非新生儿临床表现常不典型，上消化道造影发现胃及十二指肠上部扩张，或钡剂灌肠显示盲肠、结肠位置异常时，应首先考虑本病。对于盲肠位置正常，而临床仍怀疑该病的患儿，两种检查方法联合使用可提高诊断率。

2. 鉴别诊断　本病与十二指肠闭锁、狭窄或环状胰腺疾病鉴别较困难。十二指肠闭锁或狭窄钡餐显示有扩大的"盲端"或十二指肠呈鸟嘴状，环状胰腺为十二指肠降段中部或半环行缩窄状，钡灌肠显示盲肠位置正常。本病钡剂造影示梗阻部位不规则的外压性征象，且盲肠位置多异常。

五、治疗

除部分肠梗阻症状不明显或症状较轻者暂不处理外，有明显肠扭转或肠梗阻表现时，应在胃肠减压，纠正水、电解质及酸碱紊乱，改善全身情况的基础上积极准备手术治疗。对于已发生肠坏死和中毒性休克的严重病例，可不必等待休克完全纠正后再手术，应在积极抗休克的同时施行手术。手术以尽快解除梗阻，恢复肠道通畅为目的。术中根据不同的探查结果决定相应的处理方法。

选右上腹脐上横切口逐层进入腹腔，保护好切口后，将全部肠管轻轻托出至腹腔外，判断肠管扭转异位情况。中肠扭转时肠管一般围绕肠系膜根顺时针旋转 45°~72°，所以需做相应的逆时针方向小肠复位，肠管正确放置位置应是十二指肠空肠襻在腹右侧，盲肠和结肠置于腹左侧，同时切除阑尾，以免日后发生阑尾炎时误诊。

对于 Ladd 束带压迫十二指肠引起梗阻者，分离切断全部 Ladd 束带后有满意的治疗效果。充分游离十二指肠至 Trietz 韧带，将十二指肠空肠向下悬挂于右侧腹部。松解粘连的盲肠及结肠，以及肠襻间粘连，完全松解后一般不需要固定结肠系膜。

肠管松解复位后对其活力的判断尤为重要。肠管色泽正常或由紫红色转为鲜红，证明肠管具有活力，不需特殊处理。如肠管呈紫黑色，刺激后无蠕动以及相应肠系膜动脉未扪及搏动，即可判断肠坏死。如不能肯定是否坏死，可在系膜根部注射普鲁卡因及温热盐水热敷该肠段，10~20min 后观察血循情况。如果肠壁色泽转为红色，蠕动和肠系膜动脉搏动恢复，可回纳腹腔。如果经上述处理仍未见好转，则证明肠管确已坏死，如患儿全身情况允许，可切除坏死肠段，并行一期吻合，如条件不允许，可将坏死或活力可疑肠段暂时外置，并在肠襻近端造口，待全身情况好转后再行二期处理。尽量保留有生机肠管，避免发生短肠综合征。

术中注意探查其他并发畸形，如十二指肠隔膜闭锁或狭窄，Meckel 憩室，肠重复畸形等病变，发现后予以相应处理。

六、预后

大部分患儿经手术治疗后，能逐渐恢复正常的生长发育。严重的肠扭转致肠坏死，患儿死亡率高。

广泛小肠切除术后会发生短肠综合征，需要长期经中心静脉胃肠外营养，预后不佳。

（李海林）

第二节　小肠憩室病

小肠憩室是一种较常见的消化道疾病，是指由于肠腔内压力影响或先天性肠壁发育缺陷，薄弱肠壁向外膨出所形成的袋状突起，或者因胚胎期卵黄管回肠端未闭而形成的 Meckel 憩室。前者憩室壁因不含肌层，称为假性憩室，后者则为真性憩室。

小肠憩室按发生部位可分为十二指肠憩室，空肠、回肠憩室，以及 Meckel 憩室，其中以十二指肠憩室最多见，钡餐检查发现率为 3%～7%，空肠、回肠憩室发现率次之，Meckel 憩室最少见，发现率仅为 1%～2%。本节主要讨论空回肠憩室和 Meckel 憩室。

一、空肠、回肠憩室

空肠、回肠憩室中以空肠憩室为多，且 2/3 为多发性憩室。回肠憩室则少见，同时累及空肠、回肠者更为罕见。男性发病率是女性的 2 倍，最常见于 70 岁以上的老年人。

1. 病因病理　发病原因尚不清楚。憩室壁主要由黏膜、黏膜下层和浆膜层组成，肌层极少或缺如。憩室一般位于小肠系膜缘，但亦可位于对系膜缘侧。肠系膜两叶附着处之间和穿入肠壁肌层的两支纵行血管之间的局部肠壁常较薄弱。进入肠壁的动脉在空肠上段较粗，往下逐渐变细，到回肠末端又变粗。进入肠壁的血管越粗，该处的肠壁也越薄弱，所以小肠憩室多位于空肠上段和回肠下段。由于黏膜通过肠壁薄弱部分向肠腔外突出，可发生不协调的肠蠕动亢进，即所谓的"空肠运动障碍"。

2. 临床表现　空肠、回肠憩室一般无任何自觉症状，少数患者有模糊的消化不良、餐后不适、腹鸣音等症状，但这些症状均缺乏特异性。患者有明显腹部症状而就诊时，往往提示伴有并发症出现：①憩室炎和憩室穿孔：憩室内异物容易积聚或肠石存留，反复刺激黏膜，可引起炎症。如果异物堵住狭窄的憩室口，细菌在内滋生感染，憩室内压力增高，最终可导致憩室穿孔，出现弥漫性腹膜炎、局限性脓肿，或形成肠内、外瘘。患者感觉明显腹痛，疼痛可扩散至全腹，并伴有明显的腹部压痛，肠鸣音消失等腹膜炎征象，以及体温升高，脉搏增快等全身反应。②出血：肠黏膜溃疡可导致大量和反复出血，与胃十二指肠溃疡出血相似，所以在为消化道大出血的患者施行手术时，如果未发现有消化性溃疡，应注意检查有无憩室。③梗阻：炎症引起的粘连，憩室所在部位肠襻扭转或巨大憩室压迫周围肠管可引起肠梗阻。④代谢方面紊乱：空回肠在正常空腹时是无菌的，发生憩室后可继发混合性大肠杆菌生长，导致消化紊乱和维生素 B_{12} 吸收障碍，患者出现脂肪痢和巨幼红细胞贫血。

3. 诊断　凡有消化不良和餐后不适等症状而常规检查不能确诊的患者，均应怀疑消化道憩室。腹部隐痛或反复发作的腹部绞痛，常提示有亚急性肠梗阻。腹部平片显示散在性含气囊袋阴影时提示憩室的存在。钡餐 X 线检查可以进一步帮助确诊，可见造影剂进入憩室内，肠道黏膜延续完整，表现为肠道一侧囊袋状龛影。也有人认为螺旋 CT 对小肠憩室诊断更有效。

4. 治疗　空肠、回肠憩室大部分可内科保守治疗，通过适当增加粗纤维饮食，解痉、抗生素抗炎以及补充维生素 B_{12} 等处理，症状一般会缓解。在内科治疗无效或有严重并发症时，考虑手术治疗。

手术采用右侧脐旁或经腹直肌切口。术中仔细寻找憩室，特别注意憩室多发情况。单个憩室只需行单纯憩室切除术，对于较集中的多发憩室，可切除该段肠襻并行端端吻合术。如多发憩室散在整个小肠，应限于切除最大憩室所在肠段。在大出血、憩室穿孔等紧急情况下只应切除有并发症的憩室所在肠段。

对于腹部其他手术时发现的无症状憩室，如憩室较大，可手术切除，对小的多发憩室一般不作处理。

二、Meckel 憩室

Meckel 憩室在小肠憩室中最为少见，为胚胎期卵黄管退化不全所致。男性发病多于女性，比例为

2：1。大多数人终生无症状，出现症状时多为发生了各种并发症。任何年龄可出现临床症状，但大多数见于 2~3 岁以内的婴幼儿期，成人后很少再出现症状。

1. 病因病理 如下所述。

（1）病因：胚胎在正常发育早期，卵黄囊与中肠通过卵黄管相通。胚胎第 7 周时卵黄管逐渐萎缩，管腔闭锁形成纤维索带，出生后很快从肠壁脱落消失。发育异常时，由于退化不完全，卵黄管可全部或部分残留形成各种类型的畸形：①脐肠瘘或脐窦，即卵黄管未闭，肠与脐相通，或肠端已闭合而脐端开放。②卵黄管囊肿，即卵黄管两端均已闭合，未闭合的中间部分由于分泌液的积聚而形成囊肿。③Meckel 憩室，为卵黄管靠近回肠侧未闭合而形成的指状或囊状结构，最多见。

（2）病理：Meckel 憩室多数位于距回盲瓣约 100cm 的回肠末段，一般长约 4~5cm，偶可达 20cm。憩室腔较回肠腔窄，一般直径为 1~2cm。与空肠憩室开口肠系膜缘不同，95% Meckel 憩室开口于肠系膜对侧缘，仅 5% 开口靠近回肠系膜，盲端常游离于腹腔，顶部偶有纤维索条与脐部或腹壁相连。Meckel 憩室有自身的血供，组织结构与回肠基本相同，但憩室内常伴有异位组织，如胃黏膜（80%）、胰腺组织（5%）、十二指肠黏膜、结肠黏膜组织等。异位组织黏膜能分泌消化液，可引起溃疡、出血或穿孔。

2. 临床表现 临床症状与发生以下并发症有关。

（1）下消化道出血：出血多见于婴幼儿，约占 Meckel 憩室并发症一半以上，为异位胃黏膜分泌胃酸导致回肠溃疡所致。急性出血时便血鲜红，短期内可发生失血性休克。慢性长期出血可引起严重贫血。出血常反复出现，检查腹部无阳性体征。

（2）肠梗阻：张于憩室顶端和腹壁的纤维索带可压迫肠管，或以索带为轴心发生的肠扭转，以及憩室带动回肠形成的回结型肠套叠，均可导致急性肠梗阻，常为绞窄性，起病比较急骤，病情严重，很快发生肠坏死及全腹膜炎。

（3）憩室炎及穿孔：憩室有异物存留或引流不畅时可发生炎性病变。慢性憩室炎患者可有反复右下腹隐痛，急性憩室炎除腹痛加重外，还可引起憩室坏疽性穿孔，此时腹痛突然加剧，呕吐和发热，腹部检查右下腹或脐下明显的腹膜炎体征。急、慢性憩室炎注意与急、慢性阑尾炎鉴别。

（4）憩室肿瘤：憩室偶然会发生良性肿瘤（平滑肌瘤、脂肪瘤、神经纤维瘤、腺瘤）、恶性肿瘤（平滑肌肉瘤、腺癌、类癌）以及囊肿。

（5）其他：憩室自身扭转也可发生坏死；憩室滑入腹股沟管疝囊内形成 Littre 疝，嵌顿后会引起不完全性肠梗阻症状。

3. 诊断 Meckel 憩室并发症与急慢阑尾炎、阑尾坏疽穿孔、其他原因引起的肠梗阻以及下消化道出血等疾病的临床表现相似，诊断比较困难，多数患者需要手术探查才能明确诊断，但在儿童期出现上述临床表现，尤其是 5 岁以下小儿有反复便血者，均应考虑本病的可能。腹部体检时发现有脐瘘或脐窦，有助于确诊。

钡餐 X 线检查偶可发现 Meckel 憩室，诊断率较低。由于异位胃黏膜对锝元素有摄取浓聚的特性，故利用 ^{99m}Tc 同位素扫描检查具有诊断意义，准确率可达 70%~80%。

4. 治疗 对于已出现并发症的 Meckel 憩室，均应行手术切除。较小憩室可楔行或 V 形切除 Meckel 憩室所在部分回肠壁，烧灼残端，横行缝合缺口两端肠壁，防止肠腔狭窄。对于巨大憩室或有溃疡出血、憩室穿孔、恶性肿瘤等严重并发症患者，主张将憩室及其所在一段回肠一并切除，行端端吻合术。术中发现有纤维索带压迫肠管、肠扭转、肠套叠等情况，解除梗阻后应仔细检查肠管活力，切勿将活力可疑肠段未经处理就送回腹腔。

对于其他疾病腹部手术时意外发现的无症状憩室，切除与否仍有争议。有学者认为，如果患者情况允许，尽量切除憩室以免后患。也有人认为 Meckel 憩室出现并发症的比例很低，成年后几乎很少发生症状，切除憩室不仅没有必要，还会增加术后并发症。一项研究显示，40 岁以下男性，憩室长于 2cm 者有较高危险性，应考虑行憩室切除。

（李海林）

第三节 肠气囊肿症

肠气囊肿症（pneumatosis cystoides intestinalis，PCI）又称为肠积气症（pneumatosis intestinalis）、囊性淋巴积气症（cystic lymphopneumatosis）、腹膜淋巴积气症（peritoneal lymphopneumatosis）、腹气囊肿（abdominal gas cysts）等。PCI 不是一个疾病诊断，而是一种病理现象。临床较少见，其主要特点是肠壁黏膜下或（和）浆膜下有多个含气囊肿。最常见于小肠，多发生于 30～50 岁，男、女性发病无明显差别。

一、病因病理

1. 病因 关于 PCI 的发病机制已争论了数十年，目前存在多种理论，但无一能全部解释各种病理生理改变。根据囊内气体来源不同，大概分为以下几种学说。

（1）机械学说：气体来源于肠道，借助物理压力差进入肠壁内。该学说认为胃肠道压力升高，迫使气体通过黏膜进入肠壁，在黏膜下或浆膜下形成气囊肿。若并发黏膜有破损，更能加快气体在黏膜下弥散，此类情况多见于消化性溃疡伴幽门梗阻、Crohn 病和坏死性肠炎患者。实验方法证实，结扎动脉和淋巴管后的坏死性肠炎可诱发 PCI。但此学说不能解释气囊肿中氢气浓度远远高于肠道的现象。

（2）肺源学说：气体来源于肺部。认为肺泡内压增高致肺泡破裂，气体弥散至组织间隙，其后进入纵隔、腹膜后间隙，再经肠系膜到达肠壁。此情况的发生与慢性阻塞性肺病（COPD）有关，但部分临床 COPD 患者并无纵隔气肿和 PCI 发生。

（3）细菌学说：气体来源于产气荚膜梭菌（Clostridium perfringens）。有学者认为产气杆菌可沿气体进入肠壁径路侵入肠壁，并在黏膜下淋巴管内产生大量气体，淋巴管不同程度的膨胀而形成气囊肿。小鼠体内实验证实，向肠壁黏膜下注入艰难梭菌（Clostridium difficile）可诱发 PCI。抗菌治疗 PCI 后囊内气体消散也支持这一学说。但在临床 PCI 患者尚缺乏黏膜下和气囊肿内细菌生长的证据。

（4）营养失调学说：气体来源于血液中氮气。一般认为由于食物中缺乏某些物质或碳水化合物代谢障碍，导致肠腔内酸性产物增多，肠黏膜通透性增加，酸性物质能与肠壁淋巴管内碱性磷酸盐结合产生 CO_2，与血中的氮气交换而形成气性囊肿。但在临床病例中未得到证实。

（5）其他学说：有人认为肠气囊肿的形成，是由于肠道内缺乏利用 H_2 的细菌，而在正常人体内，H_2 常为产烷细菌和分解硫酸盐类细菌所代谢。也有人认为免疫病理炎性反应参与了肠气囊肿形成，在受累肠壁内发现有单核细胞和异物巨细胞浸润。

2. 病理 气囊肿可发生于胃肠道任何部位，但多见于回肠（76.4%），其次为空肠和结肠，也可在肠系膜、肝胃韧带、镰状韧带、大网膜等处发生。浆膜下气囊肿比黏膜下多见。肉眼观察见肠浆膜面或黏膜面多发丛状的圆形隆起，有如肥皂泡，直径在 0.1～2cm 之间，触之如海绵。有的囊肿带蒂，呈节段状分布，囊肿间气体互不交通。切面见大小不等囊腔，壁薄，镜下见囊壁内衬单层扁平上皮，有淋巴细胞、浆细胞等炎性细胞浸润，周围肠壁组织中可见单核细胞和异物巨细胞。

二、分类

（1）按发病原因可分为原发性和继发性：原发性约占 15%，不伴发胃肠道疾病。继发性常与消化道溃疡（伴幽门梗阻）、肠道炎性疾病、阻塞性疾病、缺血性肠炎等疾患并存。

（2）按发病性质可分为良性和爆发性：爆发性常见于小儿，特别是并发缺血性肠损害的婴儿，可能为产气杆菌侵入肠壁并过度生长导致气囊肿形成。成人多表现为良性 PCI，暴发性发作常与药物、化疗、缺血或伪膜性小肠结肠炎有关。

三、临床表现

大多数 PCI 没有任何临床症状，症状的出现取决于气囊肿的位置以及伴发的基础疾病。PCI 非特异症状有腹部隐痛、腹胀、腹泻、黏液便或便血、便秘以及体重下降等。小肠 PCI 主要症状为腹痛、呕吐、腹胀以及消化吸收不良等，而结肠 PCI 主要表现为腹泻、血便、便秘、里急后重等症状。PCI 特异性症状包括气性囊肿所诱发的肠套叠、肠扭转症状，以及囊肿突入肠腔所导致的机械性肠梗阻和肠蠕动功能障碍。有时气囊肿可自行破裂，出现气腹但并无腹膜激惹征象，此为 PCI 特征性表现。腹膜后位肠气囊肿破裂可发展为腹膜后积气，患者常有腹部不适、腹胀，消化不良等症状。腹部体检很难有阳性发现，偶尔会触到腹腔或直肠包块。但肠气囊肿的大小和肠道受累范围往往并不与 PCI 症状和疾病严重程度成正比。

四、诊断

PCI 一般无症状，即使出现症状也缺乏特异性，常需借助各项临床检查明确诊断。

（1）腹部立位平片：对怀疑有 PCI 的患者应首先进行该项检查。可见沿受累肠管周围分布有大小不等、圆形或类圆形透光区，散在或聚集呈串珠状、链条状或葡萄状。如果气囊肿破裂，膈下还可看到游离气体。临床约 2/3 患者可有上述 X 线征象。

（2）钡剂造影检查：肠气囊肿常在 X 线钡剂检查其他胃肠道疾病时无意中发现。钡餐或钡剂灌肠造影显示，肠壁黏膜下多发的圆形或类圆形光滑的充盈缺损，基底较宽，密度低，可变形，局部肠壁柔软。上述表现，尤其是充盈缺损呈低密度的特征，易与多发性息肉和肿瘤相鉴别。

（3）超声检查：有助于诊断 PCI 和发现门静脉内气体。超声下肠气囊肿表现为肠壁较亮回声波。门静脉气体常会导致坏死性肠炎，B 超能帮助该并发症的早期诊断。

（4）CT 检查：诊断率比腹部平片和超声检查高。CT 扫描显示沿肠壁分布的低密度黏膜下气体，能与肠腔内气体，黏膜下脂肪和息肉鉴别。若发现肠气囊肿有困难，结肠充气下 CT 扫描有助于诊断。

（5）MRI：诊断价值同 CT 检查。一般不作为常规检查。

（6）内镜检查：内镜下肠黏膜面可见大小不一的半球形隆起，透明或半透明状，表面光滑，布有血管网。活检钳触之有弹性，压迫后形状可改变，戳破后囊肿可塌陷或消失。镜下注意与息肉相鉴别，误以为息肉而钳夹切除有可能导致肠穿孔。

五、治疗

对于无症状的 PCI 患者，无须特殊治疗。如果伴有基础疾病，积极治疗后继发性气囊肿可能会消散。大部分 PCI 患者经保守治疗能好转或痊愈，只有出现严重并发症时才需要手术治疗。

1. 保守治疗　如下所述。

（1）对症处理：通过止痛、止泻、通便等对症处理，能缓解症状，控制病情。联用甲硝唑、万古霉素等抗菌治疗 PCI 可能有效。

（2）禁食、胃肠减压：可以减少胃肠道气体及其他内容物，减轻肠腔内压力，改善肠壁血液循环，增强黏膜自我修复能力。禁食期间需维持水、电解质和酸碱平衡，必要时行全胃肠外营养。

（3）高压氧治疗：目的是提高血中氧浓度，使高分压的氧沿压力梯度弥散入囊肿内置换出氮、氢气等气体，而囊内氧气可以迅速为周围组织吸收，囊肿最终消失。通过面罩、机械通气等途径，以 8L/min 的速率给予 70%~75% 的氧气，使动脉血氧分压超过 300mmHg，就可达到治疗要求。也有低浓度氧治疗有效的报道。对于氧疗后复发病例，再次氧疗仍有效。

（4）内镜治疗：内镜下用热活检钳夹破囊肿使之塌陷，术后禁食 3 天，口服甲硝唑 1 周。也可通过纤维内镜囊内注射硬化剂，但临床效果有待进一步观察。

2. 外科治疗　肠气囊肿伴发有肠梗阻、扭转、套叠、穿孔、肠道肿瘤或门静脉发现有气体者，均应行相应的手术治疗。手术方式常为切除严重病变部位肠段，有恶性肿瘤者，须行根治性切除。

六、预后

本病为一种良性病变，预后良好。但如门静脉有气体，常会引起严重的坏死性肠炎，预后险恶。一项前瞻性研究显示，伴发有门静脉气体的患者，死亡率高达37%。

（李海林）

第四节　先天性肠道重复畸形

先天性肠道重复畸形（congenital intestinal duplication）多为附于肠系膜侧的囊状或管型的空腔肠管，可发生在消化道的任何部位，但在小肠，尤其是回肠多见，结肠、十二指肠和直肠发生率较低。肠道重复畸形多并发脊柱裂、半椎体畸形，约40%～50%的结肠管状重复畸形并发下尿路重复畸形。

一、病因病理

1. 病因　Veeneklass等学者认为本病系胚胎发育时脊索与原肠的分离发生障碍所致。胚胎在第23～25天脊索形成过程中由于内外胚层发生粘连，原肠受到脊索牵拉产生憩室状突起，进一步发展演变成不同形态的肠管，即消化道重复畸形。这也正是其常常并发脊柱畸形的原因所在。此外，有学者认为原肠从早期的实心期发育成肠管过程受阻，形成消化道平行的长管状结构，成为先天性肠道重复畸形。

由于胚胎期有尾端孪生畸形，所以位于盆腔的肠道重复畸形多与结肠、直肠平行，结直肠重复畸形也多伴有先天性膀胱重复畸形。

2. 病理　先天性肠道重复畸形按不同的病理形态分为两种。

（1）囊肿型：约占80%，其中约20%与邻近肠管相通。多数肠道重复畸形完全游离形成孤立的囊肿，多见于回盲瓣附近。囊肿呈椭圆形，大小不等，但均较为局限。囊内分泌物潴留可使体积增大，压力增高。肠内囊肿位于黏膜下层或基层，可向肠内突出，容易引起肠梗阻。

（2）管型：与正常肠管并列行走，形成双腔管道，长度从数厘米到数十厘米不等。重复肠管多数仅一端与正常肠管相通。如果远端开口与正常肠管相通，肠腔内容引流较为通畅。如果近端开口与正常肠腔相连，则重复段肠管体积随潴留物增多而逐渐扩张，发生并发症。重复畸形的肠管有完整的黏膜和平滑肌，与正常肠管无明显的界限，但与正常肠管有共同的浆膜，重复肠管与正常肠管为同一系膜供血。20%～25%的重复畸形有异位胃、胰腺及肠黏膜组织，可分泌胃液及消化酶，使抗酸能力弱的肠黏膜产生溃疡、出血或穿孔。

二、分类

按形态学分类，先天性肠道重复畸形可分为囊肿型和管型；按其有无并发症可分为单纯型和复杂型。单纯型是指仅限于肠道的重复畸形而无其他器官、系统的畸形。复杂型反之，如并发脊柱、泌尿系统畸形等。

三、临床表现

婴幼儿多见，65%在婴儿期出现症状。其临床表现常与重复肠管的位置、形状、肠管的长短、黏膜的分泌物性质有关。肿块、腹胀、呕吐及便血多见。

1. 小肠重复畸形　小肠重复畸形占先天性肠道重复畸形的85%以上，病变常位于小肠的系膜侧，多数在婴幼儿期有症状。由于病变的部位、大小及形态各异而产生不同症状。腹痛反复发作，婴幼儿仅表现为哭吵不安。重复畸形肠管排空不畅致肠腔扩张时可出现腹部肿块，边界清楚，有一定的活动度，伴频繁的呕吐。随着体位的改变或炎症的消失，畸形肠管内的潴留物排空，肿块及肠梗阻症状明显缓解或消失。十二指肠附近的重复畸形，肿块可压迫胆管引起黄疸或胰腺炎。肿块也会影响小肠的正常蠕动，可并发肠扭转、肠套叠。巨大的重复肠管可压迫肠系膜血管，引起黏膜缺血，肠管坏死。

胸腔内肠道重复畸形常来自小肠，通过膈肌裂孔或食道裂孔进入胸腔。重复肠管附着于食管壁或与食管壁分离，血液供应则来自胸腔邻近血管。重复肠管穿透食管或肺可引起咯血或呕血。

2. 结肠重复畸形 结肠重复畸形以管状居多，患儿常有排便困难或便秘，压迫肠管可引起低位肠梗阻，压迫膀胱、输尿管可出现相应的症状。

3. 直肠重复畸形 直肠重复畸形主要表现为反复发作或进行性加重的排便困难，肿块可随排便突出于肛门，排便后回缩。直肠指检触及囊性肿块。重复畸形的肠管可开口于会阴部，需要与肛门闭锁鉴别，此类病例较为罕见。

4. 口腔内的重复畸形 可形成舌咽部囊肿，引起上呼吸道梗阻。

四、临床检查

（1）钡餐或钡灌肠：可直接显示钡剂充盈缺损或肠管受压。

（2）肠镜检查：结肠镜检查是结直肠重复畸形诊断的金标准，尤其是当并发下尿路重复畸形的患者，需考虑到结直肠重复畸形的可能。

（3）B超：可显示重复畸形的肠管的形态、位置、大小及其与肠道的关系。但应注意与肠系膜囊肿的鉴别。

（4）^{99m}Tc 同位素扫描：若有异位胃黏膜位于小肠或结肠的重复畸形，可分泌胃酸引起黏膜损害，常伴便血，用^{99m}Tc 核素扫描常可显示病变部位。但多不能与 Meckel 憩室相鉴别。

（5）CT 检查：可确定重复肠管与周围组织的关系，但不能确定其性质。

（6）膀胱镜和脊柱 X 光等检查其并发的其他畸形。

五、诊断与鉴别诊断

1. 诊断 婴幼儿出现反复腹痛、呕吐、腹部肿块及便血，或原因不明的肠梗阻应考虑先天性肠道重复畸形。根据临床症状选择钡餐或钡灌肠、B超或^{99m}Tc 核素扫描可直接显示钡剂充盈缺损或肠管受压；B超检查也可能显示重复畸形的位置、大小、与肠道的关系。若有异位胃黏膜位于回肠或结肠的重复畸形，可分泌胃酸引起黏膜损害，常伴出血，用^{99m}Tc 核素扫描常可显示病变部位。

在 40%～50% 的膀胱重复畸形的患者，伴有后肠重复畸形（结肠或阑尾重复畸形），而且常常伴有小肠重复畸形或旋转不良，因此，膀胱重复畸形的患者，要考虑到潜在的消化道重复畸形的可能。进行结肠镜检查是有必要的。

2. 鉴别诊断 如下所述。

（1）Meckel 憩室：多发生在回肠末段，通过全消化道钡餐或气钡双重造影可以鉴别。

（2）结肠肿瘤：结肠肿瘤以大便习惯改变，肠梗阻，便血等为主要表现，同时伴有贫血以及消耗性疾病的表现，结肠镜检及 CT、MRI 具有鉴别价值。

（3）肠道血管畸形：腹痛不明显，往往以下消化道出血为首发症状，核素扫描、选择性血管数字减影（DSA）及内镜检查常可确诊。

（4）女性患者位于下腹部的囊肿型需与卵巢囊肿鉴别。

六、治疗

外科手术是唯一根治性治疗方法。由于肠道重复畸形的复杂性，其治疗应个体化。一旦确诊，应尽早手术。术前不能确诊者应剖腹探查。无论有无症状，均应手术切除，以避免其并发症的发生。手术应遵循以下原则：

（1）重复畸形肠管与相邻正常肠段有共同的血液供应，多数需要一并切除，正常肠管行端端吻合。

（2）单纯切除重复畸形肠管，适用于孤立的囊肿型畸形，部分位于胃大弯的重复畸形，或与正常肠管血液供应不属于同一血管分支的重复畸形。

（3）内引流术，适用于十二指肠较复杂的重复畸形。切除困难时，可在重复畸形肠管与十二指肠间做内引流减压，以消除对十二指肠的压迫。对于较长的管状重复畸形可行远端的共壁开窗引流术。

（4）后纵隔食管重复畸形并发椎管畸形时，应先解决有症状的病灶，如无症状，可先处理椎管病变，以免切除食管重复畸形加重神经损害。

（李海林）

第五节 先天性小肠血管畸形

先天性小肠血管畸形（congenital vascular malformations of small intestine）是指小肠动脉、毛细血管、静脉或淋巴管结构发育异常所导致的先天性异常。先天性小肠血管畸形常为小肠出血的原因之一，在国外，小肠出血以血管畸形多见，约占85%，我国以肿瘤多见，血管畸形约占10%左右。人群总的发病率约为1/14 000，男女之比约1：1，90%的患者出生时即有异常，但只有25%在1岁前得以确诊。

一、病因病理

1. 病因 血管的胚胎发育大致可分为网状期、丛状期和管干形成期三个阶段。与主干血管发生于胚胎晚期不同的是，小肠血管属于外周血管，发生于胚胎早期，保留着胚胎细胞的组织学特性，因此，当其受到刺激或条件改变，如外科干预、外伤、月经初潮、妊娠期和（或）激素治疗等，会导致其快速生长。先天性畸形的外周血管中残留胚胎期成血管细胞，轻微的环境改变即可刺激这些静止的细胞，导致分裂失控。

先天性动静脉瘘是由于血管胚胎发育第二期所出现的原始丛状结构持续存在，以后即可形成各种不同数目和不同大小的动静脉瘘。先天性动静脉瘘与后天性动静脉瘘相比，具有瘘口小而广泛；病变常累及几种组织，如骨骼肌和肌肉；多不造成全身性影响，如心力衰竭等。胃肠道动静脉瘘可出现消化道出血。

先天性动脉中层缺陷致真性动脉瘤，此类患者常并发其他部位的动脉瘤，如Marfan综合征及Ehlers - Danlos综合征，前者伴躯体各种畸形，如蜘蛛指（趾）等，后者有关节过伸或皮肤弹性缺陷等。

2. 病理 消化道血液供应几乎全部来自腹主动脉的三个较大的分支，即腹腔动脉、肠系膜上动脉及肠系膜下动脉。小肠的血供来自肠系膜上动脉，其血液供应具有丰富吻合连通，有助于避免闭塞性血管疾病引起的小肠缺血。因此，先天性小肠血管畸形多无特征性表现，少数患者以出血为主要表现。

先天性小肠血管畸形属于先天性异常，大体形态上是发育异常，而非新生物，其组织形态上应和婴儿性毛细血管瘤相鉴别，前者无细胞增殖，无肥大细胞，组织培养无生长，而后者反之。

先天性小肠血管畸形特征是即使胃肠道大量出血，其侵犯的黏膜也只有点状糜烂甚至肉眼不易识别的病变。显微镜下可见黏膜壁大的血窦和黏膜下无数的丛状异常血管，显微照相能见到增大的内皮细胞管道。

遗传性出血性毛细血管扩张症（Rendu - Osler - Weber综合征），毛细血管内弹性组织的先天性缺乏。显微镜下可见到许多扩张而清晰的异常血管。

二、分类

先天性小肠血管畸形目前没有单独的疾病分类，因此沿用先天性血管分类法。目前尚无统一的疾病分类法。

Moore分类法应用较为广泛，该法将肠道血管畸形分为三型：Ⅰ型病变单发，后天获得性，以右半结肠为多见，多见于55岁以上的老年人；Ⅱ型可发生于肠道任何部位，小肠多见，常见于青壮年，病变范围较广，由厚壁和薄壁血管组成，为先天性；Ⅲ型（点状血管瘤）少见，为毛细血管扩张、增生，呈多发性点状，包括遗传性毛细血管扩张症，可累及整个肠道，一般认为与遗传有关。

而对于先天性血管畸形的术语混乱，血管瘤（Hemangioma）、血管发育不良（Angiodysplosia）、动静脉畸形（Arteriovenous malformation）、血管畸形（Vascular malformation）、血管扩张（Vascular ectasia）等被许多临床医师及病理学家所采用。Hamburg等为了清理分类学的混乱，最终对先天性血管畸形提出了明确的病因学、解剖学、病理生理学及胚胎学的分类，并达成广泛的一致意见，以取代以前的分类。

由于先天性血管畸形有时累及一个以上系统，基于先天性血管畸形的主要组成部分而为动脉为主的缺陷、静脉为主的缺陷、动静脉分流为主的缺陷、血管复合缺陷及以淋巴管为主的缺陷。血管复合缺陷包括动静脉复合缺陷以及血管淋巴管复合缺陷。

按胚胎学分类可分为早期和晚期，外周血管畸形主要发生于胚胎早期，而主干血管畸形主要发生于晚期。

三、临床表现

1. 无症状的先天性小肠血管畸形　多数先天性小肠血管畸形可终身无任何症状，少数患者以下消化道出血为主要表现，反复出现无痛性便血或黑便、缺铁性贫血等。多数出血呈间歇性、自限性。也可出现呕血或便血，这与病变部位和出血量有关。靠近 Treitz 韧带的空肠出血进入胃后可导致呕血，出血速度较慢时可呕出咖啡渣样物。小肠中段以远出血，甚至回肠末段的出血有时也表现为黑色液体状大便，并带有金属味。小肠近段出血常为暗红色血便；中远段小肠活动性出血时可表现为鲜红色血便。缓慢或反复出血的患者可出现缺铁性贫血的症状或体征，包括皮肤苍白、呼吸困难、心绞痛以及劳力性虚弱。有血流动力学重要改变的患者伴有大量失血的体征，同时伴头晕、出汗等，如有效血容量减少还可出现晕厥甚至休克症状。

2. 先天性小肠血管畸形可伴有其他血管畸形　如遗传性出血性毛细血管扩张症（Rendu – Osler – Weber syndrome），这种显性遗传性疾病以反复的消化道出血及皮肤及黏膜的毛细血管扩张为主要特征。自发性鼻衄多见，消化道出血者约占 15% ~ 30%，常见唇、舌、口腔黏膜、面部、躯干、四肢、内脏等处毛细血管扩张与迂曲，可呈成簇的毛细血管扩张成扁平斑片，小结隆起等，直径 1 ~ 3mm，色鲜红或暗红，压之褪色。

3. 蓝橡皮疱痣综合征（blue rubber bleb nevussyndrome）　此征系常染色体显性遗传，其临床特征为皮肤蓝青色血管瘤，常并发胃肠道血管瘤。血管瘤呈多发性，皮损呈青蓝色或青紫色，中心柔软隆起，触之如橡皮样，有压痛，直径自数毫米至数厘米，大小不一。这些损害数量和大小因个体不同差异很大，大的损害可产生畸形。本病常于儿童期起病，累及胃肠道者容易出血，进粗硬食物常为诱因。本病亦可累及肝脏，引起肝毛细血管瘤。

4. CREST 综合征　表现为皮肤钙质沉着（calcinosis）、雷诺现象（Raynaud phenomenon）、食管张力减低（esophagealdysmotility）、指趾硬化（sclerodactyly）和毛细血管扩张（telangiectasia）五联征。患者多具有其中的 3 ~ 4 个特征。小肠受累罕见，损害轻，进展缓慢，预后较好。

四、临床检查

1. 胃镜检查和结肠镜检查　可排除食管、胃和结直肠疾病，缩小诊断范围。

2. X 线钡餐检查　全消化道造影或小肠气钡双重造影，多无明显异常。海绵状血管瘤可见到静脉石，乳突状血管瘤可能出现小的圆形缺损，如并发肠梗阻、肠套叠，则可出现相应的 X 线征象。

3. 选择性肠系膜上动脉数字减影血管造影（DSA）　DSA 术前诊断血管瘤及其他血管畸形极重要而有效的检查方法。出血 6h 以内进行 DSA 检查具有更高的敏感性，诊断率为 75% ~ 90%。DSA 对于先天性小肠血管畸形不仅具有定性和定位的双重诊断价值，同时可达到治疗的目的。可见肠壁内黏膜下小静脉和毛细血管扩张、迂曲呈丛状，排空延迟；动脉分支末端聚集成簇丛状，亦可见动脉增粗、扩张、迂曲畸形或呈团状；动静脉沟通时，静脉早期充盈；出血速率超过 0.5 ~ 1.0mL/min 时，可见造影剂外溢。

4. 核素扫描　放射元素锝标记红细胞闪烁造影对确定出血部位极有帮助，但不能确定病因。此方法安全，无痛苦，易于为患者所接受。出血量在 0.05 ~ 0.12mL/min 时，即可显示出血部位，阳性率达50% ~ 92%。由于小肠在腹腔内有较大移动空间，精确定位需结合其他检查结果综合分析。

5. 吞线试验　简单易行，无创且费用低廉，但此法仅可进行出血部位的定位，而无法定性。基层医院采用传统的吞线试验对小肠出血进行定位诊断仍是一种可行的方法。

6. 胶囊内镜　该技术是近几年才兴起的一项消化系统无创性诊断方法。胶囊内镜的特点突出表现在能较为清晰地拍摄出 5 万多张片子，据此可获知人体胃肠道病变的情况，特别是对原因不明的消化道出血和小肠疾病具有诊断价值。目前的胶囊内镜还不能很好地定位、定向，对肠腔不能充气，不能活检，不能治疗，影响其临床价值的发挥。胶囊内镜如果不能排出体外，可能会造成肠梗阻，需手术取出。

7. 双气囊电子小肠镜　对于小肠先天性血管畸形的诊断较为可靠，而且可以辅助治疗。但双气囊电子小肠镜操作技术较为复杂，所需时间较长，由于小肠的游离性，有时可能并不能完成全小肠检查。

8. 剖腹探查　剖腹探查是小肠血管畸形的诊断和治疗的重要手段。如术中经肉眼观察、手法触摸等一般检查未发现病灶。术中透照检查肠壁血管清晰可见，容易发现血管畸形，应视为术中检查常规。探查应全面，将整个小肠按顺序全面仔细检查，积血肠段上方应作为检查的重点，注意有无多发病灶。术中另一简便而有价值的检查方法是经可疑肠襻系膜血管注射亚甲蓝，正常肠管处亚甲蓝消失快，病灶处亚甲蓝消失慢。如经上述检查仍不能明确诊断者，应做术中内镜检查。术中内镜检查是最有价值的诊断方法。

五、诊断与鉴别诊断

1. 诊断　当先天性小肠血管畸形是其他血管畸综合征的局部表现时，结合临床表现和辅助检查，诊断相对容易。但本病往往孤立存在，在各种常规检查排除了消化道其他病变引起的出血而患者又具有以上临床特点时，应高度怀疑小肠血管畸形出血的可能，目前较为准确可靠的诊断方法是选择性血管造影术和核素扫描，有条件的医院，可行双气囊电子小肠镜和胶囊内镜检查。剖腹探查加术中内镜检查往往可以确诊。

2. 鉴别诊断　如下所述。

（1）小肠肿瘤：下消化道出血是其与先天性血管畸形的共同临床表现，但前者常常伴有腹痛、肠梗阻、腹内肿块等。病史结合 X 线检查和小肠镜等常可鉴别。

（2）Meckel 憩室：多发生在回肠，消化道 X 线检查予以区别。

（3）肠套叠：肠套叠以腹痛、血便和腹部肿块为典型表现，结合消化道钡餐不难鉴别。

（4）小肠炎性疾病：包括 Crohn 病、肠结核、急性出血性肠炎和肠伤寒等，通常有产期炎症性肠病史。

六、治疗

先天性小肠血管畸形多数终身无特殊症状，不需要特殊的治疗。一般在伴有出血症状或大的动静脉分流畸形引起全身症状者，如心力衰竭时才需要治疗。

治疗主要采用受累肠段切除术。多数血管畸形仅有一处，作病变肠段切除即可。如果初次检查未能发现另处病变或者新的病变随后又出现，可能再度出血，需再次行病变肠段切除。

内镜下治疗小肠血管畸形所引起的下消化道出血是一种可行方法，尤其对老年人不能耐受手术者适用。内镜下治疗方法如激光凝固、电凝及热凝（热探针）等可使扩张的血管闭塞。由于直动脉为终动脉，在肠壁内极少有吻合，因此终末动脉不能通过血管腔内栓塞治疗，避免造成肠壁的节段性坏死。

手术探查要正确掌握适应证：①反复消化道出血，X 线钡餐，内镜，甚至动脉造影等均不能证实病变者；②可疑但不能确诊者，排除其他小肠疾患引起的出血；③无条件进行血管造影或经保守治疗对于出血、梗阻等症状无效者，应果断作手术探查。如术中不能确定出血部位与原因时，可作术中内镜检查，以尽早确诊和治疗。

肠系膜上动脉瘤易并发出血或血栓脱落栓塞远端动脉引起肠段的供血障碍，一旦确诊，应尽早手术。肠管耐受缺血实验后决定手术方式，约 1/3 的患者可采用动脉瘤近远端结扎而不需重建。其他患者可采用动脉瘤切除重建，动脉瘤内缝合修补，动脉瘤旷置远近端血管旁路术，以及近年发展起来的动脉支架置入、腔内隔绝术等。

对于小肠直动脉以外的各级动脉弓的先天性畸形，一般很少引起症状，先天性动静脉分流畸形治疗需个体化，无症状或症状轻微可随访观察。病变部位出血、远端组织缺血或有心力衰竭是其手术适应证。手术方式可根据具体情况采用动静脉瘘口近端主要分支结扎术、动静脉瘘切除术、介入栓塞术等。直动脉以外动脉弓的动脉瘤一般可直接行近远端结扎，而不需动脉重建。

（李海林）

第六节　肠梗阻

各种原因所致肠内容物不能正常运行称为肠梗阻。肠梗阻在临床上甚为常见，其中，急性肠梗阻是常见的外科急腹症之一，其发生率仅次于急性阑尾炎和胆管疾病。因其病因不同，起病后发展快慢不一，病理生理变化复杂，给临床治疗带来一定困难，目前仍有较高的死亡率。其死亡原因主要由于诊断错误、手术时机延误、手术方式选择不当、水电解质及酸碱平衡失调以及患者年龄大、并发心肺功能不全等。

一、病因和分类

1. 按发病原因分类　如下所述。

（1）机械性肠梗阻：引起机械性肠梗阻的原因可以为肠腔内的梗阻、肠壁本身及肠外疾病所致的梗阻。肠腔的梗阻如肠套叠、粪石或者巨大的胆结石通过胆囊胆瘘进入肠腔引起堵塞，或毛发、大量不消化的植物纤维等在肠内引起梗阻。肠壁的病变如先天的狭窄、闭锁，后天的炎症、损伤或肿瘤阻塞等。肠外疾病如粘连、束带、肿瘤、肠扭转、嵌顿疝等。

机械性肠梗阻临床发病率最高，约占所有肠梗阻的90%以上。腹部术后腹腔内广泛肠粘连，是引起机械性肠梗阻的主要病因。

（2）动力性肠梗阻：由于肠壁肌肉运动功能失调所致，又可分为麻痹性和痉挛性两种。麻痹性肠梗阻常继发于腹部手术后、腹膜炎及各种炎症性疾病如急性胰腺炎、急性肾盂肾炎、腹内脓肿，以及电解质紊乱如低钠、低钾、低血镁等；痉挛性肠梗阻则较少见，见于尿毒症、铅中毒及重金属中毒等。如果二者并存于同一患者不同肠段，则称混合型动力性肠梗阻。

（3）血运性肠梗阻：多为肠系膜上动脉血栓、门静脉或其汇入支血栓者造成肠壁血供障碍，运动消失。

2. 按肠壁血供有无障碍分类　如下所述。

（1）单纯性肠梗阻：有肠梗阻存在但肠管本身并无血循环障碍。动力性肠梗阻以及由肠腔内病变导致的机械性肠梗阻一般属于此类。

（2）绞窄性肠梗阻：在肠梗阻的同时肠壁血循环发生障碍，甚至肠管缺血坏死。血运性肠梗阻均属于此类。

（3）按发生部位分类：可分为高位小肠梗阻（空肠上段）、低位小肠梗阻（空肠下段和回肠）以及结肠梗阻。

（4）按发生缓急分类：可分为急性和慢性肠梗阻，二者在一定条件下可以相互转化。

（5）按梗阻程度分类：可分为完全性和不完全性肠梗阻，同急性和慢性一样，二者在一定条件下可以相互转化。

二、病理和病理生理

各种原因所致肠梗阻，均可引起肠管局部和全身一系列复杂的病理生理变化。这些改变如果不能得到及时纠正或发展至晚期，即使梗阻解除，亦可导致死亡。

1. 局部改变　主要为肠腔扩张，进一步可发生肠绞窄坏死。肠梗阻发生数小时之后，近端肠腔积聚大量气体和液体导致肠腔迅速扩张，肠管蠕动频率和强度增加，而远端仍保持正常动力，在排除残留肠内容物后因肠腔空虚而静止。积聚的气体主要来源于咽下空气，其余来自食物发酵和血液中气体弥散至肠腔中，由于肠黏膜不能吸收空气中的氮气，积气的主要成分为氮气。积液则由消化液、食糜及其分解产物构成。由于梗阻上段肠道吸收有障碍，渗出增加，故肠腔迅速膨胀，内压增高。若肠管内压超过静脉压，可导致静脉回流障碍，肠壁血循环障碍，引起肠壁变薄、静脉瘀血、水肿和渗出增加，继续发展则出现动脉血运受阻，血栓形成，肠壁失去活力，呈现紫黑色，甚至肠壁坏死穿孔。肠梗阻部位越低、时间越长，肠腔扩张越明显。由于回盲瓣的作用，结肠梗阻时形成闭袢，加上盲肠的管腔内径最大，承受张力最大，因此此时盲肠最容易穿孔。若盲肠直径大于12cm，应立即减压，以防穿孔发生。严重的肠扩张致使膈肌上抬，可导致呼吸困难，引起呼吸循环功能障碍。因此，在肠腔扩张时放置胃肠减压管进行有效地减压，是肠梗阻的重要治疗措施之一。

2. 全身改变　主要由体液、电解质和酸碱平衡紊乱，毒素的吸收和感染所致。

（1）体液、电解质和酸碱平衡紊乱：体液丧失及由此引起的水、电解质紊乱与酸碱失衡，是肠梗阻很重要的病理生理改变。正常人每天分泌的唾液、胃液、胆胰液、小肠液及摄入液体共约8～10L，几乎全部经由肠管（主要是小肠）吸收，仅100～200mL随粪便排出体外。肠梗阻时，肠腔内压增高，消化液的吸收发生障碍，越接近梗阻处吸收功能越差。近端肠腔液体大量滞留，加之频繁呕吐，导致液体丢失。同时由于肠壁静脉回流受阻，血管通透性增加，液体可渗入腹腔、肠腔和肠壁内，导致大量体液丧失，血容量减少和血液浓缩。尤以高位小肠梗阻时呕吐重而肠膨胀轻，更容易出现脱水。脱水可并发少尿、氮质血症和血液浓缩，如果脱水持续存在，将导致低血压和低血容量休克。

肠梗阻后禁食以及消化液的丢失，造成电解质的缺失以及酸碱平衡失调，但由于不同的梗阻部位消化液成分的不同，随着梗阻位置的高低、消化液丢失的性质而表现各异。高位小肠梗阻时，呕吐量多且较频繁，丢失多种消化液，表现为混合性缺水、低钾、低氯性碱中毒。低位肠梗阻虽有反复呕吐，但次数少、量也少，而以肠液潴留肠腔内的丢失为主，丢失消化液主要为肠液，表现为低钠、低钾性酸中毒。

（2）感染与毒血症：正常情况下小肠内仅有少量细菌，空肠上段基本上无菌，但肠梗阻时，梗阻近端肠内容物淤积，细菌大量繁殖，产生多种强烈的毒素。这些细菌多为革兰氏阴性杆菌，以及厌氧菌。由于肠壁通透性增加，屏障功能受到损害，细菌及其产生的内、外毒素可透过肠壁引起腹腔内感染，并经腹膜吸收引起全身性中毒。

（3）休克：由于水、电解质及酸碱平衡的紊乱，以及感染和毒血症的发生，可导致休克。此外，肠扩胀引起的膈肌上抬影响心肺功能，导致呼吸、循环功能障碍，并妨碍下腔静脉的回流，亦可参与休克的发生。

三、临床表现

1. 症状　根据发病的部位、原因、发病急缓等不同，各种类型的肠梗阻表现不尽相同。但肠内容物不能顺利通过肠腔的病理基础是一致的，所以均表现为腹痛、呕吐、腹胀以及停止肛门排气排便。

（1）腹痛：机械性肠梗阻发生时，由于梗阻部位以上强烈蠕动，表现为阵发性绞痛，有腹痛缓解间歇期，近端比远端梗阻发作更频繁。腹痛发作时患者常自感腹内有气体窜行，可见到或扪到肠型，听到高亢肠鸣音。若为不完全梗阻，当气体通过梗阻部位后，则疼痛骤然减轻或消失。绞窄性肠梗阻时，由于肠管缺血和肠系膜嵌闭，腹痛呈持续性伴阵发加重，疼痛剧烈。麻痹性肠梗阻时腹痛呈持续性全腹胀痛，少有阵发性绞痛。当近端小肠梗阻时，肠内容物可逆流入胃内而得到减压，这种减压不充分，但可以不出现痉挛性腹痛，而远端小肠梗阻初期最突出的表现是阵发性痉挛性腹痛，常无固定位置，持续1～3min，在两次发作之间腹痛可完全消失。当持续性剧烈腹痛代替腹部绞痛，并出现腹膜炎时，应当怀疑绞窄的可能。

（2）呕吐：肠梗阻早期为反射性呕吐，呕吐物为含有胆汁的胃内容物。呕吐性质随梗阻部位的高低而不同。高位梗阻呕吐频繁，出现早，呕吐物量多，一般无臭味；低位梗阻者呕吐不频繁，出现也晚，但由于肠内容物中大量的细菌繁殖，呕吐物呈粪便样。

（3）腹胀：由于梗阻上段肠腔积气积液而产生腹胀。腹胀程度与梗阻是否完全以及梗阻部位有关。梗阻越完全、部位越低，腹胀越明显。高位梗阻腹胀较轻，低位小肠梗阻及麻痹性肠梗阻时较明显，而以结肠梗阻最为显著。值得注意的是，有时虽为完全性肠梗阻，但由于肠管贮存功能丧失，早期频繁呕吐，可使腹胀不明显，易漏诊。

（4）停止排便排气：完全性肠梗阻时排气排便停止。但梗阻早期，尤其是高位梗阻，可因梗阻以下部位尚残存粪便和气体，仍可排出，只是在排净之后不会再排气排便。不完全梗阻时，排气排便不会完全消失。

（5）全身表现：早期单纯性梗阻一般无明显全身症状，可有白细胞轻度增高。随着病情进展，出现脱水，表现为口干、眼窝深陷、皮肤无弹性、尿量减少、心跳加快等症状。绞窄性肠梗阻全身症状严重，如高热、中毒等症状。以上症状如果未能及时得到纠正，则进一步可出现烦躁不安、脉搏细速、面色苍白、血压下降等休克表现。

2. 体征 腹部体征因梗阻部位、性质、病程早晚而异。可见腹部膨隆、肠型和肠蠕动波。单纯性肠梗阻腹壁柔软，可有轻度压痛，但无腹膜刺激征。绞窄性肠梗阻时，有较明显的局限性压痛，可伴有反跳痛和肌紧张。腹壁叩诊呈鼓音。绞窄性肠梗阻时，如果腹腔出现渗液大于 1 000mL，可出现移动性浊音。机械性肠梗阻时肠鸣音常亢进，可闻及气过水声或金属音。麻痹性肠梗阻时肠鸣音减弱或消失。

四、临床检查

（1）实验室检查：梗阻早期可有白细胞增高，中性粒细胞增加。出现脱水时血红蛋白及红细胞压积增高，尿比重亦增加。如果患者仍在排便，应作大便潜血检查。监测血清电解质变化，检查血气分析，了解酸碱平衡状况。测定血清磷、血清肌酸激酶、血清和腹腔积液磷酸盐有助于绞窄性肠梗阻的早期诊断。

（2）直肠指检：肠梗阻患者应常规接受直肠指检以发现肠腔内包块。如果触及包块，可能为直肠肿瘤、低位肠腔外肿瘤或极度发展的肠套叠的套头。

（3）X 线检查：X 线检查对肠梗阻的诊断具有重要价值。最常用的方法是腹部透视和摄立卧位片，必要时辅以造影检查，可有助于肠梗阻诊断的明确以及梗阻部位的确定。小肠梗阻的征象有五点：①梗阻近端肠曲扩张充气和积液；②水平方向投影显示肠曲内有气、液面；③小肠动力增加；④梗阻近端肠内容物通过迟缓；⑤结肠内气体减少或消失。

（4）B 超：可见梗阻以上肠管扩张，管径明显增粗。绞窄性肠梗阻时可于腹腔探及腹腔积液，并可发现肿瘤、内疝等。

（5）CT：多排螺旋 CT（MSCT）对梗阻的部位、程度、病因的判断有较高的准确率，提高了常规 CT 和常规层厚进行成像判断的准确性。

（6）诊断性腹腔镜检查：根据腹腔镜下所见有助于进行肠梗阻的鉴别诊断，选择合理的手术方案。

五、诊断和鉴别诊断

根据典型的临床表现和 X 线、B 超、CT 等检查，临床上一般可对肠梗阻做出正确诊断。但要做出完整诊断，必须明确几个问题：①是否是肠梗阻；②梗阻的部位；③病因是什么；④有没有发生绞窄；⑤患者的一般情况如何（如水电解质及酸碱平衡紊乱情况）。其中最重要的是尽量避免绞窄性肠梗阻的漏诊、误诊。如果出现下列表现，应考虑有绞窄性肠梗阻的可能：①起病急，疼痛剧烈，持续性发作阵发性加剧；②呕吐物或排出物为血性；③病情进展快，有休克症状；④有腹膜刺激症状，移动性浊音阳性；⑤局部有固定压痛或明显压痛的不对称包块；⑥腹部 X 线平片见孤立巨大肠襻，不随体位改变；⑦腹腔穿刺液为血性；⑧血磷升高。

六、治疗

根据肠梗阻的部位、程度、性质和患者的全身情况选择治疗方法。主要分非手术治疗和手术治疗两类。

1. 非手术治疗 非手术治疗是一切治疗的基础，也是必不可少的术前准备。

（1）胃肠减压：持续胃肠减压可以缓解腹胀，减轻毒血症，改善肠壁瘀血，有助于肠蠕动的恢复，也有利于手术操作。

（2）液体治疗：患者诊断为肠梗阻后，应该尽早输入生理盐水和平衡液，以恢复血容量，留置尿管以迅速评估血容量和充分复苏，测定血清电解质并纠正异常，由于血容量不足或肠坏死引起的酸中毒必须尽快改善。必要时补充血浆、白蛋白等胶体。

（3）抗生素的使用：选择针对革兰阴性杆菌和厌氧菌的抗生素对于绞窄性肠梗阻患者的治疗非常必要。

（4）营养支持：营养支持不仅是一种支持手段，而且是一种重要的治疗措施。因为营养不良引起低蛋白血症，导致肠壁水肿，影响肠功能恢复，加重梗阻症状。所以肠梗阻患者必须保证足够的能量，必要时锁骨下静脉穿刺，行胃肠外营养。

（5）生长抑素：国内外研究均已证实生长抑素可抑制胃肠胰液及胆汁分泌，增加肠管吸收，减少肠腔内液体，减轻肠管扩张和炎症程度，降低肠壁坏死概率，促进肠道再通，因此可以用于肠梗阻的治疗。可用施他宁 6mg 加入 500mL 生理盐水中，维持 24h 静滴，用药的时间长短根据病情程度而定。

2. 手术 目的是解除梗阻，防止肠绞窄发生。如果出现下列情况，应积极手术治疗：肠梗阻有绞窄或有绞窄可能时；保守治疗无效时；肠梗阻长期不缓解或反复发作时。手术方式包括粘连松解术、肠切除吻合术、肠造口、各种短路手术等。

（1）肠排列术：目的是通过肠排列使肠襻相互粘连在一个保持通畅的序列环境中，使肠内容物的运行不再梗阻。它分内、外排列两种术式。

小肠外排列术是将小肠形成有规则的粘连，以预防不规则的粘连导致肠梗阻，手术方法是先分离所有粘连，游离全部小肠，再将小肠按其顺序折叠排列，于近系膜边缘处将小肠连续缝合固定。经典 Noble 法缝合要领是用 2/0 铬制肠线自折叠肠系膜基底部开始连续缝合，直达肠管，然后用同一肠线继续缝合肠侧壁指导折叠端，因并发症较多，目前仅用于 PJ 综合征和各种小肠多发性息肉治疗中。

小肠内排列术即小肠内支撑术，以内固定管串通全部小肠作支撑，使其大弧度排列，从而达到虽有粘连，但无梗阻的目的。基本方法是通过胃或空肠造口插入支撑管直达回肠末端，小肠按顺序折叠后放入腹腔。这种自上而下顺行插入支撑管的肠排列，称为顺行肠内肠排列。如由盲肠造口或阑尾残端逆行插管到空肠起始段，称逆行肠内排列。支撑管多选择 Miller - Abbott 管（M - A 管）和改良 Baker 管，国内任建安等人将两根 F14 或 F16 胃管相接代替 M - A 管行肠排列，取得较好效果，值得推广。作为一种预防广泛肠粘连的有效方法，小肠内排列术主要用于因肠瘘或粘连性肠梗阻行 2 次以上手术的患者。

（2）微创外科技术在肠梗阻中的应用：腹腔镜小肠梗阻手术具有创伤小、术后恢复快、复发率低等优点，是最能体现微创技术优越性的手术之一。它包括粘连松解、肠扭转复位、肠部分切除等术式。以前者在临床应用最多，不少情况下只是"一剪之劳"。腹腔镜粘连松解术主要适用于单纯性肠梗阻和保守治疗后缓解但反复发作者，手术时机最好选择在单纯性粘连性肠梗阻早期，反复发作的粘连性肠梗阻间歇期，同时应在原手术后半年以上的粘连稳定期内进行。因为此时粘连形成充分、稳定，腹腔内肠管肿胀轻、空间大，便于操作。手术方法力求简单有效，术中宁伤腹壁，不伤肠管，如有必要，及时中转开腹。

七、预后

由于肠梗阻病因复杂，病情进展快，如处理不当，预后欠佳。尤其是绞窄性肠梗阻，死亡率可高达 10% ~20%。

（李海林）

第七节 术后早期炎性肠梗阻

术后早期炎性肠梗阻（early postoperative inflammatory ileus，EPH）是指腹部手术后早期由于创伤或腹腔内炎症等原因导致肠壁水肿和渗出，形成的一种机械性和动力性同时存在的粘连性肠梗阻，这类肠梗阻很少造成绞窄性肠梗阻。在诊断EPII之前，必须排除机械性梗阻和继发于胸腔内和腹膜后感染、电解质紊乱等原因造成的麻痹性肠梗阻。

一、病因病理

1. 病因 如下所述。

（1）手术创伤：长时间的肠管暴露，广泛的肠粘连松解或肠排列等所致的肠管创伤是EPII的重要原因。

（2）腹腔内无菌性炎症：如腹腔内积血、积液、异物、坏死组织或其他能导致腹腔内无菌性炎症物质的残留。

2. 病理和病理生理学改变 手术操作及长时间肠管暴露破坏了腹膜和肠管的完整性，引起腹膜及肠管产生免疫反应，中性粒细胞与巨噬细胞释放多种炎症介质，包括细胞坏死因子、白三烯等，这些炎症介质一方面引起肠壁充血水肿，导致肠管增厚，肠腔狭窄，引起肠梗阻；腹腔积血和积液，组织碎片残留，以及炎症所致纤维蛋白渗出共同引起肠管广泛粘连，加重肠道梗阻，因为该粘连相对疏松而非瘢痕性，自身可以部分或全部吸收。另一方面炎症介质可引起肠道交感神经兴奋、迷走反射抑制，从而引起胃肠道运动功能障碍。

手术时可见肠管与腹膜，肠管与肠管，肠管与系膜之间紧密粘连，严重时肠管表现为脑回状，以致肠襻间界限不清。有些肠管虽有成角的现象，但并无机械性梗阻，也无绞窄情况，肠管扩张，肠壁高度充血水肿，血运差，组织脆弱，渗出明显，分离粘连时容易穿孔，术中经常遇到的情况是开腹困难，如强行分离粘连，可能因损伤肠管术后形成肠瘘，甚至可能因术中肠管多处破损，不得不切除大量小肠，致术后短肠综合征。有些患者会因此而死亡。

二、临床表现

EPII与其他肠梗阻有相似的临床表现，即都有腹胀、呕吐、肛门停止排气排便等症状，但EPII又有其自身的特殊性，表现为：①腹痛症状一般较轻，如出现剧烈腹痛，应怀疑机械性或绞窄性肠梗阻的可能；②腹胀较明显，但腹胀程度不如机械性或麻痹性肠梗阻严重。腹胀可能为弥漫性，也可能只局限与腹部某一处，这主要取决于腹部手术和肠管受累部位和范围。局限性病变最多见的部位是切口下方；③术后可能一度排气或排便，但进食后马上又出现梗阻，这是EPII的典型症状；④腹部较膨隆，无肠型或蠕动波。触诊有柔韧感，但各部位的柔韧程度不均一，最显著的部位即是肠管粘连最严重的部分，一般位于脐周或切口下方，触不到明显的肠襻或包块。肠鸣音减弱，稀少或消失，听不到金属璃音或气过水声，随着梗阻的逐渐缓解，肠鸣音逐渐恢复。

三、临床检查

（1）全腹CT：对EPII的诊断具有重要的参考价值。CT检查可以显示肠壁水肿、增厚、粘连以及肠腔积液积气、肠管均匀扩张和腹腔内渗出等现象，同时帮助排除腹部其他病变（如腹腔感染、机械性肠梗阻等）。通过动态观察患者腹部症状、体征以及CT影像的变化，能够了解病变的进展情况，判断有无肠坏死。

（2）腹部立位X线平片：可见多个液气平面并有肠腔内积液，未见假肿瘤征、鱼肋征及固定部位扩张肠襻等绞窄性肠梗阻的表现。

（3）钡剂造影检查：有人建议行稀钡钡餐检查，由于准确率不高且又肠穿孔造影剂外漏等不良反应，应用不多。

四、诊断与鉴别诊断

1. 诊断　根据病史、体格检查、腹部平片、腹部 CT 进行分析，符合下列条件者可诊断 EPII。

（1）近期（1~4周）有腹部手术史，尤其是短期反复手术史者。

（2）有腹胀、呕吐、肛门停止排便排气等肠梗阻症状，但没有典型机械性肠梗阻症状。

（3）体检时发现腹部质地坚韧，肠鸣音减弱或消失。

（4）腹部 CT 表现为病变区域肠壁水肿、增厚，边界不清，没有高度扩张的肠管，X 光检查未见明显液气平面。

（5）排除腹腔感染、机械性肠梗阻、麻痹性肠梗阻和假性肠梗阻。

2. 鉴别诊断　需与机械性肠梗阻、绞窄性肠梗阻相鉴别。

（1）机械性肠梗阻腹痛更剧烈，可见肠型及蠕动波，可闻及肠鸣音亢进，有气过水声或金属音。

（2）绞窄性肠梗阻可出现脱水征，低血容量休克和全身中毒症状。查体有固定压痛和腹膜刺激征，移动性浊音阳性。

五、治疗

对于 EPII 治疗，基本倾向于先试行非手术治疗。因为腹部手术后都会有不同程度的肠粘连，而肠粘连有其发生、发展、吸收、部分甚至全部消退的过程，所以 EPII 患者中必然有一部分会随着肠粘连的消退而治愈，况且此类疾病很少造成绞窄性肠梗阻，不必急于通过手术来解除梗阻。经过一段时间保守治疗后，即使梗阻未解除，肠粘连及炎症也会有所改善，此时的手术相对简单，预后较好。

1. 保守治疗　如下所述。

（1）禁食，持续胃肠减压：EPII 病程初期，大量消化液积聚在肠腔内，会加重肠壁的水肿，导致肠腔的进一步扩张，同时会引起内环境紊乱，影响肠功能恢复。有效的胃肠减压可以缓解腹胀，降低肠腔内压力，改善病变肠管血液循环。

（2）营养支持，维持水电解质平衡：EPII 病程较长，长期禁食将使患者营养状况恶化，肠壁水肿加重，不利于肠粘连的缓解和肠蠕动的恢复，所以应该及时给予科学合理的营养支持。病程早期行全胃肠外营养，可以在较短时间内改善患者全身的营养状况，纠正水电解质、酸碱平衡紊乱和低蛋白血症，减少消化液的分泌和丢失，使肠道充分休息，有利于肠管水肿的消退和肠蠕动的恢复。当患者有症状（解水样便）和体征（肠鸣音活跃，腹部柔软）提示梗阻症状缓解，就应该将营养方式改为肠内营养。肠内营养能够防止肠黏膜萎缩，保护肠黏膜屏障功能，减少肠源性内毒素移位，继而降低因内毒素移位诱发的相关炎性因子和细胞因子的连锁反应，减轻全身炎症反应综合征的程度。在实施肠内营养的过程中，要把握好三个"度"，即浓度，速度和温度。1~2周后，逐步向正常饮食过渡。

（3）应用肾上腺皮质激素：由于肠壁炎症水肿是 EPII 病理表现之一，所以确定诊断后，应开始给予肾上腺皮质激素，促进肠壁炎症和水肿的消退，有助于缩短病程。通常剂量为地塞米松 5mg 静脉注射，每 8h 一次，一般用 1 周左右逐渐停药，具体用量根据每个患者的具体病情相应调整。

（4）给予生长抑素：可用施他宁 6mg 加入 500mL 生理盐水中，维持 24h 滴注。施他宁是人工合成的环状十四氨基酸肽，静脉注射后主要分布在下丘脑和胃肠道，能够抑制多种激素的分泌，并能减少内脏器官的血流，但不影响体循环。能有效抑制胰液、胆汁及胃肠液的分泌，并可能有抑制局部炎症反应的作用，这对 EPII 病理过程中肠腔积液等机械性因素及肠壁动力障碍性因素均有针对性治疗作用。

（5）抗感染：可给予广谱抗生素和甲硝唑/替硝唑，防治毒血症，对抗厌氧菌。

（6）经胃管间歇注入泛影葡胺，能缩短治愈时间：泛影葡胺是一种水溶性造影剂，它的渗透压是细胞外液渗透压的 6 倍，使细胞外液进入肠腔，稀释肠液，提高梗阻近段肠管梯压，刺激肠蠕动。方法是自胃管注入 76% 泛影葡胺 60mL，夹管 4h，每隔 24h 一次，共 3 次。

（7）中医中药：大承气汤经胃管注入和芒硝腹部外敷也有一定疗效。大承气汤是临床用于治疗肠梗阻的经典方剂，它的主要成分是大黄，在肠道内水解为大黄素而发挥作用。大黄素有类似乙酰胆碱的作用，与靶器官的相应蛋白结合，能抑制 ATP 酶的活性。钠离子从肠道进入细胞内，使水分滞留于肠道，从而刺激肠道，促进肠蠕动。芒硝具有泻热通便、软坚消肿作用，它以硫酸根离子形式存在，呈高渗状态，能促进胃肠功能恢复，并具有促进炎症和渗液吸收的作用。

2. 手术治疗　虽然 EPII 发生肠绞窄的可能性极小，但在非手术治疗期间仍要密切观察病情变化。如果腹痛进行性加重、间歇期缩短或呈持续性腹痛、体温升高、出现腹膜炎体征，则应及时转手术治疗。手术力求简单，以解除肠道梗阻为原则，避免不必要的大范围剥离，除了肠管坏死或发现肿瘤等器质性病变，否则尽可能避免做肠切除。

3. 预防　要提高对本病的认识，从以下几方面加以预防。

（1）术中避免肠管过度暴露，操作细致轻柔，尽量减少肠管浆膜面损伤，必要时使用生物蛋白胶封闭保护受损的浆膜层。

（2）分离粘连时采取锐性剥离方式。

（3）创面彻底止血，防止因血凝块引起肠粘连。

（4）手术结束时用大量生理盐水冲洗腹腔，清除其中的细胞因子、炎性介质、异物和坏死组织。

六、预后

因为 EPII 患者保守治疗大多有效，所以预后相对较好。

（李海林）

第八节　缺血性肠病

缺血性肠病（ischemic enteropathy）系指肠系膜动脉或静脉阻塞导致血液循环障碍、肠管缺血坏死的一种急腹症，也称肠系膜血管缺血性疾病，多见于老年人。最早由意大利 Benivine 于 15 世纪末提出，其后德国 Tiedman（1843）等对该病进行了描述。1913 年，美国 Trotter 收集肠系膜闭塞 360 例指出动脉性为 53%，静脉性为 41%，混合性占 6%，可见该病以动脉性为多见，迄今，肠系膜上动脉阻塞仍多于肠系膜静脉阻塞。

一、病因病理

1. 病因　如下所述。

（1）栓子栓塞：栓子多来源于心脏，如心肌栓塞后的壁栓，心瓣膜病或瓣膜置换术后，心房纤颤、心内膜炎、风心病等，也可来自主动脉壁上粥样斑块及脑梗死。栓子可堵在动脉出口处，更多的是堵在远侧较窄的部位，常见于结肠中动脉发生处或其以下的部位。血管一旦堵塞，远侧分支即发生痉挛，肠管呈苍白色，处于收缩状态，肠黏膜出血坏死脱落。1～2h 后血管痉挛消失，肠壁血液淤滞，远端动脉有血栓形成。肠管失去张力，出现发绀水肿，大量血浆渗出至肠壁，进而全层肠壁坏死。栓塞越靠近主干，受累小肠范围越大；如栓塞发生在肠系膜上动脉开口处，可引起 Treitz 韧带以下全部小肠及右半结肠的缺血坏死。栓塞越靠近主干的远端，受累小肠范围越小如栓塞发生在中小分支并且不发展，因周围有侧支循环，肠管可不发生坏死。

（2）肠系膜上动脉血栓形成：多在动脉硬化或狭窄的基础上发生。腹腔内脏有腹腔动、肠系膜上动脉及肠系膜下动脉三条主要动脉供血，它们之间有丰富的侧支循环，一般 1～2 条动脉血栓形成不会引起肠管的缺血坏死。但如动脉硬化再累及 1～2 条动脉可使原缺血状况加重，出现肠绞窄，以至发生肠坏死。

（3）肠系膜上静脉血栓形成：常继发于以下一些疾病：①腹腔内化脓性感染，如阑尾炎、盆腔炎等；②肝硬化、门静脉高压症造成的静脉充血和淤滞；③某些血液异常，如真性红细胞增多症、血小板增多症，口服避孕药造成的高凝状态；④静脉本身炎症，可导致血栓形成；⑤外伤或手术造成的损伤，如脾切除容易引起脾静脉、门静脉血栓，分流术容易引起吻合口内血栓等，这些血栓可蔓延至肠系膜上静脉，胰腺手术也可直接损伤肠系膜上静脉导致血栓形成。静脉血栓形成发生后可向远近端继续蔓延，根据其蔓延的部位和范围而引起局限或广泛的肠管坏死。

（4）血管痉挛和低灌注：约有 20%~30% 患者肠系膜血管未见有闭塞而肠管却出现急性肠坏死，也称非闭塞性肠系膜梗死或非闭塞性急性肠缺血。这种肠坏死多发生在某些原因造成持续的血管痉挛和心输出量过低形成的一种低流量灌注，如败血症、充血性心力衰竭、急性心肌梗死、心律不齐或其他原因引起的血容量减少等，使内脏血管长期处于收缩状态，肠管血流灌注不足，肠壁内小动脉血流缓慢，红细胞沉积，当血管内流体静力压小于血管壁的张力时，血管即萎缩，造成肠黏膜及肠壁全层缺血坏死。另外，长期卧床和长期服用激素及糖尿病的患者因血流缓慢也可引起肠缺血坏死。

2. 病理　肠系膜血管可因急性或慢性血液循环障碍，导致肠管缺血坏死表现。若是栓塞引起，血管内可见到栓子，血管近端扩张、远端塌陷。若是血栓形成，血管内可见到血栓。若是血管痉挛所致，血管的周径和管壁的厚度皆不一致，痉挛处的血管紧缩、变细、管壁增厚。

二、分类

可分为急性肠系膜缺血、慢性肠系膜缺血和结肠缺血三类。根据病因和病理将缺血性肠病又可分为以下四类。

1. 肠系膜上动脉栓塞　是由于栓子栓塞所致。在肠系膜上动脉突然发生完全性闭塞时多因栓塞所造成。

2. 肠系膜上动脉血栓形成　急性肠系膜上动脉血栓形成几乎都发生在有动脉硬化的患者，在某些诱因下，如发生充血性心力衰竭或急性心肌梗死时心输出量突然减少或大手术后血容量减少等，都可导致该动脉发生血栓。

3. 肠系膜上静脉血栓形成　肠系膜上静脉急性闭塞大都为急性血栓形成所引起，既往多有周围血栓性静脉炎的病史。

4. 肠系膜血管非闭塞性缺血　是指肠管有急性缺血表现，但在动、静脉主干内肉眼看不到有明显的阻塞证据。

三、临床表现

根据肠系膜血管阻塞的性质、部位、范围和发生的缓急，临床表现不一。若阻塞发生过程越急，范围越广，则表现越严重。动脉阻塞的症状又较静脉阻塞急而严重。

（1）肠系膜上动脉栓塞，一般起病急骤，早期表现为突然发生的腹部剧烈绞痛、腹泻及频繁呕吐。腹部平坦、柔软，可有轻度压痛，肠鸣音大致正常。临床上主要是严重的症状与轻微的体征不相称。但若血管闭塞范围广泛，大量血性液体渗出至肠腔及腹腔。肠腔内细菌繁殖，毒素产物不断被吸收。血容量的丢失和中毒可以很快造成休克。随着肠坏死和腹膜炎的发展，腹胀明显，肠鸣音消失，出现腹肌紧张，腹部压痛与反跳痛等腹膜刺激征或呕血，腹穿可抽出血性液体。

（2）肠系膜上动脉血栓形成，早期表现为饱餐后腹痛，为慢性肠系膜上动脉缺血表现，患者因不敢进食而日渐消瘦，并有慢性腹泻等肠道吸收不良的症状。当血栓形成突然引起急性完全性血管阻塞时，则表现与肠系膜上动脉栓塞相似。

（3）肠系膜上静脉血栓形成，多有腹部不适、便秘及腹泻等症状，数日后至数周后突然剧烈腹痛，持续性呕吐、呕血、便血、腹胀、腹部压痛、肠鸣音减少，腹穿可抽出血性液体，常伴发热及血白细胞增高。

（4）非闭塞性肠缺血，临床表现与急性肠系膜动脉闭塞相似，惟过程比较缓慢。原有心衰或中毒性休克患者经治疗后先感腹部不适、乏力，几天后突然发作，腹部剧烈绞痛伴呕吐，很快出现休克，常有腹泻及血便。检查可见腹肌紧张，全腹有压痛、肠鸣音减弱或消失，血常规白细胞升高并有血液浓缩和发热。

四、临床检查

（1）影像学检查：动脉造影可明确本病，腹主动脉造影及选择性肠系膜上动脉、腹腔干造影包括正位、侧位，不但可显示病变部位、受累血管数，还可显示病变程度，是否有血管痉挛、变细等。

（2）彩超检查：彩色多普勒超声可直接显示肠系膜血管的状况，测定血流速度、血流量和截面积，阳性率58%。

（3）CT检查：腹部CT能直接显示肠襻及血管内血栓，显示静脉侧支循环及肠襻缺血节段的位置，阳性率66.7%。

（4）腹部X线检查：透视拍片均可见腹部大小不等的液平现象，可显示受累小肠，结肠轻度或中度扩张胀气，晚期由于肠腔和腹腔内大量积液，平片显示腹部普遍密度增高。

（5）结肠镜检查：可用来诊断结肠缺血的患者。最好在48h内进行，镜下可见病变肠段与正常肠段分界清楚是缺血性肠病的重要特征。

（6）实验室检查：无特异性，血白细胞及血尿淀粉酶可升高。近年来兴起肌酸激酶，双胺氧化酶检查，肌酸激酶（Creatine kinase，CK）存在于高耗氧组织中，在动脉闭塞性肠系膜缺血性实验及肠梗塞患者CKMB、CK-BB均有显著增高。双胺氧化酶（Diamrne Oxidase）存在于肠系膜中，是组织胺降解代谢酶，在动脉实验性肠系膜缺血中显著升高。血清磷测定：肠缺血时细胞内ATP释放有机磷并以无机磷形式进入肠腔，再进入门静脉至血清磷水平升高。

（7）张力计检测法：是连接在硅胶管端半透明小囊，可经肠切开或在内镜帮助下经鼻、口腔或直肠进入检测肠内pH。在肠缺氧状态下肠内pH会出现急剧下降。

（8）放射核素检查：是放射性核素铟或锝标记血小板单克隆抗体，注射后能显示急性肠系膜闭塞的缺血区。

（9）内镜技术：结肠内窥镜＋肠镜可观察病变及活检确诊，并有助于排除其他肠道病变。静脉注射荧光素可显示血液灌注差的肠段不显荧光。

五、诊断与鉴别诊断

1. 诊断　本病的诊断依据主要靠病史和临床表现。临床症状主要包括餐后不能用其他疾病解释的腹痛，体重减轻，具有动脉粥样硬化症应考虑本病的可能，对急性动脉栓塞的患者若突然发生剧烈腹部绞痛、腹泻或频繁呕吐，腹部平坦，柔软，可有轻度压痛等严重的症状与轻微的体征不相符等要想到本病。症状进行性加重，腹腔穿刺抽出血性液体，选择性动脉造影对诊断有重要意义，B超及CT检查可进一步排除腹腔或腹膜后占位性病变。

2. 鉴别诊断　本病主要与急性胰腺炎、胃或十二指肠溃疡穿孔、急性胃肠炎、急性阑尾炎、急性细菌性痢疾等鉴别。

六、治疗

应及早诊断、及早治疗，包括非手术治疗和手术治疗。对症状较轻的患者可试用非手术治疗；如为血栓形成，可用肝素治疗以防血栓蔓延，术前剂量0.4mL，每日一次或12h一次；还可用尿激酶50U～100U/d溶栓，微量泵持续静脉给药，一般用药5～7天、局部导管溶栓可提高疗效；如为血管痉挛引起，应用血管扩张药物，如凯时10μg静脉注射，每日一次，连续用药5～7天，或罂粟碱30mg每4h一次，使用24～48h。静脉滴注低分子右旋糖酐等。如经腹主动脉造影发现肠系膜血管痉挛可经导管注射解痉药物治疗，罂粟碱30～60mg/h，至少持续24h，再行动脉造影观察结果，若效果不佳，再用上述药物灌注24h，多数患者有效。还可经动脉灌注硝酸甘油、妥拉唑啉、前列腺素等。如果经非手术治疗无效，肠系膜上动脉栓塞应行取栓术，血栓形成可行动脉内膜剥脱术，或肠系膜上动脉-腹主动脉搭桥术，或动脉再植术等。

（1）动脉内膜剥脱术：肠系膜动脉（包括腹腔干、肠系膜上动脉、肠系膜下动脉）。阻塞性病变多位于动脉开口部位，多数患者伴有邻近部位主动脉粥样硬化病变。可以经腹主动脉行动脉内膜剥脱术，以直接恢复动脉血流。

（2）内脏动脉搭桥术：搭桥的材料可选用自体大隐静脉，聚四氯乙烯人工血管等。有腹腔干动脉搭桥术，肠系膜上动脉搭桥术。若腹腔干和肠系膜上动脉均有阻塞，可同时行腹主动脉－腹腔干、肠系膜上动脉搭桥术。

（3）肠切除术：如已有肠坏死，应做肠切除术。肠系膜上静脉血栓形成需施行肠切除术，切除范围应包括全部有静脉血栓形成的肠系膜，否则术后静脉血栓有继续发展的可能。术后患者应积极进行抗凝治疗。

七、预后

本病早期诊断早期治疗是改善预后的关键，但由于此病早期缺乏特异性表现或被原发疾病的表现所掩盖以至延误病情，死亡率甚高。

（李海林）

第九节　急性出血性坏死性肠炎

急性出血性坏死性肠炎（acute hemorrhagic necrotic enteritis）是一种好发于小肠的局限性急性出血坏死性炎症。病变主要累及空肠或回肠，或整段小肠，亦可见累及结肠但不多见。本病病因未明，夏秋季多发。多见于少年儿童，本病不一定发生肠坏死，临床上血便常为主要的症状之一，亦称为急性出血性肠炎，节段性出血坏死性肠炎，急性坏死性肠炎，国外多称为坏死性肠炎（enteritis necroticans）。

一、病因病理

1. 病因　病因未明，可能与胰蛋白酶水平降低和细菌毒素作用有关。长期进低蛋白饮食可使肠内胰蛋白酶处于低水平。如果以白薯为主食，白薯中含有胰蛋白酶抑制物。肠道内蛔虫还会分泌一种胰蛋白酶抑制物，使胰蛋白酶水平降低，此时再进肉食，C型产气荚膜杆菌（welchii 杆菌）大量繁殖并产生 β 毒素，而肠道内缺乏足够破坏 β 毒素的胰蛋白酶，便导致急性出血性坏死性肠炎。有的国家给儿童注射 welchii 杆菌 β 毒素来预防本病。

2. 病理　病变肠管呈阶段性肠壁充血，水肿，炎性细胞浸润常呈节段性分布，病变处肠壁增厚，质地变硬，黏膜肿胀浆膜面充血及少量出血，常被覆纤维素性渗出物，病变黏膜与正常黏膜分界清楚，常继发溃疡形成，镜下肠黏膜呈深浅程度不同的组织坏死，坏死组织周围有淋巴细胞，嗜中性粒细胞和嗜酸性粒细胞浸润，肌层，浆膜层出血轻微，浆肌层平滑肌纤维肿胀，断裂并可发生广泛出血，坏死溃疡形成甚至穿孔，肠管扩张，肠腔内充满血性液和坏死物质，腹腔内有浑浊渗液或血性渗液。

二、分类

1. 血便型　以血便为主要症状。
2. 腹膜炎型　以腹痛、恶心、呕吐、发热为主，同时伴有腹膜炎体征。
3. 中毒型　以休克为主要表现。
4. 肠梗阻型　以阵发性腹痛，绞痛为主，伴有频繁呕吐，常无腹泻。

三、临床表现

分型不同临床表现不尽相同。本病多发于夏秋季，可有不洁饮食史，儿童和青少年多见。

（1）血便型：80% 患者以便血为主，呈血水样或果酱样，有时为紫黑色血便，有些患者也有发热，腹痛，腹泻等症状，但查体多无腹膜刺激征。

（2）腹膜炎型：以腹痛、呕吐、发热为主，偶有腹泻及便血，查体腹肌紧张有明显压痛及反跳痛。

腹腔多有积液，肠鸣音减弱，重症者可出现休克。

（3）中毒型：约25%患者就诊时就以休克为主要表现，患者有右侧腹痛，腹泻，高热，谵妄，昏迷等症状，与中毒性菌痢颇相似，小儿容易误诊为中毒性消化不良。

（4）肠梗阻型：此类型较少见。患者为阵发性腹部绞痛，伴频繁呕吐，常无腹泻。查体腹部膨隆，可见肠型，有压痛，肠鸣音一般减弱。肠坏死时腹胀、腹膜刺激征加重，有时可触及伴有压痛的包块，多为充血水肿增厚的肠襻。叩诊时有移动性浊音，穿刺可抽出血性液体。

四、临床检查

（1）B超：可显示肠管扩张、积气、腹腔积液等，并可引导腹腔穿刺。

（2）立位腹部平片：可见小肠充血扩张，有大小不等的液平。有时肠黏膜破坏而浆膜尚完整，肠内高压气体进入肠壁间隙，X线平片可显示肠气囊肿。

（3）空气灌肠造影：排除肠套叠和肿瘤。

（4）腹腔穿刺：肠坏死时有移动性浊音，可穿出血性液体。

（5）化验检查：血常规显示不同程度贫血，白细胞升高，中性粒细胞增高、明显核左移，部分呈现中毒颗粒；粪便检查肉眼为血性，潜血试验阳性，少数肉眼不见血性但潜血试验往往也是阳性。部分患者便培养有大肠杆菌生长，厌氧菌培养可见到产气荚膜杆菌生长。

五、诊断与鉴别诊断

1. 诊断　本病好发于夏秋季，以儿童和青少年多见，男性多于女性，发病率之比为2∶1～3∶1，患者主要表现为腹痛，发热，腹泻，便血，呕吐等，应重点考虑为本病。

2. 鉴别诊断　如下所述。

（1）血便型需与肠套叠、过敏性紫癜、绞窄性肠梗阻鉴别：肠套叠可行空气灌肠造影可见"杯口"状改变，可以鉴别。过敏性紫癜患者凝血时间延长，可看见皮下瘀血斑等。绞窄性肠梗阻绞痛发作急骤，病情发展迅速，早期可出现休克且抗休克治疗后改善不显著，有明显腹膜刺激征，体温上升，腹胀不对称，腹部有局部隆起或触及有压痛的肿块，呕吐物、胃肠减压抽出液及肛门排出物均为血性，或腹腔穿刺抽出血性液体，腹部X线检查可见孤立，突出胀大的肠襻，不因时间而改变位置。

（2）腹膜炎型与急性腹膜炎鉴别：后者一般可查见原发病，如胃十二指肠溃疡穿孔，阑尾炎穿孔、肠伤寒穿孔等。

（3）中毒型：注意与中毒性菌痢鉴别，后者可有里急后重，便常规化验可见脓球。

（4）肠梗阻型：注意与机械性肠梗阻鉴别。

六、治疗

1. 本病以非手术治疗为主　如下所述。

（1）禁食，胃肠减压。

（2）补液，维持水、电解质平衡。

（3）抗感染，应用广谱抗生素治疗。

2. 如出现下列情况应立即手术　如下所述。

（1）有明显的腹膜刺激征，或腹腔穿出血性液体，多提示有肠坏死、穿孔的可能。

（2）经非手术治疗未见好转并有休克倾向且局部体征明显加重。

（3）有肠梗阻表现而非手术治疗未见好转。

3. 手术方式　手术方式应根据肠管病变严重程度和患者全身情况而定。

（1）肠管主要表现为充血和浆膜下出血、坏死或穿孔，亦无大量消化道出血，可不做任何处理，或给予普鲁卡因肠系膜封闭，术后继续内科治疗、观察。

（2）有明显的肠坏死或穿孔或有不可控制的消化道大出血、病变局限可行肠切除吻合术。

（3）如病变广泛，远端肠管有炎症、坏死，可将坏死肠段切除，行双腔造瘘，待恢复后再行二期吻合术。也有行一期吻合，近端作导管造瘘，待肠功能恢复，病情稳定后再拔除导管。

（4）对于病情严重的小儿患者多主张作肠切除造瘘，后作二期吻合术。

七、预后

内科治疗死亡率为 5% ~ 10%，经外科手术治疗者大多病情严重，死亡率可达 12% ~ 30%。本病与 Crohn 病不同，一经治愈，复发率不高，极少有患者转为慢性。

（李海林）

第十节　肠结核

肠结核（intestinal tuberculosis）是一种较为少见的疾病，临床表现无特异性故容易误诊。外科所见的肠结核多为因病变所致肠腔狭窄、显性包块和肠穿孔等需要手术的重危患者。

一、病因病理

1. 病因　继发于肺结核，是结核杆菌侵犯肠道引起的慢性特异性感染。目前认为是患者咽下自己含大量结合杆菌的痰或粟粒性肺结核患者结核杆菌通过血行播散而感染肠道。

2. 病理　可表现为溃疡型、增殖型和混合型三种类型。

（1）溃疡型肠结核多发生在末端回肠，病变首先侵及肠壁的淋巴结，继而发生干酪样坏死，黏膜脱落形成大小及深浅不一的溃疡，此种溃疡多沿肠管横轴发展而易造成肠管的环形瘢痕狭窄。病变呈慢性发展过程，同时伴有腹膜和肠系膜淋巴结结核，局部多有肠壁纤维组织增生与紧密粘连。急性穿孔少见，而慢性穿孔因上述原因多局限成腹腔脓肿或形成肠瘘。

（2）增殖型肠结核多局限在回盲部，其特点是黏膜下层大量结核性肉芽肿和纤维组织增生，黏膜折叠隆起呈假性息肉样变化，也可有浅小的溃疡。由于肠壁增厚、变硬以及与周围腹膜粘连，容易导致肠腔狭窄及肠梗阻。

（3）混合型肠结核是指既有溃疡型表现，又有增殖型肠结核表现。

二、临床表现

（1）腹痛：位于脐周或右下腹，多为慢性腹部隐痛或痉挛性绞痛，进食后加重，排便后减轻。

（2）排便习惯改变：腹泻稀便多见，少数患者以便秘为主或便秘和腹泻交替出现。

（3）全身症状：体弱、消瘦、午后低热、盗汗、食欲不振，但增生型肠结核可无上述症状或表现较轻。

（4）腹部检查：右下腹可触及包块，有些患者有低位肠梗阻表现。如阵发性腹部绞痛，右下腹可见隆起的肠型，肠鸣音亢进，肛门排气排便后腹痛可缓解。

（5）穿孔者可引起弥漫性腹膜炎，也可局限形成脓肿，或向腹壁穿透形成腹壁瘘。

三、临床检查

（1）血常规、血沉检查多可见血白细胞增高，血沉加快。

（2）胸部 X 线摄片：部分患者有肺结核。

（3）X 线钡餐造影或钡灌肠造影：对肠结核的定位诊断有重要意义。溃疡型肠结核可表现为典型"跳跃征"或斑点状龛影，肠管呈现激惹征象，肠黏膜皱襞紊乱等。增殖型肠结核则有肠腔对称性狭窄或息肉样透亮影，盲肠变形和升结肠短缩，结肠袋影消失，回盲部充盈缺损等征象。

（4）纤维结肠镜检查：可查见结肠及回肠末端病变，取活组织做病理检查可以确诊。

（5）粪便中找到结核杆菌具有诊断意义。

四、诊断及鉴别诊断

1. 诊断　本病多见于 20 ~ 40 岁的青壮年，病变以回盲部多见。诊断依据：①有腹痛、腹泻、便秘、腹部包块及肠梗阻等消化道临床表现，以及发热、消瘦、乏力、盗汗等结核中毒症状；②肠道 X 线钡剂造影检查有激惹征，梗阻及充盈缺损等征象；③并发活动性肺结核；④结肠镜检查见肠道溃疡和增生性病变；⑤手术及部分结肠镜组织病理活检确诊；⑥抗结核药物治疗有效。

2. 鉴别诊断　通过临床表现与检查，尤其是纤维结肠镜检查，应注意与结肠肿瘤、盲肠癌进行鉴别。盲肠癌病变较局限，通常不侵及回肠末端，也无升结肠短缩现象，这些有助于鉴别。

五、治疗

对于无并发症的肠结核主要采用抗结核治疗（异烟肼、利福平、链霉素、乙胺丁醇和吡嗪酰胺）和支持治疗。正规联合用药一般在一年左右可以治愈，但对于怀疑恶性肿瘤，有并发症或慢性反复发作的肠梗阻保守治疗效果差的患者应积极采取手术治疗。除急诊情况外，手术前原则上应先进行 2 ~ 3 周抗结核治疗和支持疗法，待病情稳定后再行手术。

1. 手术指征　如下所述。

（1）出现并发症：肠梗阻、肠穿孔、出血等经非手术治疗效果差。

（2）局限性脓肿或肠瘘。

（3）对不能排除恶性肿瘤，特别是体检发现腹部肿块时应尽早手术。

（4）反复发作慢性肠梗阻，严重影响患者的生活与工作，并存在营养障碍者。

2. 手术方式　如下所述。

（1）小肠部分切除端端吻合术：适用于小肠结核，如为多发性病变，可作分段切除吻合。但病变肠管切除不宜过多，切除范围一般两端距病灶边缘 10cm 即可，以免引起短肠综合征。手术仅需切除显著增厚变硬引起肠腔狭窄的肠管，而对其他仅肠壁增厚，浆膜层粟粒状小结节的小肠不可过多切除。术后抗结核治疗可以治愈。

（2）病变位于回盲部或升结肠，应行右半结肠切除及回肠结肠端端吻合术：若病变固定，切除困难，则可在病变肠段的近侧切断回肠，远端关闭，近端回肠与横结肠作端侧吻合术，待二期手术再切除病变肠襻。注意不能单纯行回肠横结肠侧侧吻合，因部分肠内容物仍可通过使病变不能完全处于静息状态。

（3）单纯肠粘连解除术，适用于肠管广泛粘连引起肠梗阻。但手术仅需将束缚肠管造成梗阻的粘连纤维索或将结核灶清除以解除梗阻，对于肠内容物可以通过的粘连肠管不必强行分离，以避免肠壁的损伤造成术后更严重的粘连或肠瘘。

（4）急性肠穿孔根据术中情况可行病变肠切除术和腹腔引流术。对于慢性穿孔造成的局限性脓肿因与周围粘连紧密，则行脓腔切开引流术，待病情好转再进一步处理。

（5）对于十二指肠结核处理不宜行胃空肠吻合术，因术后胃内容物仍可进入十二指肠，在幽门与梗阻部位形成肠襻致上腹饱胀隐痛。故宜行半胃切除、十二指肠旷置、胃空肠吻合术。

（6）肠外瘘患者根据病变部位，按一般肠瘘的治疗原则，维持水和电解质平衡及营养代谢。病情稳定及营养改善后再行病变肠段切除术。术后患者应行抗结核治疗及全身支持治疗，一般可治愈。

六、预后

肠结核的患者应密切观察病情变化，选择合适的手术时机及正确的手术方式和术后正规足量全程的抗结核治疗，预后一般良好。

（李海林）

第十一节　伤寒性肠穿孔

伤寒性肠穿孔（typhoid complicated with intestinal perforation）是伤寒病的严重并发症之一，多发生在夏秋季节，如不能早期诊断，延误手术时机，病死率极高。

一、病因病理

1. 病因　由沙门菌属伤寒杆菌引起，通过食用污染的水或食物后，伤寒杆菌侵入肠壁淋巴组织，使致敏的淋巴组织产生严重的炎症反应，肿胀坏死，脱落而形成溃疡和穿孔。

2. 病理　儿童和青壮年多见，以小肠为主的一种全身性疾病，因回肠末段淋巴组织丰富故病变最显著。病变初期肠壁充血水肿、增生、肿胀，在病程第 2~3 周，淋巴集合处组织发生坏死脱落，并发不同程度的溃疡，严重者基底可深达肠壁浆膜层，当肠管或回盲瓣功能紊乱、肠腔压力增高或蛔虫乱窜时可诱发穿孔，多数单发，多发性穿孔约占10%~20%，一般 2~4 个，个别可达 10 个以上。80% 穿孔发生在距回盲瓣50cm 以内，很少超出 100cm 以外者。回肠末端肠壁薄弱，并因回盲瓣的作用肠腔内压力在此处较高，故易穿孔，继发化脓性腹膜炎。多菌种感染后，在腹腔内产生大量毒性因子，不仅阻碍腹膜的防御机制使炎症扩散引起弥漫性腹膜炎，加重伤寒杆菌菌血症的全身毒性反应、诱发败血症等一系列全身性病变。

二、临床表现

（1）发热：在穿孔前，患者多有 1~3 周呈梯形上升的持续性发热，并有与高热相对的缓脉、重脉，可有表情淡漠、反应迟钝、听力减退、谵妄、玫瑰疹。

（2）腹痛：呈持续性，部分先以右下腹为主，逐渐出现左下腹亦有疼痛，最终弥漫至全腹疼痛，伴恶心呕吐。查全腹肌紧张，明显压痛及反跳痛，多以右下腹明显，肠鸣音减弱或消失。

（3）腹胀：多与腹痛同时存在，穿孔后肠内容物进入腹腔而形成腹膜炎，肠蠕动减弱，肠麻痹或低血钾等可引起腹胀。

（4）腹腔穿刺可抽出黄色、浑浊脓性液体或肠液。

三、临床检查

（1）血常规：半数患者血白细胞计数升高，另有部分患者因伤寒对造血功能抑制，白细胞可不升高甚至降低，嗜酸性粒细胞减少。

（2）肥达氏反应（ORH）：可呈阳性。

（3）X 线腹部平片：70% 以上患者可见膈下游离气体，伴发肠梗阻时可有液气平面。

（4）血、骨髓或大便培养：见伤寒杆菌呈阳性。

四、诊断与鉴别诊断

1. 诊断　根据患者不明原因的高热，精神萎靡、表情淡漠、头痛、腹痛腹胀、脾大、玫瑰疹等，实验室检查外周白细胞增高不明显或减少，血便或骨髓培养伤寒杆菌呈阳性，肥达氏反应（ORH）呈阳性，诊断一般不难。对于症状轻微，体征不典型的患者，应结合季节和伤寒的流行动态，详细询问病史进行诊断。必要时做腹腔穿刺，如吸出米汤样或脓性液体则说明已有肠穿孔存在。

2. 鉴别诊断　如下所述。

（1）急性化脓性阑尾炎、阑尾穿孔，多有转移性右下腹痛，恶心、呕吐；右下腹有压痛与反跳痛，血白细胞明显升高；可出现局限性或弥漫性腹膜炎。

（2）上消化道溃疡穿孔，既往一般有溃疡病史，如返酸、胃灼热、嗳气等。穿孔时呈刀割样剧痛，查体：腹肌紧张，全腹有压痛与反跳痛、移动性浊音阳性。立位腹部 X 线平片膈下可见游离气体。

五、治疗

1. 一般治疗　禁食，胃肠减压、洗胃，维持水、电解质平衡，营养支持等。

2. 手术治疗　肠伤寒一经确诊，应在积极术前准备下及时手术治疗。手术方式有以下几种。

（1）穿孔修补术：适用于单个穿孔，腹腔污染严重，年老体弱，营养差，伴随多种疾病的患者。

（2）回肠部分切除术：适用于多发穿孔，腹腔污染不严重，一般情况较好的患者，切除范围不宜过长，距穿孔病灶 10cm 即可，回肠部分切除后行端端吻合术。

（3）穿孔修补 + 近端回肠造瘘术：术前疑是"阑尾炎穿孔"，但术中发现阑尾正常者，应及时探查末段回肠 100cm，并注意多发穿孔的可能。不典型或未确诊患者手术时应取腹腔渗液进行伤寒杆菌培养和肠系膜淋巴结病理组织学检查以协助诊断。手术方法主要有穿孔修补和回肠部分切除两种。文献报道肠切除吻合术后吻合口瘘的发生率高达 63.6%，故以穿孔修补术为主。回肠病变严重或伴大出血，回肠血循环明显不佳、多处穿孔或并发内瘘者，若估计患者全身状况能耐受，可行肠切除术，但一般不作一期吻合，应以肠造瘘或切除后双腔造瘘加腹腔引流较为安全。手术 2 ~ 3 个月后，炎症彻底控制，再关闭造瘘口，将肠管还纳腹腔。

术式的选择要根据每位患者局部肠道病理改变，腹腔污染情况及穿孔发生程度等方面权衡。根据文献报道，一般选择回肠部分切除术，既切除了病灶同时亦去除了病变肠管内大量繁殖的伤寒杆菌及毒素。对于腹腔污染严重，或穿孔下端回肠存在严重的粘连，宜行穿孔修补加穿孔近端回肠造瘘术，同时应彻底冲洗腹腔并放置引流管引流。

六、预后

预后与治疗早晚，患者全身状况有关。早期诊断，穿孔 24h 以内手术并选择适当的术式和术后营养支持治疗，预后较好。发病 48 ~ 72h 手术，死亡率为 30% 以上，患者就诊时已出现休克者，死亡率可达 50%。近年来，随着科学的进步，诊治水平的不断提高，死亡率已由过去的 50% ~ 80% 降至 10% ~ 20%。

（李海林）

第十二节　肠瘘

肠瘘（intestinal fistula）是由于某种原因造成肠管与其他器官之间，或肠管与肠管之间，或与腹腔内、外之间的病理性通道称为肠瘘，它是外科常见的重病症。肠瘘临床上可造成一系列病理生理紊乱及严重并发症，以致危及生命。

一、病因病理

1. 病因　肠瘘有先天性因素和后天性因素两种，以后天性因素最为多见。先天性因素如直肠会阴瘘，先天性卵黄管未闭形成的肠脐瘘，或称卵黄瘘、脐粪瘘。后天性因素又可分为良性及恶性两种。

（1）良性肠瘘：多继发于以下情况。①腹部手术后，如吻合口瘘，腹部其他手术损伤肠管等，约占 81.2%；②腹部创伤，如急性外伤性肠破裂，迟延性肠破裂（指肠壁某一处挫伤，当时没有破裂，以后该处肠壁逐渐出现血运障碍，坏死破裂，表现有腹膜炎或形成内瘘，也有向腹壁伤口破溃、形成外瘘，一般在伤后一周内发生）；③肠梗阻，肠套叠所致肠壁血运障碍、坏死、破裂形成瘘；④炎症性疾病，如肠结核，克隆氏病，肠伤寒穿孔形成瘘；⑤腹腔引流管（含 T 型管），放置时间过长，压迫邻近肠管，使肠壁血运发生障碍，拔管后出现瘘；⑥腹腔严重感染，是指感染范围广，持续时间长和并发有多脏器功能障碍的腹腔感染。导致腹腔严重感染的常见病因有腹部多发伤、重症胰腺炎和术后胃肠道瘘等。近年来提出的第三型腹膜炎也应归于腹腔严重感染。所谓的第三型腹膜炎是指在原发和继发性腹膜炎经手术和抗生素治疗后腹腔感染仍持续或复发。第三型腹膜炎的概念最初由 Rotstein 提出，亦有称之为复发性或持续性腹膜炎。可表现有膈下脓肿，腹腔各间隙脓肿和实质性脏器的脓肿等，如处理不及时、不利可并发肠瘘。

（2）恶性肠瘘：见于癌肿或其他恶性肿瘤浸润及盆腔放射治疗后致使肠管损伤、穿孔形成的肠瘘。

2. 病理 肠瘘的病理过程，大致分为四期：①腹膜炎期：肠内容物经肠壁缺损处流出，对腹腔周围器官产生剧烈刺激，引起腹膜炎反应，此期多发生在瘘后 3～5 天。②腹内脓肿期：随着肠内容物的不断排出，引起腹膜炎进一步的炎症性反应伴有腹腔内纤维素性渗出与周围器官粘连而使渗漏液局限，形成脓肿，多发生在瘘后 7～10 天。③瘘管形成期：上述脓肿若得不到及时引流，可自发性破溃致体表或破向周围器官，形成瘘管，液体排出。④瘘管闭合期：随着全身状况改善，引流通畅，周围炎症反应消退与纤维组织增生，瘘管将被肉芽组织充填并形成纤维性瘢痕而愈合。

管状瘘由肉芽组织被覆于瘘管壁，临床表现较轻，易愈合。唇状瘘全部由上皮（皮肤或黏膜）覆盖瘘管，临床表现较重，不易愈合。

二、分类

（1）按肠腔与外界是否相通分为：①肠外瘘：肠管与体表相通；②肠内瘘：肠管与肠管之间，或与腹腔脏器之间相通。

（2）按瘘口形态分：①管状瘘：指肠壁瘘口与腹壁瘘口之间形成的瘘管；②唇状瘘：指肠壁直接与皮肤粘连成瘘，瘘处肠黏膜上皮与皮肤愈着并外翻成唇状；③断端瘘：指肠管完全或接近完全断裂而形成，肠内容物全部从瘘口流出体外。临床少见，不能自愈，需手术治疗。

1）按发生部位分高位肠瘘（包括胃、十二指肠、空肠上断 100cm 段瘘）、低位肠瘘（指空肠100cm 以下，回肠与结肠的瘘）。

2）按肠液丢失量：可分高流量瘘和低流量瘘，前者每日瘘出量 > 500mL，后者每日瘘出量< 500mL。

3）按瘘口数量：可分为单个瘘口和多发瘘。腹壁上的瘘口可单个也可以是多个，2 个以上瘘口称为多发性瘘。

三、临床表现

（1）发热：呈持续性高热，为炎症介质刺激，感染、中毒所致。

（2）腹痛：呈持续性腹痛，并伴明显腹膜刺激征，压痛反跳痛，患者还有面色苍白、出汗、血压下降、脉搏增快至 100 次/min 以上。

（3）高位肠外瘘者可排出大量肠液，低位肠外瘘者排除物为粪便，量少，有臭味。

（4）水电解质代谢紊乱：肠瘘位置越高丢失体液越多，代谢紊乱也越重，患者呈现脱水症状，营养亦差，死亡率高。

四、临床检查

钡餐造影或钡灌肠造影检查：可帮助诊断肠内瘘的发生及位置，亦可帮助诊断肠外瘘是否通畅。

（1）X 线检查：可见膈下游离气体，十二指肠瘘者可见腹膜后积气或右侧腰大肌影模糊。

（2）B 超检查：可以发现腹腔积液，是否形成液腔。

（3）CT 检查：可发现十二指肠腔损伤，右肾前间隙游离气体或液体，右肾模糊和十二指肠扩张等，对十二指肠瘘的诊断有较大意义。

（4）亚甲蓝检查：采用 0.5% 亚甲蓝 100mL 口服，如发现有蓝色液体流出体外或从引流管内流出，说明有肠瘘，或由胃管注入约 4h 后在 B 超引导下行腹腔穿刺，若抽出含亚甲蓝的液体即证明有肠瘘。

五、诊断

对于外科患者腹部手术后若腹腔引流量逐渐增多，引流瓶内或切口流出肠内容物，或有恶臭味即有肠瘘的发生，若患者腹胀，腹痛，体温升高，腹肌紧张，压痛及反跳痛明显此时可采用口服或胃管注入亚甲蓝协助诊断，直肠阴道瘘者可见阴道有粪便流出，直肠膀胱瘘者尿液中可混有粪便。

六、治疗

20 世纪 70 年代前，发现肠瘘施行早期手术，但术后再瘘发生率为 80% ~ 90%，死亡率高达 70%，也曾有人对肠瘘患者立即行缝合修补术，结果瘘口越缝越大，反复缝合，反复失败，直至死亡。20 世纪 70 年代以后，临床工作者对肠瘘的病理生理有了深入的认识，发现肠瘘的瘘口均有一个由小变大、由大变小的病理过程，此时肠壁充血、水肿，切忌手术缝合，应该采用非手术治疗，即使有必要做手术，也只是行腹腔引流术或把瘘口提致腹壁作造瘘术，而不是行瘘口缝合术。

1. 非手术治疗　如下所述。

（1）禁食，一般 2 周。

（2）控制感染，维持水电解质平衡，保持引流管通畅，充分引流，同时注意瘘口周围皮肤的保护，如涂氧化锌软膏等。

（3）营养支持：早期应用静脉内营养支持，瘘 2 周后肠壁水肿消退，局部组织修复可使瘘口由大变小，此时可逐渐给予肠内营养和经口饮食。

（4）药物治疗：生长抑素能显著降低胃肠道分泌，减少肠外瘘的流量，有利于瘘口的愈合。生长激素可促进蛋白质的合成，加速组织的修复。常见生长抑素（思他宁 6mg/d 或善宁 10mg/d），肠液明显减少时（<100mL/d）时，停用生长抑素，改用生长激素（思增，8 ~ 12U/d），至瘘口愈合 3 天以上停用生长激素，使用生长抑素时，应用全肠外营养；使用生长激素时，应用全肠内营养或肠内营养 + 肠外营养。

（5）在影像学（如 B 超，CT）引导下，经皮穿刺置管引流，适用肠瘘后腹腔感染比较局限，或者少数脓肿形成，同时患者全身情况差，不能耐受手术引流者。

2. 手术治疗　如下所述。

（1）早期腹腔引流术：肠瘘发生后，患者高烧，腹膜炎及中毒症状明显者，应早期行腹腔引流术，彻底清洗腹腔，置管充分引流。

（2）瘘口造口术：术中发现瘘口大，腹腔污染严重，不能耐受一次性彻底手术者，可松解瘘口两侧肠管，将瘘口提出腹壁外，行瘘口造口术，待腹腔炎症完全控制，粘连组织大部分吸收，患者全身情况改善后再行二次手术，即切除瘘口，肠管行端端吻合术，将肠管还纳腹腔。

（3）早期确定性手术：即切除外瘘肠段消除瘘的手术。术中吻合口处一定置引流管，以防再瘘。2001 年，南京军区总医院普外科研究所在中华外科杂志第 3 期报道，在肠瘘发生 14 天内施行肠外瘘肠段切除，肠壁用吻合器端端吻合术，术后配合应用生长激素和静脉高营养，能够治愈肠外瘘，术后再发肠瘘发生率为 11.5%（3/26）。手术的关键条件：①病例选择得当，无腹腔严重感染，无重度营养不良，无其他严重并发症；②用吻合器吻合；③术后 72h 内使用生长激素，重组人生长激素（rhgh）按 0.16U/（kg·d）给予。此时应停用生长抑素。同时给予静脉高营养治疗。如果不具备这些条件，就不用作早期确定性手术。

（4）肠段部分切除、肠吻合术：经过 2 ~ 3 周非手术治疗，多数肠瘘可自愈，但以下情况是不能自愈的：①肠管远端有梗阻；②瘘口周围有脓肿，感染严重；③瘘口周围有异物、不清除、不可能愈合；④恶性肠瘘；⑤重度营养不良。需补充营养、纠正水电解质紊乱后行手术治疗；⑥断端瘘。对于这些不能自愈的肠瘘均需要手术治疗，切除部分肠段行肠端端吻合术。

手术时机一般选择肠瘘发生 3 ~ 6 个月后进行。手术方法先分离粘连，然后行肠段部分切除，肠端端吻合术。对于瘘口小，周围肠壁组织正常者，也可行肠瘘局部楔形切除、吻合术。

对于瘘管比较直的单个瘘，有的学者采用胶片、胶管、医用胶等材料进行封堵，也取得一定疗效。

七、预后

早期发现，充分引流，控制感染，维持水、电解质平衡及足够的营养支持，同时选择适当的手术时机与方式治疗，患者一般预后较好。

（李海林）

第十三节 小肠肿瘤

小肠肿瘤（intestinal tumor）占消化道肿瘤的 2%～5%。约 3/4 为恶性，1/4 为良性，可发生于任何年龄，以 40～60 岁居多。临床确诊率低，误诊率高，易延误治疗。许多患者并发肠穿孔、大出血在手术中才发现病灶。

一、病因

至今未明，因发病率低，种类繁多，且许多良性肿瘤患者无任何临床症状而不易被发现，目前对病因学的研究尚不深入。

二、病理

1. 平滑肌瘤 平滑肌瘤是小肠最常见的良性肿瘤，常为多发，以空肠最多发生，肿瘤大小不一，小至数毫米、大至数厘米。按肿瘤与肠壁的关系分为腔内型、壁内型、腔外型、腔内外哑铃型四型。腔内外哑铃型一般质地硬韧，有时发生变性或囊性变，较大的肿瘤可出现中心缺血坏死并引起肠壁溃疡、出血或穿孔。约 15% 病例可发生恶变。腔内型可造成肠套叠或消化道大出血，腔外型因体积大肿瘤中央常有坏死及出血。

2. 腺瘤 腺瘤是起自黏膜或肠腺的良性上皮性肿瘤，往往呈息肉状突向腔内，大小自数毫米至数厘米不等，可单发也可多发，其恶变倾向较大肠腺瘤低。根据其组织学结构分为三种类型。

（1）管状腺瘤：位于十二指肠，空肠较少。

（2）绒毛状腺瘤：多见于十二指肠，体积较管状腺瘤大。

（3）Brunner 腺瘤：较罕见，为上皮增生性息肉样瘤变，多单发，极少恶变。

3. 脂肪瘤 多发生于回肠，为界限分明的肠壁内成熟脂肪组织，以发生于黏膜下层中最多见，多为单发，有时多发，直径 2～3cm。可凸入肠腔引起肠套叠。偶尔突出于肠腔外并发展成巨大肿瘤。较少恶变。

4. 神经纤维瘤及神经鞘瘤 多见于回肠，易引起大出血、梗阻、肠套叠及肠扭转等。

5. 血管瘤 多见于空肠，起自黏膜下层的血管丛，血管瘤的表面黏膜易发生溃疡、出血或穿孔，有时也可引起肠管狭窄。偶尔可见到小肠和大肠及其系膜有广泛的蔓状血管样变，称为血管瘤病。有时肠道黏膜有多发的蜘蛛痣样小血管扩张，称为毛细血管扩张症。血管瘤病和毛细血管扩张症都可引起急性消化道大出血。

6. 淋巴瘤 多发生于回肠，分四型：①息肉型：黏膜下层肿瘤细胞向黏膜方向生长；②动脉瘤型：此型多见，肿瘤可破坏肠壁肌层及肌层内神经丛，使局部肠管呈棱形扩张；③溃疡型：为多发性溃疡，也可以围绕肠腔形成大溃疡；④浸润型：肿瘤弥漫浸润使肠壁增厚、僵硬、蠕动消失，少数可致肠腔狭窄。

7. 腺癌 多见于十二指肠，呈息肉样肿块向肠腔内突出，并逐渐浸润肠壁造成环行狭窄，容易转移至区域淋巴结，晚期时可造成肝转移并穿透浆膜侵犯邻近脏器。

8. 类癌 好发于胃肠道，45% 位于阑尾、28% 位于回肠末端、直肠占 16%、少数见于十二指肠、升结肠等，其恶性度不高，依其组织学结构分为五型：①腺样型：最多见，癌细胞排列呈腺管样、菊团或带状，多为起源于中结肠系统的类癌；②条索型：癌细胞呈小棵状结构，排列成层，如壳状，细胞核在周边部分，排列整齐如栅状或条带状，多见于前肠系统的类癌；③实心团块型：方型细胞排列成腺体状，但无空腔或成玫瑰花型；④髓样型：癌细胞形状不规则，排列不规则，成大片髓样结构；③型④型多见于起源后结肠的类癌；⑤混合型：为上述四型的各种混合。

9. 平滑肌肉瘤　多数来源于小肠平滑肌，少数可来自血管平滑肌，空肠多见，组织学检查可见大量增殖的棱形细胞与不同数量的细胞间质相交织。多数平滑肌肉瘤向浆膜表面生长，可侵犯邻近的肠系膜、肠襻及其他周围组织。其癌体中心易发生坏死、溃疡、出血、感染及瘘形成，少数情况下可穿孔并发腹膜炎。

三、分类

根据病理学特点，小肠肿瘤分良性和恶性两类。

1. 良性小肠肿瘤　有平滑肌瘤、腺瘤、脂肪瘤、血管瘤、神经纤维瘤及神经鞘瘤。

2. 恶性小肠肿瘤　腺癌、恶性淋巴瘤、类癌、平滑肌肉瘤等，其他肿瘤极少见。

四、临床表现

男性多于女性，男女之比为 3：2。

（1）腹痛：是最常见的症状，以间歇性隐痛、胀痛为主，少数有急性绞痛。

（2）出血：常为间断发生的柏油样便或血便。长期反复消化道出血，易引起慢性失血性贫血，极少有消化道大出血。

（3）肠梗阻：引起急性肠梗阻最常见原因是肠套叠，小肠恶性肿瘤侵犯肠壁形成环形狭窄，多呈慢性不完全性肠梗阻表现，症状随肠梗阻部位不同而不同，高位小肠梗阻表现为上腹不适或疼痛、嗳气、恶心呕吐等。低位小肠梗阻表现为脐周痉挛性绞痛、腹胀、呕吐，可闻及气过水音等。肠梗阻可诱发肠扭转。

（4）黄疸：发生于十二指肠乳头部的肿瘤可因压迫或堵塞胆总管的开口而引起阻塞性黄疸。

（5）腹部包块：腹部可触及包块，一般活动度较大，位置多不固定。

（6）肠套叠：对于成年人出现的肠套叠应高度怀疑肿瘤的可能。

（7）类癌综合征：类癌大多见症状，小部分患者出现类癌综合征（因类癌细胞产生 5 - 羟色胺和血管舒缓素的激活物质缓激肽所引起），主要表现为阵发性面、颈部和上躯体皮肤潮红（毛细血管扩张），腹泻，哮喘和因纤维组织增生而发生心瓣膜病，常因进食、饮酒、情绪激动、按压肿瘤而激发。

（8）肠穿孔：在恶性肿瘤中，约 12% 可并发肠穿孔，有时穿透至其他脏器形成内瘘。在良性肿瘤中只 2% 病例发生肠穿孔。

五、临床检查

1. X 线钡剂造影检查　全消化道钡餐是检查小肠肿瘤的主要方法，但较易漏诊，需多次做系统的小肠检查，目前有用小肠导管经口吞入法通过幽门进入小肠，随小肠导管向远侧肠管推进的过程中，对小肠进行分次注钡检查。对于小肠肿瘤的影像学显示充盈缺损，肠腔狭窄，肠壁僵硬，黏膜破坏，小肠梗阻或套叠等。

2. 纤维内镜检查　传统的胃镜或结肠镜的检查范围有限，不易发现小肠病变，目前有应用纤维空肠镜对上段空肠肿瘤的诊断有重要意义。但患者因检查时，时间长而不易耐受且易并发出血、穿孔等，应用范围有局限性。国外研制的"胶囊式"内镜，约 11mm×26mm，内设镜头和发射极，经口服进入胃肠道进行摄像，并传至外部计算机分析图像及鉴别，此种检查病变发现率高，患者耐受良好，应用前景广阔。

3. CT 及 B 超检查　对肿物向肠腔内生长的检出率不高，对肠腔外生长的肿物，CT 和 B 超有助于鉴别肿物的性质，对恶性肿瘤的检出率可达 67%，并可发现肝内转移病灶及腹腔淋巴结转移，也可在 B 超或 CT 引导下进行肿物穿刺活检。

4. 磁共振　通过口服或经小肠导管注入对比剂，可提高图像质量，清楚地显示肠壁的厚度，肠道肿块、肠曲狭窄和扩张，显示小肠肿瘤，并可判断肠外蔓延程度，对邻近脏器的侵犯及转移等。

5. 选择性肠系膜上动脉造影　根据 Seldinger 法选择性肠系膜上动脉插管，高压注入造影剂，按固定程序连续拍片，能取得小肠动脉、静脉及毛细血管期 X 光片，对于肿瘤出血量 >0.5mL/min 时亦可显示造影剂外逸征象；对肿瘤病变部位、范围、性质、血供情况、有无转移瘤等的诊断均有帮助。另外，还可用于栓塞的治疗。

6. 腹腔镜检查　可发现突向肠壁外肿瘤或肠管内浸润生长侵犯肠壁之肿瘤，亦可同时行治疗。

7. 剖腹探查　对临床表现有疑者，应及时开腹探查，但需谨慎防遗漏较小的肿瘤病变，必要时可用纤维内镜协助检查。

六、诊断及鉴别诊断

1. 诊断　小肠肿瘤早期症状不典型，常见症状有腹痛、易疲劳、消瘦，有时腹部可触及包块，部分患者可有消化道出血、肠套叠、肠梗阻等急腹症表现，小肠肿瘤的诊断主要依靠临床表现和 X 线钡餐造影，对有下列症状是需要高度重视小肠肿瘤的可能性。

（1）原因不明的腹痛，进食后加重，呕吐排便后缓解。

（2）成人肠套叠或不明原因肠梗阻并可除外术后肠粘连及腹部疝患者。

（3）间歇性排黑便，或腹泻而内镜检查未见异常者。

（4）原因不明的下腹部或脐周肿块患者。

有上述表现者并结合临床检查可以确诊。

2. 鉴别诊断　因小肠肿瘤早期症状缺乏特异性，需要与下列疾病进行鉴别。

（1）发生于十二指肠乳头部的肿瘤并发黄疸时注意与胆总管下段结石及胆管肿瘤相鉴别，此时可做内镜逆行胰胆管造影（ERCP）和 CT 等影像学检查，以进一步明确诊断。

（2）肿瘤引起的肠套叠需注意与小儿肠套叠相鉴别，后者可行空气灌肠造影复位予以鉴别。

（3）发生消化道出血时，注意与消化性溃疡并发出血或食管胃底静脉曲张相鉴别。前者一般有溃疡病史，如胃灼热、反酸、嗳气等，或以前通过钡餐上消化道造影、胃镜检查确诊过。后者食管胃底静脉曲张破裂、出血，大多有肝炎、肝硬化的病史，脾脏肿大、血细胞碱少等，必要时可通过内镜检查进行鉴别。

七、治疗

小肠肿瘤一经确诊，应手术治疗。

1. 良性肿瘤　应根据肿瘤的大小，进行肿瘤切除或病变肠段切除，肠吻合术。外生型的小肠脂肪瘤可行肿瘤局部切除，十二指肠腺瘤可切开肠壁做肿瘤切除，但注意和恶性肿瘤鉴别，可做术中快速病理检查。

2. 恶性肿瘤　应行肿瘤所在肠段的根治性肠切除肠吻合术，包括病变肠段及肠系膜，供应血管和区域淋巴结在内的整块切除，切除范围一般距离肿瘤上下缘各 10～15cm 肠段及区域淋巴结。位于十二指肠的恶性肿瘤应行胰十二指肠切除，位于末段回肠的恶性肿瘤应做根治性右半结肠切除术，如肿瘤已广泛转移，无法根治治疗时可行姑息性切除或短路手术以减少发生肠梗阻、出血及穿孔的可能性。抗组胺及氢化可的松能改善类癌综合征。

八、预后

小肠良性肿瘤行肿瘤切除或部分肠管切除后预后较好，小肠恶性肿瘤的预后一般较差，但早期发现、早期手术是延长小肠恶性肿瘤患者生命的主要手段，决定其预后的主要因素是看肿瘤的大小和有否远处转移。

（李海林）

第十四节　黑斑息肉病

黑斑息肉病（Peutz－Jeghers　syndrome，PJS）是一种常染色体显性遗传病，多有明显的家族史。

1921 年 Peutz 首先描述本病，1949 年 Jegher 等对本病进行了系统总结，此后即被称为 Peutz – Jegher's 综合征。本病可发生在任何年龄。以皮肤黏膜色素沉着并多发性胃肠息肉为临床特征，可以癌变。

一、病因病理

1. 病因　黑斑息肉病是一种家族遗传性疾病，患者后代男女各占 50%，具有本病的遗传基因。

2. 病理　如下所述。

（1）皮肤黏膜色素斑：是本病的特征。主要是基底细胞层黑色素和黑色素细胞增生所致，出生时少见，幼儿期开始增多，至少年时最多，成年后色素斑逐渐减退或消失，色素斑典型的分布在口唇和颊黏膜，其次是齿龈、手掌、足趾、会阴等处。也有报道指甲有条带状黑色素沉着，有些融合成斑片状，呈圆形、椭圆形或不规则形，特点是不高出皮肤及黏膜，无血管或毛发生长，也无瘙痒等症状，颜色为淡褐色、棕褐色或灰褐色，压之不褪色，女性较男性深，口唇和颊黏膜的黑色素斑随年龄增长不消退为诊断依据，一般不发生恶变。

（2）胃肠道息肉：是黑斑息肉病的另一特征，可发生于消化道的任何部位，但以空肠、回肠、直肠、结肠、十二指肠最多见。也可见于盲肠、阑尾和食管。息肉大小不一，大者可达 7cm，小者仅在镜下可见。小息肉呈半球形，黏膜光滑，与周围黏膜的颜色相似，大的息肉呈桑葚状或分叶状，充血、水肿、糜烂，出血息肉单发少见，且多在黑色素斑后出现，可并发肠套叠致肠梗阻。息肉的病理类型属错构瘤性，目前认为其是一种癌前病变。

二、临床表现

（1）患者男女发病率相当，息肉以多发性常见，单发少见。

（2）黑斑出现在口唇及颊部，出现年龄一般在 5 岁左右，但也有报道 50 岁出现，四肢末端亦可见黑斑，但出现多晚于口唇黑斑的出现，患者手掌、足趾或手指上的黑斑也可呈棕黄色斑，直径约数毫米，绝大多数患者均可见色素斑点的存在，但不突起于皮肤表面，形态类似雀斑，左右对称，先后不久即可出现，随年龄增加而增大，有时数目亦增多，色素加深，至成年后黑斑可有减退，但口腔黏膜色素斑变化多不明显。

（3）息肉可出现在全部消化道，以小肠多见，由于病变广泛，手术无法彻底切除。

（4）腹胀腹痛：呈反复发作，可伴发血便，并因此而致缺铁性贫血，肠套叠等。

（5）家族遗传性：30% ~50% 患者有阳性家族史。

三、临床检查

（1）X 线检查：典型病例钡餐造影可见息肉分布在整个消化道内，大小和数目不一，多成簇分布，也可散在分布，气钡双重对比造影病灶之间的黏膜背景相对正常。

（2）内镜检查：纤维胃镜或纤维结肠镜检查对诊断有重大意义，不但可查找观察病变形状、部位，而且可以摘除小的带蒂的息肉并进行病理检查。

（3）B 超检查：对急、慢性肠套叠有一定诊断意义。

（4）选择性肠系膜动脉造影检查：成功率不高且创伤大，患者痛苦，操作难度高，已较少用。

四、诊断及鉴别诊断

1. 诊断　根据皮肤黏膜黑斑，胃肠道多发性息肉及有 PJS 家族史这三大特征可以做出诊断。

2. 鉴别诊断　如下所述。

（1）家族性结肠息肉病：与遗传因素有关，其特点是婴幼儿期无息肉，发病开始于青年时期，可癌变，息肉多见于直肠和结肠，而小肠极少见，结肠镜检可见肠黏膜遍布息肉但无蒂。

（2）Gardner 综合征：即肠息肉病并发多发性骨瘤和多发性软组织瘤。本病也与遗传有关，多在 30 ~40 岁发病，恶变率高，息肉多见于结肠并伴有多发性颅骨瘤病，体表多发性软组织肿瘤，偶可见骨瘤。

（3）Cronkhite - Canada 综合征：是一种非遗传性疾病，病因不清，主要表现为胃肠道多发性息肉，黏膜皮肤亦可有色素沉着，秃发和指趾甲萎缩，但常在中老年时发病，可以鉴别，息肉呈宽基底蒂或半球形，多小于 1.0cm。

（4）Turcot 综合征：是常见染色体隐性遗传性疾病，为结肠多发性腺瘤性息肉，息肉较大，散在分布，常并发有神经系统的肿瘤，息肉组织学类型属腺癌，恶变率高。

五、治疗

1. 皮肤黏膜色素斑治疗　至今未见有癌变的报道，故一般不作治疗，有些美容要求者可采用激光、冷冻、磨削等方法治疗。

2. 胃息肉的治疗　较小的息肉可以定期复查，较大的息肉应通过纤维胃镜下行电切或剖腹息肉切除，切除后息肉送病理检查，若为恶性则按胃恶性肿瘤常规处理。

3. 小肠息肉　黑斑息肉病小肠息肉如无急腹症发生可观察，但如疑有恶变、出血，应予手术切除，因小肠息肉主要是以肠梗阻、肠套叠等并发症而行急诊手术，可单纯性肠套叠复位，但若发生坏死，则行坏死段肠切除肠吻合术，也可将一段多发性息肉的小肠切除，并应注意保留足够长的肠管以免术后出现短肠综合征。对于术中发现较大的息肉在息肉蒂旁纵向切开肠壁，与息肉根部肠壁一并切除，尔后横行缝合肠壁切口。目前还有在术中经小肠壁切开插入纤维内镜并电切息肉，这种方法可以一次性清除小肠全部息肉，且效果良好，无不良反应发生。

4. 结肠息肉　黑斑息肉病结肠息肉癌变率高，故不论息肉大小，均应用激光、手术、纤维结肠镜下行息肉摘除。

六、预后

黑斑息肉病患者术后易复发，一般术后每年复查一次，对新生或复发性息肉应及时清除，以减少息肉癌变率。

（李海林）

第十五节　短肠综合征

短肠综合征（short bowel syndrome）是指小肠广泛切除后，实际消化吸收面积大量减少而导致的全身营养不良及体重减轻、腹泻等一种临床综合征，临床上并不多见，但治疗上存在一定困难，严重者可危及患者生命。

一、病因病理

1. 病因　食物的消化、吸收过程几乎均在小肠内进行，其中某些营养成分的吸收有其特定部位。例如，铁钙的吸收主要在空肠，而胆盐、胆固醇、维生素 B_{12} 等吸收主要在回肠。食物通过空肠时间较回肠快，食物到达回肠时处于更加消化状态，因此，蛋白质和脂肪在回肠吸收更完全。近端小肠切除引起的营养障碍相对较远端小肠切除为小，患者比较容易耐受。如切除全部空肠，回肠可承担大多数物质的吸收，而一些激素如促胰液素、缩胆囊素分泌减少，可影响胰酶和胆汁的分泌，仍能引起脂肪的吸收不良；如将回肠切除，胆盐和维生素 B_{12} 等吸收不能为空肠所代替，大量胆盐丢失可导致脂肪泻，脂溶性维生素也随之丢失，引起更为明显的营养障碍。由于各种原因导致小肠切除过多，如急性肠系膜血管闭塞，外伤性肠系膜血管破裂，小肠扭转，腹内疝等造成小肠广泛坏死，或 Crohn 病行多次手术切除病变都可引起短肠综合征。正常人的小肠长度为 3～7m，各人长度不一，以术中实际测量为准。如保留回盲部，回盲瓣可延缓通过速度，增加吸收时间，切除小肠少于 70%，患者可以耐受；如回盲部已切除，食物通过迅速，切除 50% 患者也可以耐受。但若超过这些切除范围，就可能引起短肠综合征。

2. 病理　小肠切除后 24～48h 就出现残留小肠黏膜高度增生等代偿变化，绒毛变长肥大，肠腺凹陷加深，肠管增粗、延长，使吸收面积增加到原来的 4 倍。食物的直接刺激可使小肠代偿性增生，代偿期约需 1～2 年，有半数患者可完全得到代偿，用饮食维持正常营养状态。

二、临床表现

（1）胃酸分泌亢进，其原因不清，可能与小肠切除后肠抑胃素，缩胆囊素，促胰液素等分泌减少有关，而幽门部胃泌素细胞有增生现象，以致 40%～50% 的患者胃酸分泌亢进。高胃酸易致溃疡及酸性腹泻，一般半年内可以恢复。

（2）胆管结石：小肠广泛切除后，上述肠激素分泌减少使胆囊收缩变弱，容易发生胆囊结石（比正常人高 3～4 倍）。

（3）回盲瓣切除后结肠内细菌大量进入小肠，并过度繁殖造成感染和炎症，直接损害黏膜表面而影响营养物质的吸收。若患者突然出现体重下降等症状时即应考虑细菌过度繁殖引起小肠炎的可能。

（4）营养不良：为短肠综合征最常见症状，主要因为小肠切除过多、吸收面积减少及肠蠕动加快。

（5）高尿酸血症：其原因是肠性尿草酸过多，大量被吸收所致，患者易出现痛性关节炎，肌腱疼痛及形成泌尿系结石。短肠综合征主要表现为消化不良，腹泻及营养障碍三大症状，临床过程分三期。

Ⅰ期：急性期，多在术后 1～3 个月。表现为进食后即出现严重腹泻，为水样便，每天可达数十次而导致营养障碍及水电解质失衡，患者因此可出现伤口愈合不良，切口裂开，腹腔感染，呼吸道感染，此期需全胃肠外营养支持以减轻腹泻。

Ⅱ期：代偿期，术后半年～1 年，腹泻减轻可逐渐经口进食，进行肠内营养，此期患者主要表现为体重下降、疲乏、肌萎缩、贫血、消瘦及低蛋白水肿。维生素缺乏可表现为夜盲症，皮肤干燥，周围神经炎。钙镁不足可引起肌肉兴奋性增强和手足搐搦，长期缺乏可引起骨质稀疏和软骨病，并可出现结石病。

Ⅲ期：稳定期，约术后 1～2 年。半数患者得到充分的代偿，恢复饮食，体重可回升，但此期亦可出现腹泻性维生素缺乏，胆石症和尿路结石。

三、临床检查

（1）实验室检查

1）血、电解质紊乱，如低钙、低镁血症等；

2）酸碱平衡失调；

3）负氮平衡；

4）贫血及低蛋白血症；

5）类脂含量升高；

6）大便检查可见未消化的食物与脂肪。

（2）X 线钡餐造影及灌肠：可了解小肠长度、通过时间、肠黏膜皱襞及肠腔情况。

（3）纤维内镜检查：十二指肠镜，小肠镜可直接进入小肠进行观察。纤维结肠镜除可了解结肠病变外，也可直接进入回盲瓣被切除的小肠进行观察，以利于诊断。

四、诊断及鉴别诊断

1. 诊断　根据小肠广泛切除病史，临床上有腹泻、消化不良和营养缺乏等表现，并结合影像学检查和相关实验室检查比较容易诊断。

2. 鉴别诊断　残留小肠大于 100cm，术后一般不会出现消化、吸收功能不良，否则，就应该通过粪便检查，影像学和纤维内镜检查，注意与痢疾、溃疡性结肠炎、肿瘤等进行鉴别。

五、治疗

1. 保守治疗　根据不同时期采取不同的治疗方案。

Ⅰ期患者：此期主要是预防感染，纠正水电解质紊乱和酸碱失衡，及时给予全胃肠外营养治疗，逐步纠正负氮平衡，并注意补充维生素及微量元素。为减少排便次数，可酌情给予肠动力抑制剂如口服阿片酊、可待因或洛哌丁胺等。口服消胆胺可消除胆盐对结肠的刺激，也能减轻腹泻。为控制高胃酸分泌，可口服抗酸药或静脉用 H_2 受体阻滞剂如甲氰咪胍，雷尼替丁等。

Ⅱ期患者：残留之肠管开始代偿，腹泻减轻，消化液丢失减少。各种并发症趋向好转。此期患者可从要素饮食中逐步增加天然食品，采用易消化，无渣，低脂高蛋白，少量多餐。

Ⅲ期患者：此期肠道代偿到接近正常吸收功能，但脂肪吸收不良及维生素缺乏仍不可避免，应注意调整脂肪的摄入量及补充矿物质，脂溶性维生素及维生素 B_{12}。

有些特殊物质如谷氨酰胺，短链脂肪酸，纤维素，生长激素及胰岛素样生长因子，几种物质联合应用可使短肠综合征的代偿过程完成。但若残留小肠少于30cm，患者代偿期极为困难，此时单靠经口摄食无法维持正常营养状态，需长期依赖肠外营养的支持，这种长期肠外营养的支持可在患者家中施行，先培训家属及患者，掌握无菌术与配液方法，国内已有实行家庭肠外营养长达18年的成功经验。

2. 手术治疗　经过6~12月的保守治疗患者腹泻仍较重，营养状况不改善，体重不增加时，如残留的小肠在40cm以上则可考虑行手术治疗。

（1）小肠倒置术：是目前比较有效的术式，通过一段小肠的逆蠕动，可延长食物在肠道内停留的时间，有利于更充分的消化和吸收。其原则是尽量保留回盲瓣，选择残留小肠末端，成人5~8cm，婴儿3cm左右，将两端截断，行小肠倒置端端吻合术，术中注意保存倒置肠段之血供。

（2）结肠间置术：在残留小肠之间插进一段结肠，以延长小肠排空时间。

（3）小肠移植：从理论上讲小肠移植是治疗短肠综合征最有效的方法，但移植后严重的小肠排斥反应尚未解决，目前还无法应用于临床。

六、预后

与是否保留回盲瓣，残留小肠长度，经济状态有直接关系。有文献报道：即使小肠几乎全部切除，肠外营养能长期坚持，患者也可生存。

（李海林）

第十一章

主动脉疾病

第一节 急性主动脉夹层腔内修复术

1999 年，Dake 和 Nienaber 分别报道了以支架型人工血管腔内修复术成功治疗 Stanford B 型主动脉夹层。近年来随着血管腔内技术和介入器械的不断完善，血管腔内修复术已经成为治疗主动脉夹层的重要手段之一，其手术病死率和并发症发生率已明显降低，短中期效果良好。但是对于部分复杂 Stanford B 型主动脉夹层，血管腔内处理仍然较为棘手。

一、适应证和禁忌证

Stadord B 型主动脉夹层起病后 2 周内为急性期。75% 的 B 型主动脉夹层经过控制血压等药物治疗可以度过急性期。业急性期（起病 2 用至 2 个月）和慢性期（起病 2 个月）手术并发症的发生率及病死率均明显低于急性期手术，因此，目前对于无并发症（稳定型）的急性 Stanford B 型主动脉夹层，首选内科药物治疗。对于出现并发症（不稳定型）的急性 Stanford B 型主动脉夹层，考虑进行血管腔内修复术或开放手术。急性期主动脉夹层腔内修复术的适应证包括反复或持续性胸背部疼痛、胸腔大量渗出和降主动脉直径 > 4.5cm 等破裂先兆的病例，以及短时间内无法好转的主动脉分支缺血者，应立即行腔内修复术。但是必须注意到夹层急性期主动脉血管壁水肿脆弱，腔内修复术后支架导致夹层逆行撕裂等严重并发症发生率较高，因此，也不能一味强调腔内技术的微创而忽视其潜在风险。Stanford A 型主动脉夹层或并存其他疾病预期寿命不超过 1 年者不适合行腔内修复术。

二、术前准备

除完善患者全身情况评估，控制血压及心室率以降低夹层破裂风险，药物治疗改善重要脏器血供外，影像学检查对复杂主动脉夹层术前评估十分重要，首选计算机断层扫描血管成像（computed Tomography Angiography，CTA），评估包括内膜破口位置的定位、夹层真假腔的辨认、脑血供的情况、主动脉重要分支供血状况的确认、入路动脉及支架锚定区的测量、所用支架型人工血管尺寸的确定等。

三、麻醉与体位

同"胸主动脉瘤腔内修复术"，多采用气管插管，全身麻醉，麻醉诱导前充分水化并预防性应用抗生素。

四、手术步骤

（1）通常选择夹层未累及的正常髂股动脉作为入路，股动脉显露同"腹主动脉瘤腔内修复术"，血管阻断带控制股动脉近远端。

（2）静脉注射 0.5 ~ 10mg/kg 体重肝素，术中监测患者的凝血功能状态。

（3）18G 的穿刺针穿刺股动脉，置合适的血管短鞘（如 7.0F）。

（4）送入 0.035in（1in＝0.025 4m）超滑导丝及猪尾巴造影标记导管（pigtailcatheter），T_{12}椎体水平常规造影明确内脏动脉血供和继发破口位置后，将造影导管上送至升主动脉。

（5）调整 C 型臂球管角度，通常选择左前斜位 30°～60°，以准确显示左锁骨下动脉起始部及病变部位之间的关系。主动脉弓降部造影，标记左侧颈总动脉开口、左侧锁骨下动脉开口，主动脉弓小弯侧转角，夹层近端破口位置，以确定支架置入的部位。

（6）使用肝素盐水冲洗支架输送系统，将其内部空气排净。用来冲洗腔内介入器械的肝素盐水，推荐浓度为每 500mL 生理盐水中加入 50mg 的肝素。每次更换导管和（或）导丝后都应冲洗。

（7）通过造影导管送入 Lunderquisl 超硬导丝，并向上推进至升主动脉，使导丝软头确切支撑于主动脉瓣，以便为支架输送系统上送提供支撑力。

（8）撤除造影导管及血管短鞘，收紧血管阻断带以控制股动脉出血，经超硬导丝送入支架输送系统，推送至支架固定要求的位置。注意为避免扭曲支架，不可旋转输送系统。

（9）将支架输送系统的止血阀打开，使输送系统中残留的空气随血液排出，以降低支架释放过程中气体栓子导致脑卒中的风险。透视下持续监控支架位置的同时，后撤外鞘管直至支架完全展开。

（10）撤除支架输送系统，留置导丝并送入造影导管。利用造影导管对支架型人工血管各部位进行造影以确定，包括支架位置、主动脉弓上分支血管和腹腔血管丛通畅性。如果支架位置和形态良好，尽可能避开球囊扩张支架锚定区，以免导致夹层破裂或逆撕。确认满意后撤除导管和导丝，行常规血管缝合修补术。

五、术中操作难点和要点

1. 辨别夹层真假腔　　辨清真假腔是夹层腔内修复术前、术中评估的重点。CTA 及三维重建是术前评估的"金标准"，多数可通过主动脉弓部正常部位的横断片，自近心端向远心端逐层读片辨认真假腔。反之也可从远端主髂动脉正常部位向近心端逐层分析。夹层急性期继发破口较少甚至缺如，假腔内压力较大，真腔受压明显，因此，夹层近端 1/2～3/4 的假腔横截面积通常大于同一平面的真腔。慢性期腹主动脉段继发破口数目往往较急性期增多，假腔内压力降低，真腔受压减轻，但通常假腔仍大于真腔。附壁血栓也是急性期和慢性期夹层假腔较明显的特点之一，与夹层撕裂后内膜下促凝物质暴露和假腔内血流缓慢等因素有关。除 CTA 外，经食管超声和血管内超声也可用于夹层真假腔的鉴别。

2. 拓展夹层近端锚定区　　通常以主动脉夹层近端破口与左锁骨下动脉之间正常的胸主动脉作为支架近端锚定区，理想的近端锚定区应超过 15mm，若＜10mm 则近端锚定不确切。主动脉夹层腔内修复术拓展近端锚定区的方法，与胸主动脉瘤腔内修复术类似，包括：①直接覆盖左锁骨下动脉；②辅助性动脉旁路（右颈总动脉－左颈总动脉、左颈总动脉－左锁骨下动脉旁路）联合腔内修复；③"炯囱"技术；④"开窗"（fenestratmn）技术；⑤分支支架（branch）技术以及扇贝形（scallop）人工血管内支架等。可根据患者血管解剖特点，合理选用。

3. 支架型人工血管的选择　　目前用于治疗的腔内移植物主要由直管型不锈钢或记忆合金支架与人工血管共同组成。所选支架型人工血管应有足够的径向支撑力和良好的轴向柔顺性，以保证支架与主动脉之间紧密贴合的同时，又能适应主动脉弓的弯曲度而不至于损伤主动脉内膜。夹层急性期主动脉血管壁水肿，支架尺寸过大可能导致支架远端新发内膜破口，因此支架放大率通常不超过锚定区直径的10%。因降主动脉直径逐渐变细，以及真腔常受假腔压迫，支架远端放大率也不宜过大，选择两端口径不同（渐细）的支架为宜。

4. 支架输送系统导入困难的解决办法　　对于髂股动脉严重扭曲或狭窄的患者，可经腹膜外途径显露髂动脉，甚至经腹主动脉下段导入支架输送系统以完成腔内修复术。胸段降主动脉扭曲多发生在主动脉穿过膈肌裂孔的部位，在扭曲＞90°时，单纯超硬导丝支撑力可能不足。此时可采用牵张导丝技术，使用圈套器将导丝从右肱动脉引出，两端牵张以增加导丝的支撑力，可使支架顺利到位并释放。急性期夹层主动脉真腔受压明显，甚至部分患者出现远端真腔被假腔压闭的情况，导致支架输送系统上送困难，如果导丝导管无法经股动脉入路上行，切忌盲目操作。可通过自左锁骨下动脉插入导管和导丝，逐步向下挤开真腔，将导丝送到股动脉后引出，然后更换导管导丝，自股动脉将超硬导丝引入升主动脉，导入支架型人工血管后释放。经腔内修复术封闭原发破口后，假腔内压力降低，在支架型人工血管远端是否需用多枚裸支架做内支撑以扩大真腔，还需依赖主动脉压力差而定，而不能依据血管造影下的真腔形态学表现。

5. 确保支架型人工血管位于夹层真腔 腔内修复术中支架误入夹层假腔可造成严重后果，为减少该情况发生，通常选择夹层未累及的正常髂股动脉作为入路。如果双侧入路均有夹层累及，术中先通过留置于股动脉的短鞘行髂股动脉逆行造影，明确是否存在继发破口并标记其位置。上送导丝导管过程中，多次小剂量手推造影，保证导管始终位于真腔。在 T_{12} 椎体水平常规造影，明确内脏动脉血供和继发破口位置，并与术前 CTA 检查相比较。由真腔供血的内脏动脉的显影情况，可帮助确认造影时导管的位置。继发破几较大的病例，因假腔内血流量明显多于真腔，甚至可出现真腔显影中断且造影剂难以下行的情况。头端卷曲的造影导管尺寸较大，不易通过夹层继发破口，可直接上送至升主动脉，以降低进入假腔的可能性。主动脉弓降部造影也是区分夹层真假腔的关键，真腔通常位于主动脉小弯侧，因受压而明显变细；假腔则通常位于主动脉大弯侧，管腔较大且血流通畅。真腔中的导丝导管紧靠夹层内膜瓣上行时，外侧仍有造影剂充盈的管腔（假腔）存在；如果导丝导管紧靠主动脉外侧缘上行，则导丝导管位于夹层假腔的可能性较大。

6. 内脏动脉及下肢缺血的处理 主动脉夹层引起的急性肠系膜动脉缺血、肾缺血或下肢缺血，与夹层累及的范围、主动脉分支血管起自真假腔的情况以及远端破口的大小等多种因素有关。急性期主动脉夹层一旦发生内脏或叫肢灌注不良综合征，将显著增加病死率。急性期夹层，由于假腔中血管外膜层与中膜层的暴露，极易导致血栓形成，尤其是位于夹层中血流相对静止的盲端部分。如果夹层盲端扩展累及内脏动脉开口，动脉血栓形成或血流量减少，从而导致内脏缺血的发生，这种低灌注综合征又称为静态受累。另一种低灌注综合征称为动态受累，主要与真腔受压后血流量减少或夹层内膜瓣片脱入内脏动脉开口有关。对于静态受累的患者，肠系膜动脉或肾动脉支架置入或人工血管旁路术疗效显著，这类患者应首先治疗夹层引起的内脏动脉缺咖，待夹层亚急性期（>2周）再行腔内修复术。对于动态受累的患者，在夹层急性期行腔内修复术封闭原发破口或行内膜瓣开窗，可降低假腔内的压力，减轻真腔受压，从而改善内脏器官血供。

7. 内脏动脉由假腔供血的处理 对于内脏动脉由假腔和真腔同时供血的情况，腔内修复术后内脏血供通常无明显障碍，在夹层近端破口封闭后，真腔压力增高，内脏动脉可恢复真腔供血。当内脏动脉完全由假腔供血时，要注意避免腔内修复术后并发内脏缺血，可采取两项措施。一是避免支架覆盖远端破口，通过远端破口的反流血液维持内脏血供，但远期存在假腔内血栓形成的可能，内脏动脉血流量难以保证；二是在内脏动脉（如肾动脉）加做血管旁路，或在内脏动脉开口行金属裸支架成形术，以保证内脏动脉血供。

8. 夹层远端破口的处理 原发破口彻底覆盖后可降低假腔内压力，防止假腔进一步增大或破裂。腔内修复术后理想的结果是夹层假腔内完全血栓形成，继而主动脉重塑，假腔完全消失。但是血流可通过继发破口对假腔持续进行供血并传递压力，从而保持假腔通畅因此，未得到覆盖的继发破口是影响术后主动脉重塑和假腔血栓形成的重要因素，理论上讲，一期或分期封堵所有破口能带来更好的效果，但在技术上存在很大难度。由于继发破口常位于重要内脏动脉开口附近，因此，腔内治疗存在困难。为保证支架锚定的需要，可能会导致血管开口部分或全部覆盖，造成术后脊髓缺血或肝、胆、肠、肾的缺血坏死。通过与传统手术相结合的方法可扩大腔内修复术的适应证，如建立内脏动脉与腹主动脉或髂动脉的人工血管旁路、自体肾移植等，从而避免应用支架治疗远端破口的同时，影响内脏血供，但这显著增加了手术创伤及手术难度。血管封堵器可封堵夹层远端破口，又不影响邻近破口的重要分支血管，但是操作仍较复杂，适用于远端破口持续通畅而夹层假腔瘤样扩张的病例。

六、术后处理

同"胸主动脉瘤腔内修复术"。

七、手术并发症

1. 移植物综合征、内漏、脊髓缺血和截瘫等　同"胸主动脉瘤腔内修复术"。

2. 逆行性 Stanford A 型夹层　腔内修复术后主动脉夹层逆行撕裂至升主动脉，即发生 Stanford A 型夹层，破裂可引起急性心脏压塞（心包填塞），虽相对少见，一旦发生后果严重。主动脉病变导致的动脉壁脆弱以及病情本身进展是根本原因和基础，腔内器材与操作导致的机械损伤和非感染性炎症反应是促使其发生的重要因素。为预防此严重并发症，应重视病例与支架的选择。对于马方综合征等结缔组织疾病患者尽量避免采用腔内治疗。对于高危人群选择支架规格不宜过大，放大率控制在 10% 以下。规范腔内操作，进一步改进支架设计。术后密切随访观察患者，发现逆向撕裂应积极处理，及时手术治疗。

3. 支架远端新发破口　支架型人工血管跨过主动脉弓部，有恢复至初始状态（直型）的倾向，故主动脉大弯侧受应力作用，尤其两端受力较大。降主动脉直径逐渐变细，支架远端放大率过大，真腔的过度扩张，可导致支架远端夹层内膜破裂，产生新发破口。避免放置过短（超过 15cm 为宜）和过粗的主动脉支架（渐细支架为宜），有助于预防此并发症的发生，也可通过在原支架远端置入延伸的人工血管内支架进行治疗。

八、点评

主动脉夹层的治疗已由原来单一的开放性手术，发展为尽量争取采用腔内血管外科治疗，以减少创伤。采用支架型人工血管治疗 Stanford B 型主动脉夹层已经积累了较多的临床经验，现已作为一项常规手术。但对于并发有内脏缺血，肢体缺血等急性复杂主动脉夹层，行腔内血管外科治疗仍然是一个挑战，有许多工作尚待进行，包括治疗前后假腔压力变化的研究，研制适合不同部位夹层破口的支架型人工血管，研究位于内脏动脉附近继发破口的腔内修复技术等，对腔内修复术后的疗效还需要长期密切随访。

（闵光涛）

第二节　复杂性主动脉夹层的腔内修复术和杂交技术

主动脉腔内修复术开始于 20 世纪 90 年代初期，同内腔内修复术应用于胸主动脉夹层动脉瘤治疗最早报道于 1998 年。在这短短十余年里，主动脉夹层腔内修复术如雨后春笋般蓬勃发展，随着开展的病例数越来越多，病例难度也越来越大，随着腔内技术的成熟、相关研究也越来越深入。其中，复杂主动脉夹层的腔内修复术及杂交手术，一直是主动脉腔内修复术的核心及难点。

一、适应证

1. B 型主动脉夹层的腔内修复术适应证　如下所述。

（1）急性主动脉夹层：①夹层破裂出血；②主动脉周围或纵隔血肿进行性增大；③夹层主动脉直径快速增大；④主动脉重要分支的严重缺血；⑤无法控制的主动脉疼痛。

（2）慢性主动脉夹层：①夹层破裂出血；②主动脉夹层快速增大（每年 >10mm）；③形成动脉瘤（ >50~60mm）；④主动脉重要分支的严重缺血。

2. 复杂主动脉夹层的腔内修复术适应证　如下所述。

（1）裂口位于左锁骨下动脉远端 1.5cm 内的 B 型主动脉夹层：通过移植物开窗及开槽、分支动脉转流及转位、分支移植物的应用等技术手段，此类 B 型主动脉夹层已经被认为是腔内修复术的适应证。

（2）A 型主动脉夹层：腔内修复术在 A 型主动脉夹层的应用尚存在争议，对于夹层裂口位于冠状动脉开口远端 1.5cm 以上，而距离无名动脉开口近端 1.5cm 以上的 A 型主动脉夹层被认为是可行腔内修复术的，但因支架本身对升主动脉的影响尚存不确定，所以，该类患者的治疗选择要谨慎。

（3）裂口位于主动脉弓的 A 型夹层：是杂交手术的适应证，也可进行定制的分支移植物的腔内修复术。但仍须结合具体病例个体化设计手术方案及移植物。

二、禁忌证

除一般腔内修复术的禁忌证以外，复杂性主动脉夹层的腔内修复术还有以下禁忌。

（1）定制移植物的腔内修复术由于需要一定的时间进行测量和设计制造，须行急诊手术或限期手术的患者是不合适的。

（2）杂交手术由于涉及颈部分支的解剖、阻断甚至开胸手术，所以对于有开胸禁忌及年老体弱的患者是不合适开展的。

三、术前准备

除全身准备外还须进行下述准备。

（1）主动脉各个参数的测量，包括远近端锚定区长度，主动脉锚定区直径，分支动脉位置及角度等。

（2）导入动脉评估，包括双侧股动脉、左锁骨下动脉甚至颈动脉情况。

（3）对于拟行胸内杂交术的患者进行心肺功能的评估。

四、麻醉与体位

1. 麻醉方式　如下所述。

（1）区域阻滞麻醉：对于高龄、心肺功能差的患者尽量选用区域阻滞麻醉或局部麻醉，麻醉时要充分考虑建立导入动脉后的肝素化引起硬膜外隙出现血肿的可能。

（2）全身麻醉：对于需要行颈部及胸腔内杂交术的患者进行气管插管全身麻醉。

2. 体位　一般选择为仰卧位，注意减少患者的搬动及翻动。

五、手术步骤

1. 个体化定制移植物手术　如下所述。

（1）准备步骤同常规主动脉腔内修复术：对于部分特殊移植物（如需行左锁骨下动脉、左/右颈动脉分支导入或牵张的），可行左锁骨下动脉和（或）颈动脉的逆行穿刺。对于可能进行 6F 以上移植物导入或可能台上行旁路手术的，则进行颈总动脉解剖显露，显露步骤同颈动脉内膜剥除术。

（2）全身肝素化：经中心静脉进行全身肝素化，剂量为 80 ~ 100U/kg。

（3）全主动脉造影：选用超滑导丝逐段通过主动脉真腔，在导丝引导下进入 5F 或 6F 猪尾巴导管，DSA 机无法行直接测量的可选取带刻度的猪尾巴导管。升主动脉、主动脉弓选择左前斜位 35°~ 50° 造影，造影剂注射速度为 20mL/s，总量 40mL，获得升主动脉、主动脉弓及弓上分支的影像。导管退至左锁骨下动脉开口附近，正位造影，造影剂注射速度为 15mL/s，总量 30mL，获得降主动脉影像。将导管退至腰 1 ~ 2 椎间盘平面，视野与上一造影连接，正位造影，造影剂注射速度为 15mL/s，总量 30mL，获得腹段主动脉影像。对于一般身高的患者通过以上 3 次造影，100mL 造影剂，可获得全主动脉影像。可进行裂口位置评估及分支动脉评估。同时对目标区主动脉及分支再次进行测量。

（4）移植物的定位及释放：由于移植物的个体化定制情况不同，导入定位及释放步骤也是个体化的。基本方法同普通腔内修复术，总的原则是尽量减少操作步骤，交换进入超硬导丝要在监视器监控下以避免二次夹层的发生。释放前注意适当进行控制性降压，释放时注意球管角度，定位后释放时先释放 2 ~ 3 节，确定位置后快速释放。释放恢复血流后注意血压的维护。

（5）退出移植物输送器：释放后须先将输送器的导鞘与扩张器连接闭合，目的是防止钩到移植物而产生位移后撤时要轻柔地旋转以更有利于撤除。

（6）释放后造影：造影步骤同释放前，观察移植物位置、展开情况、分支情况，裂口隔绝情况及内漏。近端裂 U 隔绝后注意行远端夹层造影以检查真腔血供及脏器血供。

（7）内漏处理：Ⅰ型内漏在夹层的腔内修复中比较常见，对于流速慢、流量小的Ⅰ型内漏可予密切随访。对于流量相对大的Ⅰ型内漏，可根据移植物位置和性质，选择向内漏端延续延长移植物或在内漏端相同位置叠加等直径或略大的移植物进行贴附。但由于夹层病变的铺定区相对柔弱，所以以上选择须谨慎。

对于来自肋间动脉的Ⅱ型内漏一般不予以处理；来自左锁骨下动脉的可行栓塞术；来自腹腔分支的原则上不予处理。

（8）关闭切口：退出导丝导管，以 CV-6 无损伤血管缝线横行连续缝合股动脉，注意导管的退出要在监视器监视下进行，皮下及皮肤予以分层缝合。穿刺动脉的穿刺点拔除后予以常规包扎。

2. 杂交手术　杂交手术是指通过各种旁路和（或）重建手术，为主动脉弓区或腹腔动脉区的主动脉夹层病变争取更多的移植物铺定区，结合腔内修复术达到对循环系统最小干扰、保留必要的主动脉分支而治疗无法用常规腔内修复术完成的主动脉夹层。不同的夹层病变累及的分支动脉情况不同，所以杂交手术也是个体化设计的，总的来说可以分为胸外杂交和胸腔内杂交。对于腹部杂交手术因为应用极少，暂不赘述。现将杂交手术方式介绍如下，其后续的腔内移植物释放过程与常规腔内修复术相同。

（1）左颈总动脉-左锁骨下动脉旁路术：取左锁骨上窝平行锁骨的横行切几，距离锁骨 1cm。分别游离左颈总动脉和椎动脉远端的左锁骨下动脉。以 7~8mmPTFE 人工血管或白体大隐静脉分别与左颈总动脉和左锁骨下动脉行端侧吻合。左锁骨下动脉近端可不予以结扎，以备行腔内修复术时定位使用。完成旁路后可行一期或二期腔内修复术。此手术的目的是为夹层的近端争取到了左锁骨下动脉左颈总动脉这段距离的锚定区。尤其是对于左椎动脉优势的患者更加重要。

（2）左锁骨下动脉转位术：切口选择与（1）相同。充分游离左锁骨下动脉起始段，剪断后远心端与左颈总动脉行端-侧吻合。当左椎动脉无法行长段游离叫也可间置一段大隐静脉移植物以减少吻合张力。此手术目的是为夹层的近端争取到了左锁骨下动脉-左颈总动脉这段距离的锚定区。

（3）右颈总动脉-左颈总动脉-左锁骨下动脉序列旁路术：解剖显露双侧颈总动脉、左锁骨下动脉，以 8mm PTFE 人工血管先后于右颈总动脉与左颈总动脉行端侧吻合。这样可以保障至少一侧的大脑血液灌注。建立右颈总动脉-左颈总动脉旁路后于左颈总动脉吻合口近端适当位置剪断左颈总动脉，其远心端与左锁骨下动脉行端侧吻合。此举之目的在于增加右左颈动脉的血流压力差，保障旁路血管通畅。完成右颈总动脉左颈总动脉左锁骨下动脉序列旁路术后根据手术时间及杂交手术室条件选择一期或二期行腔内修复术。此手术的目的是将近端锚定区位置争取至无名动脉开口远端。

（4）升主动脉-右颈总动脉-左颈总动脉左锁骨下动脉序列旁路术：当近端裂门位于无名干开口 5cm 之内时，主动脉弓 3 分支需全部予以封闭，行本手术予以保留。

同（3）手术先游离出双侧颈总动脉和左锁骨下动脉正中开胸，于心包内游离出升主动脉前壁。侧壁阻断升主动脉。以 14~17mm 分叉型人工血管近端与引主动脉以 CV-3 血管缝线行端-侧吻合。后将人工血管 2 分支分别与双侧颈总动脉行端-侧或端-端吻合。最后行左颈总动脉左锁骨下动脉旁路术，或将左颈总动脉近端转位至左锁骨下动脉行端-侧吻合。

六、术后处理

（1）患者进入 ICU 病房进行监护，密切注意血压、心率等生命体征变化，注意血常规、肾功能等辅助检查指标。

（2）严格控制血压，控制收缩压于 140mmHg 以下。

（3）杂交手术患者注意颈、胸引流情况，必要时可适当推迟气管插管拔除时间。

（4）根据麻醉选择情况鼓励患者早期进食及活动。

（5）杂交手术患者术后服用抗血小板药物 6 个月以上。

七、手术并发症

1. 脊髓截瘫　长段胸降主动脉隔绝后较易发生。对于可能行长段胸降主动脉隔绝的患者，术前可予以建立脑脊液引流通道，术中、术后行脑脊液测压引流。术后糖皮质激素和器官保护药物的早期应用也可减少脊髓截瘫发生率。

2. B型夹层后再发A型夹层　主要原因为术中的坚硬移植物操作对内膜造成损伤，患者本身血管壁条件脆弱（如马方综合征患者）。此并发症病死率高，应早期予以干预。

3. 脑梗死　可能的原因有：①旁路血管栓塞；②主动脉附壁血栓脱落；③移植物覆盖脑部供血动脉；④空气栓塞。

4. 导入动脉并发症　①导入动脉血栓形成；②导入动脉夹层形成。一旦发生，采予积极处理。

八、点评

主动脉夹层是病死率高、并发症发生率高的一类严重威胁人类健康的疾病。腔内修复术的广泛开展大大降低了其围术期病死率及并发症发生率。随着各种杂交手术的出现及分支型移植物的研制成功，累及重要主动脉分支的复杂主动脉夹层腔内修复治疗成为可能。但由于受到手术经验、杂交手术室条件、移植物定制条件等影响，能够开展复杂主动脉夹层腔内修复手术和杂交手术的单位尚局限在各大血管外科中心。相信随着分支型移植物的逐步研发，愈来愈多的复杂夹层病例的腔内修复治疗将得到简化，开展此项手术的单位将愈来愈多，愈来愈多的复杂主动脉夹层患者将得到及时有效的救治。

（闵光涛）

第三节　胸主动脉瘤腔内修复术

1994年Dake等首次将涤纶覆膜和不锈钢支架型人工血管应用于胸降主动脉瘤的治疗，目前腔内修复术可用于胸主动脉瘤、主动脉夹层及感染性动脉瘤等胸主动脉疾病的择期手术，以及胸主动脉瘤或夹层破裂的急诊治疗。微创是胸主动脉瘤腔内修复术（thoracic, endovascular thoracic aneurysm repair, TE-VAR）的最大优点，避免了开胸和主动脉阻断，从而为伴有各种手术危险因素的老年患者提供了治疗的选择。在围术期并发症发生率、病死率及患者住院时间方面明显优于传统手术，中期疗效满意。

一、适应证

是否手术取决于手术风险和瘤体破裂死亡风险的权衡比较。胸主动脉瘤的直径是决定手术是否进行的主要指标。无症状梭形动脉瘤（直径 > 55cm）或大动脉瘤达到邻近主动脉直径的2倍；囊状动脉瘤（直径 >5cm）或囊状部分 > 2cm；或出现胸背痛等临床症状的患者均有腔内修复的手术指征。腔内治疗对于瘤体解剖形态要求较高，瘤体增大过程中，瘤体扭曲等情况发生率增高，给手术造成困难。综合以上因素，腔内治疗的指征可适当放宽，只要胸主动脉瘤诊断成立，支架近远端锚定区长度 >1.5cm，动脉入路无严重狭窄或扭曲，腔内修复术后脊髓主要血供不受影响，即可施行胸主动脉瘤腔内修复术。

二、禁忌证

（1）瘤体的解剖位置、形态不适于行腔内修复术治疗，如升主动脉瘤、主动脉弓动脉瘤，或病变范围广泛的胸降主动脉瘤，因瘤体累及无名动脉、左颈总动脉、重要肋间动脉的开口，施行腔内修复术会覆盖这些重要分支血管，影响颅脑、脊髓等重要器官血供，导致缺血性脑卒中、截瘫等严重并发症。

（2）支架输送系统导入通路病变，如主动脉扭曲，髂股动脉硬化闭塞，支架型人工血管难以达到病变部位，导致腔内修复术难完成。

（3）既往有造影剂过敏史，或有凝血功能障碍等严重伴发疾病，或并发恶性肿瘤等其他疾病预期寿命不超过1年者。

（4）对于结缔组织异常尤其是染色体缺陷所致主动脉病变，如马方综合征导致的胸主动脉瘤，腔内修复术尚缺乏远期疗效随访，此类患者更适合传统开胸手术。

三、术前准备

除患者全身情况评估外，术前影像学检查对胸主动脉腔内修复具有重要意义，可判断患者是否适合行腔内修复，并有助于测量和选择合适的支架尺寸型号。计算机断层扫描血管成像（computed tomography angingraphy，CTA）和血管造影都有其优点和缺点，螺旋 CTA 检查可准确显示血管横断而的解剖结构，薄层 CTA 还可定位肋间动脉和脊髓根大动脉的开口，但冠状面上主髂动脉的长度测定存在误差。血管造影中标记导管的使用，在测定主动脉髂动脉及瘤颈长度方面具有更高的准确度，同时还可评估动脉的扭曲程度，了解腔内治疗的入路情况。但是动脉瘤腔内附壁血栓或动脉粥样硬化斑块，可对血管造影术中瘤颈及髂股动脉直径测量产生干扰，同时，考虑到有创检查和造影剂毒性的风险，不建议常规进行血管造影。多数患者在腔内修复术前通过 CTA 检查，已可获得足够信息以判断患者是否适合行腔内治疗，三维重建和曲线-线形格式化技术可进一步帮助医师选择合适的支架型号。磁共振血管成像和经食管心超检查适用于肾功能异常的患者。

1. 支架锚定区评估　降主动脉瘤与左锁骨下动脉之间的正常胸主动脉（即近端瘤颈）可作为支架的近端锚定区，而动脉瘤与腹腔干之间的正常主动脉可作为支架的远端锚定区。为预防腔内修复术后内漏或支架移位，动脉瘤近远端需要充足的正常血管段作为锚定区，通常认为近端和远端锚定区长度至少为 15 ~ 20mm。

2. 主动脉分支血管评估　腔内修复术中意外覆盖主动脉重要分支血管可能导致严重后果，颈动脉开口被覆盖，可致使患者出现缺血性脑卒中；内脏动脉开口被覆盖，可导致患者术后出现肝、胆囊或肠管的缺血坏死。但对于近端锚定区不足的主动脉弓部动脉瘤患者，也可通过辅助性颈动脉-颈动脉旁路和直接覆盖左锁骨下动脉开口，以拓展近端锚定区。因此，术前对胸主动脉瘤与主动脉分支血管之间的关系需要进行仔细评估。

3. 入路动脉评估　腔内修复术前需要了解入路动脉直径、扭曲以及狭窄钙化程度，入路动脉（髂股动脉及降主动脉）严重扭曲或狭窄钙化均可造成支架输送系统进入的失败。必要时可选择经腹膜后途径（通过髂动脉）或经开腹途径（通过腹主动脉）送入人工血管内支架，暴力操作可导致血管内膜剥脱、血管夹层甚至动脉破裂的严重后果。

四、麻醉与体位

1. 麻醉　理论上局部麻醉、椎管内麻醉或全身麻醉均可应用，但是单纯区域麻醉患者较难耐受长时间固定体位，而且支架释放过程中及释放后球囊扩张都会导致明显的血流动力学变化，引起支架移位甚至动脉瘤破裂。采用全身麻醉便于支架释放过程中施行控制性降压，也无须顾虑肝素应用后潜在硬膜外腔出血的风险，是胸主动脉瘤腔内修复术首选的麻醉方式。硬膜外麻醉可能对严重肺通气功能减退的患者有利。因此，麻醉选择上应权衡利弊，要求做到诱导平稳，维持适度的较深麻醉，术前 30min 给予抗生素（麻醉诱导期），充分水化（静脉输注 1 000mL 晶体液）。

2. 体位　行胸主动脉瘤腔内修复术的患者多采取平卧位。

五、手术步骤

参见胸主动脉夹层。

六、术中操作难点和要点

1. 拓展胸主动脉瘤近端锚定区　理想的近端锚定区应超过 20mm，若 < 10mm 则近端锚定不确切，而且主动脉弓弯曲的解剖形态，高压、高速血流以及病变本身引起动脉形态、血流动力学改变都危害腔内修复效果，甚至直接导致失败。可采用以下对策扩展胸主动脉瘤的近端铺定区。

（1）直接覆盖左锁骨下动脉，即不做任何动脉重建，紧靠左颈总动脉开口远端释放支架型人工血管，直接覆盖左锁骨下动脉。此方法适用于近端锚定区 < 15mm，而左颈总动脉开口至胸降主动脉瘤近

端距离≥15mm 的患者，术前颈动脉、椎动脉、Willis 环的影响学评估必不可少。此法有导致脑或左上肢缺血的潜在风险，但多可通过对侧椎动脉、Willis 环和胸壁、肩同动脉的代偿而避免。术后左锁骨下动脉反流导致Ⅱ型内漏的发生率较低。

（2）辅助性动脉旁路（右颈总动脉 – 左颈总动脉、左颈总动脉 – 左锁骨下动脉旁路、横断左颈总动脉近端、结扎左锁骨下动脉近端）联合腔内修复。适用于左颈总动脉至胸降主动脉瘤近端距离 <15mm 者。

（3）"烟囱"（chimney）技术，是指在被支架型人工血管覆盖的主动脉分支血管和近端主动脉间，应用支架型人工血管或金属裸支架与主动脉移植物并排铺定，达到腔内修复动脉瘤并保留分支血管血供的目的，也适用于左颈总动脉至胸降主动脉瘤近端距离 < 15mm 者。"炯囱"支架的优点在于可直接使用现有的支架型号，而不需要特别订制开窗型支架。临床结果显示多数情况下支架型人工血管与小支架及主动脉壁贴合良好，但较大直径的"烟囱"支架有导致Ⅰ型内漏的风险，因此，"烟囱"技术能否成功，关键取决于"Ⅰ型内漏"和"争取锚定距离"之间所达成的平衡。

（4）"开窗"（feneslraiinn）技术，是按照分支血管开口在主动脉上的位置，分别在支架型人工血管上开上不同的"窗口"以保留重要分支的血供，但是开窗型支架在分支血管的开口部位存在内漏的风险。

（5）分支支架（branch）技术以及扇贝形人工血管内支架，与烟囱技术和开窗技术相似，都是通过完全腔内技术治疗复杂主动脉病变，重建分支血管，较杂交手术创伤更小，从真正意义上实现了微创腔内治疗过程，但是目前尚未彻底成熟。

2. 支架型人工血管近端准确定位　术中标记的方法包括利用显示屏画标记，经右侧桡动脉或肱动脉在穿刺置管反复行主动脉造影，经骨性标志或气管插管等标志定位，利用体外标记物如在脊柱左侧安放不透 X 线的尺子等。对于近端瘤颈充足的患者，利用显示屏画标记已可满足支架定位的要求。对于短瘤颈动脉瘤患者，需注意支架输送系统上送过程中，可能会导致主动脉与解剖标记相对位置的改变，因此，有必要经桡动脉或肱动脉穿刺置管，反复造影并持续监控支架位置。

3. 入路动脉狭窄或扭曲　在腔内操作过程中如遇到阻力，不可强行推送导丝或输送系统。尤其是在血管狭窄、钙化或扭曲的区域，以免导致血管内膜剥脱、血管夹层甚至动脉破裂。对于髂动脉钙化、狭窄，可尝试扩张器或球囊扩张血管成形，必要时可腹膜外切口选髂动脉狭窄近端为输送位点，也可选择经开腹途径通过腹主动脉送入支架型人工血管。对于髂动脉及主动脉轻度扭曲，可通过常规应用 Lunderquist 超硬导丝、双导丝技术、肱股导丝牵张技术、瘤体或髂动脉推移技术、髂动脉下拉技术等方法解决。

七、术后处理

（1）术毕观测：神志、呼吸、脉搏变化；血压、心电活动、氧饱和度变化；入路血管有无渗血、血肿；双下肢股动脉搏动、足趾皮色、皮温改变。

（2）控制血压，保证血流动力学稳定。

（3）充分水化、利尿，预防肾功能不全（对比剂肾病）。

（4）脑脊液引流仪用于存在脊髓缺血高危因素的患者，通过将脑脊液压保持在 5～10cmH$_2$O，以改善脊髓血供，降低术后截瘫发生率。

（5）术后随访：胸主动脉瘤腔内修复术后需长期随访，一般可在术后 1～3 个月首次随访、根据情况 6 个月、12 个月随访，以后每年 1 次。CTA 是首选影像学检查方法，通常采用薄层 CTA 和三维重建技术，CTA 延迟相可提供Ⅱ型内漏等重要信息。MRI 检查仪用于 nitinol 合金（镍、钛）或 elgiloy 合金（钴、铬、镍、钳、锰等）等具有低磁特性的支架材料，适合于肾功能降低或碘造影剂过敏患者。血池显像（blood pool imaging）和时间敏感技术（time – sensitivetechniques），可提高 MRA 在内漏检测和分型方面的敏感性。经食管超声心动图检查可用于支架定位，评估瘤腔修复效果和内漏检测等，但长期可靠性尚待证实。

八、手术并发症

1. 移植物综合征　腔内修复术后发热、背痛、白细胞及炎症反应标志物升高等反应被称为移植物综合征，可能与移植物的异物反应、瘤腔内血栓形成后的吸收、移植物的血细胞的机械破坏及造影剂和X线辐射的影响等综合因素有关。症状较轻的患者经术中和术后小剂量肾上腺糖皮质激素及消炎镇痛类药物对症处理后，一般于2周内便可逐渐恢复。

2. 内漏　内漏定义为与腔内血管移植物相关的，在移植物腔外且在被此移植物所治疗的动脉瘤腔及邻近血管腔内出现的持续性血流现象。胸主动脉瘤腔内修复术后内漏的分型方法与腹主动脉瘤相同，也分为5种类型。胸主动脉瘤腔内修复术后早期多为Ⅰ型内漏，即移植物周围内漏或移植物相关内漏，因移植物的近端或远端与宿主动脉之间未能完全封闭所致。术后瘤体重塑或病变进一步发展，胸主动脉形态改变，扭曲增加，可导致支架分离或支架断裂、内漏形成，故晚期多为Ⅲ型内漏，这是再次手术最主要的原因。与腹主动脉瘤不同，胸主动脉瘤腔内修复术后Ⅱ型内漏，即因侧支动脉中的血流持续性反流至动脉瘤腔内形成的反流性内漏或非移植物相关内漏，发生率较低。

Ⅰ型和Ⅲ型内漏都会导致瘤腔与全身血流直接相通，是术后瘤体破裂和开胸手术的高危因素，应实施积极治疗，包括球囊扩张、金属裸支架扩撑、再次置入延伸的人工血管内支架、弹簧圈栓塞，必要时需开胸手术纠治等。Ⅱ型内漏因有白发性血栓栓塞可能，故术后发现Ⅱ型内漏可先随访，若瘤体缩小或大小稳定，可密切观察；若瘤体增大，方行治疗。Ⅱ型内漏的治疗包括经动脉穿刺栓塞瘤腔或反流动脉、开胸手术等，直接经胸穿刺栓塞因存在伤及肺的风险。对于Ⅴ型内漏即内张力的处理，可先行增强CT、彩超及造影（包括60s延迟相）等检查，若未发现内漏，则行瘤腔内测压、节段性造影或延迟相钆增强MRI等检查。节段性造影可发现连接覆膜和支架缝合处的微小内漏，延迟相钆增强MRI检查可显示支架外超滤现象。若发现支架移位或脱节则再次置入延伸的人工血管内支架；若存在微小内漏，可行人工血管内支架"内衬"；对于超滤现象，处理同微小内漏。

3. 支架移位　支架移位的概念尚无精确定义，通常定义为参照解剖学标志，支架移位10mm以上，或者任何引起临床症状或需要治疗的移位。胸主动脉段血流速度和压力都高于腹主动脉，支架移位更容易发生，可导致支架扭曲、节段间连接不佳、内漏甚至瘤体扩张破裂。注意腔内治疗病例的选择（血管解剖因素）和支架尺寸的选择，提高支架释放技术及扩大锚定区长度，术后控制动脉粥样硬化危险因素和高血压，都有助于降低术后支架移位的发生率。

4. 缺血性脑卒中　胸主动脉腔内修复术后脑卒中发生率报道差异很大（0% ~18.6%），受多因素影响，如附壁血栓脱落或空气栓塞，颈动脉或椎 – 基底动脉病变，人工血管内支架覆盖左锁骨下动脉/椎动脉且未行血管重建。为预防缺血性脑卒中的发生，术前应用经食管超声或CTA等检查方法评估患者主动脉弓情况，如果主动脉内壁粗糙或存在部分游离于管腔的血栓斑块，则需考虑腔内修复术的安全问题。术前行CTA或造影及脑血供的全面评估，排除血管变异，检查两侧椎动脉通畅情况并判断优势供血椎动脉。对于左锁骨下动脉重建的问题，如右侧椎动脉通畅并占优势，可直接覆盖左锁骨下动脉开口，通过对侧椎动脉、Willis环和胸壁、肩周动脉的代偿而避免脑或左上肢缺血性并发症。

5. 脊髓缺血和截瘫　胸主动脉腔内修复术后脊髓缺血发生率为0% ~12.5%，平均为2.7%。术后截瘫的发病机制尚不完全清楚，应与多种因素有关。除病变导致脊髓缺血和支架覆盖肋间动脉外，血栓栓塞、术中血容量丢失和侧支循环不足都可能与之有关。腹主动脉瘤术后因腰动脉与肋间动脉闭塞致侧支循环不足，再次行胸主动脉瘤腔内修复术则截瘫风险增加。

评估患者治疗风险，早期发现脊髓缺血征象，增加脊髓灌注压都是预防截瘫的重要措施。术前通过血管腔内超声、CTA及MRA，行肋间动脉尤其是下胸段（T_9 ~ T_{12}椎体段）肋间动脉定位，评估adamkiewicz动脉位置，术中注意保护关键的肋间动脉有助于降低截瘫发生率。肋间动脉造影存在风险，对比剂的脊髓毒性，介入操作引起附壁血栓脱落等，应选择性应用。术后监测躯体感觉诱发电位和神经系统检查可早期发现脊髓缺血征象。脊髓灌注压等于脊髓动脉压和脑脊液压之差。通过脑脊液引流降低脑脊液压力，将脑脊液压保持在5 ~10mmH$_2$O，以改善脊髓血供，降低术后截瘫发生率。脑脊液引流的适应证包括覆盖下段胸主动脉（$T_9 \sim T_{12}$椎体段）或长段胸主动脉，脊髓侧支循环受损（如肾下腹主动脉瘤术后），以及出现脊髓缺血症状的患者。防止术中低血压（将平均动脉压控制在 $90 \sim 100\text{mmHg}$），激素的应用对降低截瘫发生率可能也有一定作用。

6. 主动脉食管瘘　腔内修复术后发生主动脉食管瘘的病因可能包括，起自胸主动脉的食管动脉被人工血管内支架覆盖，及支架压迫侵蚀邻近食管导致组织坏死。因颈段食管可由甲状腺下动脉供血，胸段食管下段可由膈动脉和胃左动脉供血，侧支循环较多，故坏死易发生于胸段食管上段由胸主动脉直接供血的部分。胸主动脉上段行腔内修复术后，如患者出现吞咽困难，经 CT 或食管镜检查排除食管病变后确诊，需行外科手术治疗。行食管切除、颈部食管造口及胃造口，局部清除具有感染性的附壁血栓，瘤腔内抗菌药物充填，术后二期行结肠代食管重建，病变胸主动脉行同种异体血管原位移植或解剖外旁路重建血供。

九、点评

胸主动脉瘤的传统术式创伤很大，有时甚至需要在深低温体外循环保护下行开胸手术，病死率及术后并发症发生率较高。腔内修复的核心优势在于微创，十余年来技术、器材的不断进步，腔内治疗的中远期疗效逐渐得到医师的认可。主动脉病变的血管解剖形态仍是腔内治疗的主要限制因素，最常见为病变近端或远端缺乏足够的锚定区。复合手术可改变主动脉重要分支血管的起始部位，为腔内治疗创造良好的近端或远端锚定区。尽管腔内重建重要分支血管的技术已经，出现，基于技术本身的复杂性，腔内修复术能否彻底取代传统手术，尚需要更大的技术进步，并在将来通过进一步的临床循证医学研究证实。

（闵光涛）

第四节　腹主动脉瘤切除人工血管置换术

1953 年，Voorhees 对腹主动脉瘤切除手术再次进行了革命性改革，他使用尼龙来替代原来的同种异体血管，从此，现代的腹主动脉瘤手术时代开始了。从 20 世纪 50 年代末至 60 年代，腹主动脉瘤手术在全世界广泛开展，病死率和并发症率也得到大幅度下降。1966 年 Crecch 规范了目前最经典的腹主动脉瘤内人工血管置换术式。

在本节中主要介绍择期手术的肾下腹主动脉瘤的切除 + 血管重建术（transabdnminal replacement of abdominal aortic aneurysms）。

一、适应证

（1）腹主动脉瘤最大直径≥5cm。
（2）动脉瘤直径增长速度每年超过1cm。
（3）近期有腰背痛，无法用其他疾病解释。
（4）CT/MR 提示动脉瘤呈"新月样"改变。
（5）某个方向的动脉瘤壁，附壁血栓较其他方向明显薄弱。

二、禁忌证

（1）严重心肺功能不全、急性心肌梗死、严重心肌供血不足。
（2）进展期恶性肿瘤。
（3）严重腹腔内感染。

三、术前准备

（1）肠道准备。

（2）全身麻醉手术的常规心脏、肺等脏器功能的评估。

四、麻醉与体位

（1）全身麻醉。

（2）平卧体位，腰部垫高。

五、手术步骤

（1）手术切口：一般选择腹部正中切口，上界至剑突下，下界至耻骨联合上方。

（2）显露后腹膜：从正中线进入腹腔后，将横结肠拉向上方。切开 Treiz 韧带后，将小肠向右上方拉开，并将其放入腹部的右上象限，并用纱垫卷保护。这时使用一个多方向的自动腹腔牵开器可以更加有利于显露后腹膜。为了最大范围的显露后腹膜，一般在乙状结肠内侧显露左侧髂总动脉，在升结肠外侧显露右侧髂总动脉。在解剖这两处时，需要注意避免损伤输尿管，输尿管一般在髂动脉分叉部位的外侧，解剖时尽量在视野清楚时才使用锐性分离，否则以钝性推开为宜。左侧腹膜后组织中还有盆腔自主神经，解剖时也应减少锐性分离，以减少男性患者术后性功能障碍的发生。如果腹主动脉瘤的瘤颈较长，有时也可以先不切开 Treiz 韧带。

（3）切开后腹膜，显露腹主动脉瘤。纵行切开后腹膜，上界达胰腺下缘，下界达双侧髂外动脉。如果需要切开十二指肠旁后腹膜，一般应多保留一些后腹膜，可防止关闭后腹膜造成上消化道梗阻的症状。

（4）解剖腹主动脉瘤近端，一般使用组织剪进行锐性分离前面和侧面的组织，上端直至左肾静脉。如果动脉瘤颈位置过高，可以考虑先将左肾静脉套带后向上方尽量牵拉以显露动脉瘤。解剖左肾静脉需要格外小心，尤其不要损伤肾静脉分支，同时注意保护主动脉左侧的腰升静脉。极少数情况下，即使将左肾静脉向上牵拉，仍无法满意显露主动脉瘤的上界。这时可以考虑在靠近下腔静脉的位置切断左肾静脉，这样可以保护足够多的侧支。

（5）沿动脉瘤的两侧继续锐性解剖，并在瘤颈的合适部位解剖出动脉瘤后壁，套以阻断带。是否将动脉瘤近端后壁完整游离，不同的术者可能会有不同的选择。有术者认为完整游离后壁，可能会拉断腰动脉，或损伤其他邻近组织，完全可以通过从前方的阻断达到目的。

主动脉的远端同样使用锐性分离，解剖出双侧髂总动脉。一般也不需要完全解剖出髂总动脉的后壁，以防损伤髂静脉。如果可能，解剖出肠系膜下动脉，并用哈巴狗钳阻断其起始段，但是不要过多的解剖肠系膜下动脉的远端，以避免损伤侧支。在解剖主动脉的两侧时，应尽量贴近动脉壁解剖，减少周围小血管和淋巴管的损伤。尤其不要去试行解剖主动脉和下腔静脉之间的组织。国人的髂总动脉较白种人短，髂总动脉多有瘤样改变，并可能会累及髂动脉分叉。这时需要游离出髂外动脉和髂内动脉。在解剖远端动脉时，应该注意以下几点：注意保护输尿管，必要时事先将输尿管解剖游离出牵拉至外侧；对于有髂总动脉瘤的病例，不要勉强在髂总动脉处套带，以避免损伤其下方的髂总静脉。

（6）阻断腹主动脉：首先静脉给予肝素化，肝素用量为 0.5~1mg/kg。依次阻断动脉瘤近端和远端双侧髂总动脉，如果髂总动脉瘤累及至分叉处，则分别阻断双侧髂外动脉和髂内动脉。

（7）切开动脉瘤壁：纵向全程切开动脉瘤前壁。尖刀切开部分血管前壁以后，使用血管剪刀或前向剪刀剪开。一般而言，动脉瘤壁的切开部位在正中偏右为好，可以避免损伤肠系膜下动脉，如果术前已经明确肠系膜下动脉闭塞，也可以选择正中切开。近端可以在决定吻合的位置横向切开动脉瘤壁，但为了避免损伤，一般不需要切至动脉瘤后壁，也有的医师愿意完全切断动脉瘤近端，以更好地显露动脉瘤后壁。

（8）取出动脉瘤内血栓，缝扎后壁的腰动脉。取出血栓后，一般会发现后壁多个出血的腰动脉，使用 7 号丝线或者 3-0 血管缝线依次缝扎。术前经已明确闭塞或近闭塞的肠系膜下动脉可以一期缝扎，如果其仍有大量回血，可考虑先用小的血管阻断钳阻断，留待血管重建。缝扎腰动脉时，可能会有多个出血点。一般使用大纱垫将反血的腰动脉暂时压迫，优先缝扎反血多的动脉。缝扎的速度要快，缝合的深度要适度，避免损伤周围的静脉和淋巴管。

（9）选择合适的人工血管：可以用于腹主动脉瘤的人工血管有多种，目前临床上多选用已经预凝的编织型涤纶血管或聚四氟乙烯（PTFE）血管。人工血管多选用分叉型，对于单纯的腹主动脉段的动脉瘤是否可以使用直形人工血管仍有争议，毕竟髂动脉瘤的远期发生率可能会比较高。人工血管的直径应该根据吻合部位的动脉直径选择，考虑到一般正常的肾下腹主动脉直径为 1.6 ~ 2.0cm，人工血管多选择 18 ~ 19mm 或 16 ~ 18mm 的。人工血管的主体在缝合前要修剪适合长度，原则是可以使主体被腹主动脉完全包裹。

（10）近端吻合：将人工血管与腹主动脉行端 – 端吻合。先从后壁正中开始吻合，然后分两侧向前方连续缝合，最后在前方打结。此处的吻合，有学者一般选用 2 – 0 的血管缝线。近端吻合一般有 2 种吻合方式，有的术者习惯将动脉后壁完全切断，因为这可以完全显露动脉后壁，保证能够全层缝合，但如前所述，这种后壁切断的方法需要在解剖动脉瘤近端时即完全游离后壁。另外，有的术者习惯保留动脉后壁，这样的吻合操作比较快，周围游离少，但对于吻合技巧要求相对较高，需要能够全层缝合，而避免仅缝合内膜。近端的吻合部位要尽量贴近肾动脉，减少远期吻合口假性动脉瘤的发生。近端的吻合方法，可以选择从后壁正中先连续缝 3 ~ 5 针，然后再将人工血管降落伞式拉紧。然后依次分两侧做连续缝合。缝合时是否使用垫片要根据动脉壁的钙化情况，如果动脉壁钙化严重，缝合时需要将钙化斑块切除后，加用血管垫片加固。

（11）阻断人工血管远端，松开主动脉近端的阻断，测试吻合口是否漏血。如果没有明显漏血，压迫止血，同时阻断人工血管靠近吻合口部位。注意不要反复开闭阻断钳，同时要小心牵拉，减少吻合口出血的可能。如果吻合技术没有明显失误，漏血的部位多位于血管缝线处，可以先采用压迫止血，主动脉恢复搏动一段时间后，可以自行凝血。如果仍有明显出血，一般用 3 – 0 血管缝线行加固缝合，单针或 8 字缝合均可。

（12）彻底清理动脉瘤内，将人工血管在一定张力的条件下放入动脉瘤腔内，然后根据动脉的长度将人工血管剪至合适长度。

（13）远端吻合：如果患者的髂动脉没有动脉瘤样改变，可以将直形人工血管远端与腹主动脉分义上方行端端吻合。吻合技术与近端吻合基本相当，选择的血管缝线以 3 – 0 比较好。吻合时注意辨别清楚双侧髂总动脉开口，并注意不要造成内膜翻卷，保证双侧髂动脉供血不受影响。

（14）如果动脉瘤累及到髂总动脉，吻合的部位多选择在髂动脉分叉的部位，这样可以保证髂内、外动脉的供血。吻合方法一般选择端端吻合，但在吻合的时候要防止吻合口狭窄。如果髂总动脉瘤较大，甚至累及髂内动脉，则可以将人工血管经后腹膜下拉至髂外动脉处行端端或端 – 侧吻合，同时注意结扎髂总动脉，必要时结扎髂内动脉。如果双侧均在髂外动脉吻合，要保证至少要重建一侧的髂内动脉血供，必要时选择质地好的一侧髂内动脉行人工血管重建。任何一侧吻合完成前注意排空人工血管内气体。任何一侧的远端吻合完成后，应先恢复同侧肢体的血供，一方面减少肢体缺血时间，另一方面，减少松钳综合征的发生。

（15）吻合完成后，小心而缓慢地松开阻断钳，恢复肢体的血供。松开阻断钳一定要缓慢，而且和麻醉医师取得充分的配合。在松钳前要确认全身循环容量基本充足，否则，可能会因为突然大量增加的血管床导致松钳性低血压，甚至休克。必要时可在松钳前后快速补液，维持血容量。松钳完成后，检查人工血管的搏动和双侧髂动脉远端的搏动。同时，注意检查乙状结肠血供，根据其血供情况，决定是否需要重建肠系膜下动脉。吻合完成后，是否需要中和肝素，一般根据术者经验和手术野出血的情况而定，针孔小的出血可以稍加压止血，但如果吻合口有明显出血，一定要加针缝合，防止术后出血，甚至吻合口假性动脉瘤的发生。

（16）缝合动脉瘤壁和后腹膜：仔细检查动脉瘤内无出血后将动脉瘤壁包裹人工血管后缝合。如果动脉瘤壁过大，可以切除部分动脉瘤壁再行缝合，或将动脉瘤壁打折后双层缝合。

最后，将后腹膜沿切开方向缝合，将人工管充分包裹，在十二指肠下方关闭后腹膜时，要主意：①勿损伤十二指肠；②勿造成十二指肠缩窄，以防止梗阻。

（17）关腹：检查肠管血供，同时整理肠管，依次关闭腹膜，腹壁前后鞘，皮下组织和腹壁皮肤。

六、术后处理

1. 术后常规胃肠减压、禁食水和补液支持治疗　与所有经腹腔的手术一样，在术后胃肠功能没有恢复前，建议给予胃肠减压，同时禁食水，给予补液支持治疗。补液首选晶体液和葡萄糖溶液，对于术中出血较多，血流动力学不稳定的患者，可以酌情给予输血及胶体液的补充。一般术后 3～5d，患者会逐步恢复排气、排便，再从流质饮食开始逐渐恢复正常饮食，这个过程一般需要 5～7d。

2. 抗生素使用　与其他有人工移植物的术后抗生素使用原则一样，术后可以预防性静脉使用抗生素。抗生素多选用针对阴性杆菌的药物，如三代头孢、阿莫西林（羟氨苄青霉素）、喹诺酮类药物，但应高度关注肺部、泌尿系统或腹腔内有无感染，注意相应检查和针对性使用抗生素。

3. 引流管的处理　术后可以放置腹腔引流管，以便观察腹腔有无活动性出血和腹腔引流。引流管通常放置于下腹腔或盆腔，一般术后 3d 内拔除。

4. 术后抗凝血和抗血小板的使用　腹主动脉术后一般不应用抗凝血药，也不使用抗血小板药物，除非患者并发有其他需要抗凝血或抗血小板治疗的疾病。在恢复胃肠进食后，可给予阿司匹林类药物长期抗血小板治疗。

七、手术并发症

腹主动脉瘤开腹手术是一个传统而经典的术式，大宗的病例报道已有很多，总体而言，随着手术技术的不断熟练和现代 ICU 监护条件的不断完善，术后并发症和病死率在不断降低，尽管这些患者大多是老年人，并发多种疾病，危险因素较多。综合国内外文献报道，腹主动脉瘤开腹手术围术期（30d 内）的并发症情况如下：病死率 <5%，心肌梗死 2%～8%，肺炎 5%，肾功能不全 5%～12%，深静脉血栓 8%，出血 2%～5%，输尿管损伤 <1%，下肢缺血 1%，休克 1%，结肠缺血 1%～2%，脊髓缺血 <1%，伤口感染 <5%，人工血管感染 <1%，人工血管血栓 <1%。

1. 出血　术中或术后的大出血多见于近端吻合口吻合不满意，或者损伤了周围的重要血管。近端吻合口缝线撕脱，尤其是动脉后壁的缝线撕脱有时非常难于处理。吻合时应用垫片有利于吻合牢圈。静脉损伤出血多见于髂静脉和左肾静脉在显露时损伤。预防措施主要包括：解剖髂动脉时，如果后壁粘连较重，不必完全游离后壁，有时甚至不需要强行套带标记；小的静脉破损常可压迫止血；较大的破损需要缝合修补。

2. 心脏事件　主要是心肌梗死，其他还有一些如心律失常等并发症，多在术后的 1～2d 出现。主要的预防措施包括对高危者进行术后 ICU 监护，控制输液量以降低心脏负荷，适当的镇静和镇痛药物，吸氧和必要的扩张冠状脉脉治疗。

3. 血流动力学改变　主动脉阻断后，增加心脏后负荷，表现为血压突然升高，严重时甚至会诱发心肌梗死。同样的，松开阻断后，又有可能会出现血压突然下降。需要和麻醉医师密切配合，阻断操作要轻柔，同时，通过肺血管床压力调控容量及更好地使用血管活性药物，都能有效避免此并发症。

4. 输尿管损伤　医源性输尿管损伤虽然很少见，但是比较严重，尤其在巨大动脉瘤已经压迫输尿管或动脉瘤破裂、炎性动脉瘤等少见情况。术中仔细探查，尤其在盆腔解剖髂动脉时应特别注意。术中一旦发现输尿管损伤，立即直视下置入 D－J 管，同时用细丝线间断缝合输尿管，然后大量清水冲洗创面。

5. 结肠缺血　尽管发生率并不高，但是多比较严重，多是由于处理动脉瘤时乙状结肠供血动脉被结扎造成。术前很好的评估肠系膜上动脉、肠系膜下动脉、髂内动脉、股深动脉之间的侧支循环关系，可以很好地预计结肠缺血的发生。有时术中同时行肠系膜下动脉重建，可以预防乙状结肠缺血造成的慢性缺血性肠病。关腹前应该注意观察结肠的血供。术后如果出现较多的血性腹腔积液，同时出现腹痛、腹泻、腹胀、高热等非特异性症状，应该想到结肠缺血的可能，积极地行纤维乙状结肠镜检查是有效的方法。一旦明确，应该积极手术探查，切除坏死的肠管。

6. 远端肢体检塞 动脉瘤内的附壁血栓在阻断前后有可能脱落，造成下肢动脉栓塞，由于这种血栓多是微栓，脱落后多表现为足趾缺血，一般不需要手术治疗。临床上可以注射肝素等药物治疗，对于火的血栓脱落，应积极考虑手术取栓。所以，在术中、手术结束前都应注意观察下肢的血供情况。

7. 性功能障碍 多由于术中解剖过程中可能会损伤盆腔自主神经，同时，骶正中动脉和双侧髂内动脉的闭塞或栓塞都可能加重上述表现。所以，在术中解剖和游离腹主动脉末端和髂总动脉起始部位，应避免过分游离。如果动脉瘤累及双侧髂内动脉，术中至少应对一侧髂内动脉进行重建，减少此并发症的发生。

八、点评

肾下腹主动脉瘤切除＋人工血管置换术已经被应用于临床 50 余年，治疗的近、远期效果已经得到了大幅度提高，是一种非常成熟的手术方式。在有经验的医疗中心，此类手术的围术期病死率和并发症发生率都非常低。尽管近年来腹主动脉瘤腔内修复术发展迅速，但常规的开腹手术仍无可替代，尤其是对于那些解剖形态不满意的病例。术前对患者的仔细选择，术中按照流程仔细处理，术后仔细观察病情的改变，可有效地降低术后并发症的发生，提高治疗效果。腹主动脉瘤的患者多并发有多处动脉硬化性疾病，可能表现为其他部位的动脉瘤样改变（股动脉、腘动脉），或者闭塞性疾病（冠状动脉、颈动脉或下肢动脉）。这些并发症的情况将直接影响手术治疗效果。因此，对于患者的告知，周密的治疗计划和围术期处理非常重要。

（闵光涛）

第五节 腹主动脉瘤腔内修复术

早在 1969 年 Dotter 医生就描述了腹主动脉瘤腔内修复术技术的概念，但由于材料、工艺和血管腔内技术的限制使这一伟大设想无法现实。直到 20 世纪 80 年代后期，Balko 等医师相继应用 EVAR 技术在动物实验中治疗主动脉瘤获得成功，为该技术的临床应用打下了基础。1990 年 9 月阿根廷血管外科教授 Puodi 首次对腹主动脉瘤患者成功地实施了 EVAR 技术，开辟了血管病治疗的新篇章。1993 年 Chuter 医师设计了分叉状支架型血管用于治疗累及髂动脉的腹主动脉瘤，这种设计思路大大拓展了该技术的应用范围。目前全球商品化的直筒状及分叉状支架型血管产品呈爆发式增长，每款产品均有各自的设计特点，但多数人工血管采用 Dacron 或聚四氟乙烯（PTFE）材料，而起支撑作用的支架常采用不锈钢或镍钛合金。近年来，新的产品不断涌现，旧产品也不断地进行改进，我国自行研制生产的一些支架型血管产品也已经广泛应用。EVAR 技术是当今血管外科领域研究的热点之一。

一、适应证

腹主动脉瘤的分型有很多种方法，根据动脉瘤的性质，可以分为真性动脉瘤、假性动脉瘤和夹层动脉瘤；根据动脉瘤的位置，可以分为肾动脉上型和肾动脉下型；根据其病因可以分为若干型。但自腔内修复术应用于腹主动脉瘤的治疗以来，为了明确表达其适应证，为选择支架型血管提供指导，对肾动脉下腹主动脉瘤常采用下述五分法。

A 型 肾动脉下腹主动脉瘤瘤体两端颈部有正常的腹主动脉，其中最下方肾动脉开口下缘距瘤体上缘主动脉长度≥1.5cm；瘤体下缘距主动脉分叉长度≥1.5cm。

B 型 肾动脉下腹主动脉瘤累及主动脉分叉。其中最下方肾动脉开口下缘至瘤体上缘≥15cm，双髂总动脉正常。此型腹主动脉瘤一般需分叉状支架型血管。

C 型 肾动脉下腹主动脉瘤累及一侧或双侧髂总动脉，最下肾动脉开门下缘距瘤体上缘主动脉长度≥1.5cm，正常髂总动脉长度≥15cm。此类腹主动脉瘤一般需要分叉状支架型血管。

D 型 肾动脉下腹主动脉瘤累及双侧髂总动脉至两侧髂内动脉。此类动脉瘤腔内治疗时可能应用分叉支架型血管或通过其他辅助技术后应用单臂或分叉支架型血管。

E 型　肾动脉下腹主动脉瘤距最下肾动脉开口下缘≤1.5cm。此型腹主动脉瘤为腔内治疗的相对禁忌证。

不同直径的腹主动脉瘤 1 年因破裂发生率：直径 <40mm 为 0；40～50mm 为 < 1%；50～60mm 约为 10%，60～70mm 约为 20%，70～80mm 约为 30%， > 80mm 约为 40%。对于直径 >50～60mm 的患者，破裂的危险性大大增加。另外，高血压、瘤体形态、生活方式及家族史等与破裂也有一定关系。对有症状的患者提示破裂先兆或伴有严重并发症如下肢动脉栓塞、腹主动脉肠瘘者应尽早进行手术治疗。对于无症状患者手术时机的选择争议较多。目前一般标准是瘤体直径 <5cm 可暂不进行手术治疗，定期随访观察瘤体情况；瘤体直径≥5cm 或增长速度 6 个月 > 0.5cm 时，应行手术治疗。手术适应证是相对的，临床实践中不仅要结合上述指标，还需要结合患者全身状况、瘤体形态、生命预期等多方面进行综合考虑。

二、禁忌证

有些腹主动脉瘤是不适合或需要慎重选择腔内治疗的，包括：径路血管不能允许输送器通过；预计生存时间 <1 年；肠道血供必须依赖肠系膜下动脉供血；孕妇；凝血功能障碍；有系统性器官或腹股沟区感染；对对比剂过敏的患者；对肝素过敏者。

三、术前准备

与 AAA 传统手术术前评估不同，腔内治疗对形态学评估的要求更高。粗糙的检查所造成的错误判断很容易导致手术失败。正规的术前成像方法包括 CT 血管造影（CTA）、磁共振血管造影（MRA）、数字减影血管造影（DSA），目前 CTA 是最常用的术前评估方法。良好的腹主动脉瘤术前 CT 成像资料应当包括以下几方面：必须是增强扫描图像；范围应当自肠系膜上动脉至股总动脉；包含层厚为 2～5mm 超薄的完整系列化图像；应当有三维重建图像资料。满足这些条件需要在多排螺旋 CT 下完成。

1. 影像结果　主要观察以下内容。

（1）肾动脉：有无钙化、狭窄，左、右肾动脉的位置关系，肾灌注情况，肾体积及肾实质密度。

（2）近端锚定区：指肾动脉下缘至动脉瘤上缘之间的腹主动脉。观察内容包括长度、内径、形态、钙化、成角、附壁血栓、血管壁状况等。

（3）瘤区：指动脉瘤上缘至下缘之间的区域。观察内容包括形态、最大直径、长度、附壁血栓、瘤壁、腰动脉及肠系膜下动脉通畅情况、主动脉分叉处内径等。

（4）远端锚定区：指可用来锚定远端支架型血管的自体相对正常的髂动脉。远端锚定区的评估内容包括髂总动脉内径、成角、钙化、狭窄、瘤样扩张、长度以及髂内动脉位置、通畅性、有无狭窄及瘤样扩张等。

（5）径路血管：是支架型血管及输送系统通过的血管，通常指髂动脉、髂外动脉和股动脉。由于用于治疗腹主动脉瘤支架型血管的输送器比较粗大，通常在 18F 以上，因此，输送器能否通过径路血管是术前评估的重要内容。注意观察径路血管的内径、成角、纤曲、钙化与狭窄等。如有狭窄是局限性狭窄还是长片段狭窄，是否影响输送器通过，能否行球囊扩张血管成形术等。输送器不能通过径路血管是腔内治疗无法成功实施的重要原因之一。

（6）根据上述评估的测量结果选择合适的支架型血管产品。不同品牌的产品其型号和结构特点各异，在使用前需要仔细了解其操作方法和应用注意事项。

2. 腔内治疗的患者应接受与传统方法相同的术前准备　如下所述。

（1）常规术前检查及化验。

（2）特殊检查：针对并存的基础疾病做相关检查和化验。

（3）对并存疾病进行合理的治疗：如高血压患者应进行血压控制；糖尿病患者应控制血糖；肺气肿患者应进行呼吸功能锻炼和加强排痰等。

（4）手术前日的准备，包括禁食、禁水 6h，常规快速肠道准备，腹部、会阴部皮肤准备，碘及抗生素的过敏试验。

四、手术步骤

1. 直筒形支架型血管释放步骤　如下所述。

（1）局部麻醉或全身麻醉成功后，放置尿管，消毒腹会阴部皮肤，铺无菌巾。

（2）预计放置支架的一侧腹股沟韧带下股动脉前方直切口（或斜切口）长3~5cm显露一段股总动脉，两端分别套入血管阻断带预备阻断。

（3）对侧股动脉穿刺放入6F鞘管。超滑导丝引导带标记的猪尾造影管进入主动脉，将造影管头端放至第1腰椎椎体上缘。静脉给予肝素0.5~1.0mg/kg，为防止过敏反应可使用地塞米松10mg。

（4）造影观察肾动脉、瘤颈、瘤体、腰动脉、肠系膜下动脉、髂股动脉通畅性，瘤体范围。测量有关部位的血管内径和长度并与术前评估对照，选择合适直径和长度的支架型血管。

（5）经预计放入直形支架型血管的一侧股动脉直视下穿刺放入6F鞘管，超滑导丝引导多功能导管进入胸主动脉，交换直径为0.035in长260cm超硬导丝（Amplatz或Lunderquisl导丝）。

（6）支架型血管准备：打开外包装，抽出支架型血管主体及输送系统；抽出前端保护导丝；用肝素盐水冲洗中心腔和外鞘管，排空输送器内气体；紧握推送杆少许回撤外鞘管以松动支架型血管与鞘管之间可能存在的黏附，然后复位。

（7）经股动脉超硬导丝放入输送系统，缓慢推送输送器使支架型血管上端标记位于肾动脉开口下方。

（8）经对侧造影导管造影确认肾动脉，调整直形支架型血管的位置使其能恰当地覆盖瘤体且两端有充分的锚定，上方人造血管上缘标记不超过肾动脉开口下缘，下方支架下缘位于主动脉分叉上方。

（9）右手紧握推送器，左手回抽外鞘管完全释放直形支架型血管。

（10）回收主体输送器。

（11）橡皮球囊扩张近远端锚定区。

（12）将造影管经支架型血管腔内放置在肾动脉上方，造影检查肾动脉、支架型血管、髂股动脉通畅情况及有无内漏，必要时进一步处理。

（13）回撤造影管、导丝。缝合股动脉及切口，穿刺造影部位加压包扎。

2. 分叉形支架型血管　如下所述。

（1）麻醉成功后，放置尿管，消毒腹部、会阴部皮肤，铺无菌巾。

（2）双侧腹股沟韧带下股动脉前方直切口（或斜切口）长3~5cm，显露一段股动脉，两端分别套入血管阻断带预备阻断。

（3）双侧股动脉直视下穿刺放入6F鞘管。超滑导丝引导带标记的猪尾造影管进入主动脉，将造影管头端放至第1腰椎椎体上缘。同时静脉注射肝素5 000U，地塞米松10mg。

（4）造影观察肾动脉、瘤颈、瘤体、腰动脉、肠系膜下动脉、股动脉、髂内动脉通畅性，瘤体范围。测量有关部位的血管内径和长度并与术前评估对照，选择合适直径和长度的支架型血管。

（5）经预计放入主体支架型血管的一侧股动脉用超滑导丝引导导管进入胸主动脉，交换为直径0.035in，长260cm超硬导丝。

（6）支架型血管准备：打开外包装，抽出支架型血管主体及输送系统；抽出前端保护导丝；用肝素盐水冲洗中心腔和外鞘管，排空输送器内气体，紧握推送杆少许回撤外鞘管以松动支架型血管与鞘管之间可能存在的黏附，然后复位。

（7）经股动脉超硬导丝放入输送系统，调整输送系统使支架型血管的短臂朝向对侧，缓慢推送输送器使支架型血管上端标记位于肾动脉水平。

（8）经对侧造影导管造影确认肾动脉，调整支架型血管上缘标记位于肾动脉开口下缘。

（9）右手紧握推送器，左手回抽外鞘管释放主体支架型血管主干，再次造影证实肾动脉开口与人造血管上缘的关系，必要时进行微调。

（10）继续释放，直至支架型血管短臂完全打开，此时支架型血管头端裸支架仍被压缩和固定在锥形头的"帽子"里，而长臂仍在输送器的鞘管内。如发现支架型血管位置有误可对其进行调整。

（11）造影证实肾动脉通畅后回撤造影管至瘤腔，更换合适的导管指引导丝经短臂进入主体内并通过造影证实无误。

（12）去除主体输送器上的第1根保险铆丝，向上推动前端锥形头，释放前端裸支架。

（13）继续向上推进对侧导丝至胸主动脉水平，更换为 Lunderquist 超硬导丝。

（14）经对侧股动脉导丝放入分体支架型血管及输送器，保证分体支架与短臂至少重叠一节支架后释放，回收推送杆至外鞘管内。

（15）继续释放主体支架型血管长臂，抽除第2根保险导丝并完全释放长臂后，向上推进推送杆，进入支架型血管的上方与头端的"帽子"紧密结合后拔出锥形头和推送杆，保留外鞘管，随即经外鞘管放入同侧的延长支架型血管输送系统，保证上方的充分重叠后释放延长支架型血管。回收输送器。

（16）应用球囊导管对近、远端及支架接口进行球囊扩张。

（17）造影检查肾动脉、支架型血管、髂股动脉通畅情况及有无内漏，必要时进一步处理。

（18）回撤造影管、导丝、鞘管。缝合股动脉及切口。

注意：本文所描述的手术步骤是以3件套式分叉支架型血管产品为例，释放方式为回撤外鞘，但不同的产品释放方式不同，本文将不予以详述。

五、术后处理

术后无须常规抗凝治疗，术后3个月、6个月、9个月、12个月及每年复查。

六、常见并发症

1. 内漏　内漏（Pndnleak）是动脉瘤腔内治疗技术中常见、主要而特有的并发症，是指支架型血管置入后在移植物腔外、被旷置的瘤体及邻近血管腔内出现活动性血流的现象。按发生的时间内漏可分为原发性（术中或术后30d内发生）和继发性（术后30d或以后发生），其中原发性内漏包括一过性和持续性（持续至30d或以后）2种类型。按漏血来源可分4种类型：Ⅰ型内漏，固支架型血管与自体血管无法紧密贴合而形成内漏，包括近端和远端接口；Ⅱ型内漏，漏血来自侧支血管血液的反流，包括腰动脉、肠系膜下动脉、骶中动脉、髂内动脉等；Ⅲ型内漏，因支架型血管自身接口无法紧密结合或人工血管破裂而形成内漏；Ⅳ型内漏，经覆盖支架的人造血管编织缝隙形成的渗漏。Ⅱ型内漏包括2个亚型，Ⅱa型内漏指血流有流入道无流出道，Ⅱb型内漏指血流有流入道有流出道。多数早期文献报道腹主动脉瘤腔内治疗术后内漏发生率为10%～38%。近期文献报道内漏发生率呈下降趋势，一些医学中心已将内漏降至7%以下。尽管发生内漏后患者可以无任何症状和痛苦，但由于明显而无法自愈的内漏直接影响腔内治疗效果。因此，如何防止内漏始终是腔内治疗的热门话题。

术中造影是诊断内漏的最直接手段。任何时相发现造影剂进入支架型血管外瘤腔内即可诊断为内漏。但对内漏进行分型常有一定困难。造影时进行如下操作可能是有益的：①对发生内漏患者进行多方位 DSA 检查；②造影时保证血液良好的流出道；③对远端接口进行逆行造影；④对可能发生的漏血部位分别检查。术中不同时期瘤腔压力测量和术后留置测压管是观察腔内治疗后瘤腔张力的很好手段。

内漏的防治是从术前评估开始的。严格的手术适应证选择和充分的设备准备是预防内漏的重要组成部分。不同类型的内漏预后明显不同。Ⅰ型内漏是引起腔内治疗失败的主要原因。Ⅱ型内漏术后多能愈合，引发破裂的可能明显较其他类型的内漏低。因此，Ⅱ型内漏术中常不做一期处理。Ⅳ型内漏发生的机会极少。因此，Ⅰ型、Ⅲ型内漏成为术中处理的重点。随着经验的积累和相关技术的改进，杜绝原发性Ⅰ型、Ⅲ型内漏的发生是可能的。术中处理Ⅰ型、Ⅲ型内漏的理论是增加锚定区支架型血管的支撑力和接触面积。对易发生近端Ⅰ型内漏的病例而言裸支架跨肾动脉是非常必要的。由于颈部血管长度恒定，除非当支架型血管放置过低外通常不需要附加延长的近端支架型血管。选择直径适当的移植物和反复球囊扩张是纠正此型内漏的主要方法。由于近端颈部血管过短或严重成角经球囊扩张仍无效果时可选择大扩张直径的 Palmaz 支架做内支撑处理。通过该技术处理后，一是增加了近端支架型血管锚定的牢固性；二是可纠正近端颈部血管的严重成角；三是增加了移植物的支撑力和与自体血管壁之间的接触面积，常能取得良好的效果。Ⅰ型远端内漏和Ⅲ型内漏的处理相对简单，只要有足够的锚定长度和支撑力多能使内漏获得纠正。因此球囊扩张和附加支架型血管是稳定而常应用的技术。

2. 移植物移位　术中发生移位与技术操作有关，由于对释放装置不熟悉造成前冲或下拉，因此，可以向上或向下移位，释放时对肾动脉区域进行图像放大处理和牢固的固定推送器是有益的。向上移位可阻塞肾动脉造成急性肾梗死，因此，在不能确保肾动脉通畅的情况下释放第 1 节覆盖支架后造影检查肾动脉通畅情况，这样可及时发现移植物是否上移，如果出现前冲现象此时可将输送系统整体下拉将人造血管上缘拖至肾动脉开几下缘，然后将移植物全部释放。当主体部分完全释放后才发现放置过高时可在近端和远端应用扩张的球囊将主体缓慢下拉，这样司以对其进行微调。日前一些产品在输送器的设计和释放步骤上做了大量调整，使其在治疗复杂瘤颈的动脉瘤时相对安全。向下移位可因近端锚定不充分造成内漏。处理这种内漏时需在近端加放延长支架型血管。

3. 输送径路血管损伤　包括血管夹层、破裂和断裂等。引起血管损伤的主要原因为腔内器械对径路血管的机械性损伤，包括穿刺、鞘管置入、通过导丝、通过输送器和球囊扩张等操作环节。其中夹层是血管损伤中常见的类型。无论穿刺注射、鞘管置入、操作导丝导管、球囊扩张和操作输送器均易造成动脉内膜的损伤而形成夹层。我们通常先选用超滑导丝，然后在导管通过后交换该导丝为超强导丝，这将有利于避免导丝、导管对血管的损伤。同时熟练而轻柔的操作、透视下监测操作过程是必要的在导丝、导管通过股动脉切口时，同样也可造成内膜下夹层，因此，仔细确认导丝放入真腔非常必要。下列线索提示可能损伤内膜：①导丝不能自由通过无狭窄，无阻塞的血管；②导丝似乎是在一个比实际动脉直径更大的血管内；③经导管注入对比剂不能马上流出，而是限制在一个区域内或经内膜下向上、下延伸。当出现髂、股血管夹层但血流通道良好可不予处理，而支架型血管放置完成后发现夹层造成明显的真腔狭窄需要做内支撑处理。

球囊扩张和操作输送器也可以造成血管的破裂和断裂。输送器引起的血管破裂或断裂通常发生于有严重狭窄、严重迂曲和无病变但细小径路血管的分叉部位，对有严重狭窄的血管可能需要应用球囊扩张技术或血管扩张器，同时，应当注意选择容易通过病变血管的支架型血管及输送系统。当发生血管破裂时可在破裂部位放置延长支架型血管，如技术困难应果断中转手术。在中转手术的过程中，首先应当放置球囊阻断破裂血管近、远端血流，防止出血性休克的发生。

七、点评

目前多个临床随机对照研究的结果已经公布。EVAR1、DREAM 结果都提示术后 30d 病死率 EVAR 组显著低于开刀手术组，但随访比较 EVAR 和开刀手术组中期死亡原因（术后 35 个月和 42 个月）无统计学差异。几项研究术后内漏发生率也有差异（有的高达 20%），Ⅱ型内滞最常见，其次是Ⅰ型内漏。

EUROSTAR 研究术后内漏发生率达 32.5%。仅 EVARI 研究了支架移位情况，发现 12 例患者（共529 例，发生率 2.3%）术后发生支架移位，7 例（1%）需要行再次介入手术。EVAR1 和 DREAM 比较了 EVAH 和开刀手术组需要再次手术的发生率，DREAM 研究发现术后 9 个月 EVAR 再次手术发生率明显高于开刀手术组，但 9 个月以后两组无显著差异，再次手术的方式多为腔内技术。EVAR1 研究中期随访结果提示 EVAR 再手术发生率高于开刀手术组，术后 4 年再手术率 EVAR 为 20%，而开刀手术组为 6%。

多项研究都报道了患者术后生活质量改变的情况，结果提示 EVAR 术后短期生活质量高于开刀于术组，而长期结果则相反。研究结果还提示，年龄、性别、肾功能不全、外科手术适应性、ASA 评分及动脉瘤大小可能与术后患者 30d 生存率降低相关。很少有 RCT 实验证据比较 EVAR 与非外科处理的 AAA 结果，尽管 EVAR2 临床试验发现两组并没有区别，但这一发现并不确定。

试验研究得出的术后长期随访结果，如动脉瘤相关的病死率、并发症发生率和再次手术发生率要高于临床医师总结的结果。究其原因，这些试验研究使用的是早期支架，且介入技术逐渐得到改进；另外，随着介入技术的进步和普及，EVAR 的适应证范围也明显增宽。因此，实际临床工作中 EVAR 较开刀手术所具有的优势可能高于上述随机试验研究的结果。相信随着越来越多的循证医学证据的取得，EVAR 技术的合理性和有效性将进一步得到证实。

（闵光涛）

第十二章

静脉性疾病

第一节　大隐静脉高位结扎＋剥脱术

下肢静脉曲张是静脉系统最常见的疾病，主要由于先天性静脉壁软弱，静脉瓣功能不全，静脉内在压力长期升高所致，其非手术治疗无法纠正疾病本身的病理学改变，难以阻止疾病的继续进展。大隐静脉高位结扎＋剥脱术是下肢静脉曲张外科治疗的标准经典术式，能够有效地消除大隐静脉的反流，改善患者的临床症状。

一、适应证

（1）深静脉通畅的大隐静脉及交通支瓣膜功能不全者。

（2）下肢浅静脉曲张明显、临床症状影响生活质量者，包括小腿疼痛肿胀、色素沉着和湿疹、血栓性浅静脉炎、溃疡、出血等。

（3）下肢静脉曲张虽无明显症状，但患者有美容要求者。

二、禁忌证

（1）年老体弱，有心、肺、肝、肾等重要器官的疾病，手术耐受力较差者。

（2）深静脉阻塞或深静脉系统缺如而依赖大隐静脉代偿血液回流者。

（3）患肢有急性感染者。

三、术前准备

（1）术前行静脉血管双功超声检查，了解深静脉通畅情况及深、浅静脉和穿通支的瓣膜功能。

（2）术前一日清洁备皮，术日晨禁食、禁水。

（3）术前于患者站立位，以甲紫（龙胆紫）或记号笔描记曲张静脉走行及交通支位置。

（4）下肢有溃疡者，经处理后创面较清洁，急性炎症已控制。

四、麻醉与体位

1. 麻醉　麻醉方式有多种选择，可应用静吸复合麻醉、局部麻醉＋静脉强化、硬膜外麻醉等。选择麻醉方式时应考虑医疗资源、医师的临床经验、患者的一般状况及意愿等。

2. 体位　仰卧位，患肢外展、外旋位。

五、手术步骤

1. 切口　在腹股沟韧带下方、股动脉搏动内侧做与腹股沟皱褶平行的斜行小切口，长 3～5cm。

2. 分离大隐静脉　切开皮肤，分离皮下组织，显露大隐静脉主干，自大隐静脉向近心端方向游离，切开浅层筋膜并显露出股隐交界点，仔细游离大隐静脉主干。

3. 切断大隐静脉分支　沿静脉干分离，找出旋髂浅静脉、腹壁浅静脉、阴部外静脉、股外侧和股内侧静脉等属支，并一一结扎、切断。该部位大隐静脉属支的位置和数目有一定变异，术中尽可能全部结扎。

4. 结扎大隐静脉近端　距股静脉 0.58～1.0cm 处切断大隐静脉，近端双重结扎，第 2 道结扎选择缝扎为宜，但应避免结扎后出现股静脉狭窄，也应避免大隐静脉残端过长导致残端内血栓形成及潜在的栓塞风险。

5. 导入静脉剥离器　自腹股沟处切断的静脉腔内远端导入静脉剥离器送至膝水平以下。膝附近可看到或触及剥脱器前端位置，定位并行纵行小切口，分离皮下组织、确定大隐静脉主干位置，切断并结扎大隐静脉远端。在腹股沟切口处静脉与剥脱器结扎。应用单向剥脱器时结扎线不予剪短，以备剥脱过程中静脉断裂时便于牵出。

6. 切除严重曲张静脉团瓣膜膜功能不全的交通支　针对术前标记的曲张静脉团及交通支位置（术前经查体或超声确定），做小切口，将血管分离后，予以结扎、切断。

7. 抽出静脉　自近端向远心端均匀用力拉出剥离器，边抽剥边沿皮下隧道注入麻痹肿胀液约 100mL，拉出大隐静脉后立即压迫止血。静脉取出后，应将其展开并与治疗段对比长度确定其完整性。（麻痹肿胀液配制浓度：1% 利多卡因肾上腺素注射液 40mL、8.4% 碳酸氢钠注射液 10mL、生理盐水 450mL）。

8. 缝合与包扎　缝合各切口，整个下肢用弹力绷带或弹力袜均匀用力包扎，以防剥脱部位出血。

六、术中操作难点和要点

（1）大隐静脉根部的解剖要清楚，无法明确股隐交界点位置可能会导致股静脉或股动脉的严重损伤，如腹股沟局麻解剖不清或对过于肥胖的患者，可在内踝部或膝下小腿内侧切口，分离出大隐静脉，切断后将剥离器插入近心断端，向上推进至腹股沟部，确定剥脱器头端位置找到大隐静脉主干。

（2）术中应将大隐静脉的各属支静脉切断、结扎，以防复发。

（3）存在属支静脉的曲张或穿通静脉瓣膜反流时，应在处理这些病变后再进行静脉主干的剥脱，以减少隧道附近的出血。

（4）如内踝附近有色素沉着、湿疹或溃疡，表明内踝交通支瓣膜功能不全，应自腹股沟至内踝处全程剥脱大隐静脉、结扎交通支。如无明显的膝下大隐静脉瓣膜功能不全或交通支瓣膜功能不全，可保留远端正常大隐静脉段，既可为远期作为移植物提供条件，且避免了隐神经损伤、减轻术后疼痛和损伤以达到手术治疗目的。

（5）如输送剥脱器过程中遇到阻力，表示可能已达静脉曲折部位或达深静脉交通支的平面，在皮肤外摸膜到剥离器圆柱状金属头后，在相应处的皮肤另做一小切口，显露该处静脉，在剥离器头部的上、下两端结扎血管，并于两结扎线间切断静脉，行大隐静脉主干的分段剥脱。

七、术后处理

（1）术毕立即应用弹力绷带包扎术肢，3d 后更换弹力袜，持续应用 3 个月。

（2）术后患肢抬高，并主动做足部跖屈、背伸活动，尽早下床活动，适当功能锻炼，促进小腿静脉回流，减少深静脉血栓形成。

八、手术并发症

1. 皮肤瘀斑、皮下血肿　大隐静脉高位结扎＋剥脱术为破坏性手术，术中大隐静脉的众多属支是靠机械牵拉力量拉断，并未逐个结扎，故属支残端会有出血现象，引起皮下瘀斑，或出现皮下血肿。这种少量的出血主要靠术中术后的压迫止血，沿大隐静脉走行准确进行压迫止血是避免出现此类并发症的有效方法。当出现上述并发症时，适当采用理疗方法或应用类肝素喜疗妥霜剂外用均可有效迅速缓解症状。

2. 血栓性静脉炎、下肢深静脉血栓形成、肺栓塞　大隐静脉高位结扎 + 剥脱术破坏了下肢浅静脉回流的网络，可导致一些浅表静脉失去回流途径出现血栓性静脉炎。类肝素外用可迅速有效的缓解症状。手术的创伤加之患者术后惧怕伤口疼痛而不愿活动常常是导致下肢深静脉血栓形成以及继发肺栓塞的主要诱因，术后尽早进行下肢主动和被动的运动，通过促进腓肠肌收缩增加手术肢体深静脉的血液回流速度，可有效地预防深静脉血栓形成及肺栓塞的发生。循环驱动仪也是通过机械挤压的方法达到促进下肢静脉回流的作用，可以有效地预防此类并发症的发生。术中结扎大隐静脉根部时过于靠近股静脉会导致股静脉狭窄，深静脉回流障碍，也是引起深静脉血栓的重要原因，故在大隐静脉根部结扎时应留有适当长度。

3. 隐神经损伤和股动脉、静脉损伤　隐神经的解剖走行与大隐静脉走行十分接近，在剥脱时易因牵拉而造成损伤，注意不要选择过大的剥脱器头端可减少隐神经损伤的概率，术中仔细解剖，认清各血管之间的解剖位置关系，结扎大隐静脉根部时留有适当的长度是避免股动静脉损伤的有效方法。

九、点评

下肢大隐静脉曲张的手术治疗可以追溯到 19 世纪末，随着对疾病病因的认识，在 1904 年，瑞士的 Tavel 教授提出了大隐静脉高位结扎的治疗方法，直至今天，仍是治疗下肢静脉曲张疾病的标准方法。随着技术、器械的发展以及人们对美观、微创的要求，新的治疗方法也在蓬勃发展，比如腔内激光、射频闭合术、腔内硬化剂注射等。但其基本原理未变，仍然是通过不同的方法消除下肢静脉反流，达到治疗疾病的目的。

传统的下肢静脉曲张术式包括高位结扎剥脱大隐静脉、切除曲张静脉团，手术创伤大，患者术后下肢肿痛、感觉异常等情况常常发生。不同学者对静脉剥脱的长度、是否保留大隐静脉、是否处理交通静脉等做了对比研究，发现在多数患者中，单纯将膝上段大隐静脉剥脱也可以达到很好的近远期效果，减少了术后小腿隐神经损伤的并发症发生，有些学者单纯结扎而不剥脱大隐静脉，使之作为以后的移植材料。当然，在复发的患者中，有大隐静脉属支、交通静脉及血管再通等众多原因，在手术中需要尽量处理以上血管，避免复发。

具体的手术方案需要根据患者的个体差异及需求进行，但术前、术中的超声检查在下肢静脉曲张的手术治疗中起着非常重要的作用，具体大隐静脉剥脱的长度、交通静脉的处理都需要有超声诊断来作为治疗的依据。

（王学民）

第二节　大隐静脉腔内闭合术

大隐静脉腔内闭合术是一项微创的、基于导管的技术，通过使靶血管内皮受损、血栓形成及纤维化导致血管管腔闭合。目前最常应用于临床的 2 种技术是射频消融术和静脉内激光闭合术，它们比外科结扎和剥脱术更具有临床优势，明显减轻了患者术后疼痛和缩短了术后康复时间。

一、适应证

（1）原发性下肢静脉曲张，伴明显症状者。
（2）下肢静脉曲张虽无明显症状，但患者有美容要求者。

二、禁忌证

（1）年老体弱，有心、肺、肝、肾等重要器官的疾病，手术耐受力较差者。
（2）深静脉阻塞或深静脉系统缺如，而依赖大隐静脉代偿血液回流者。
（3）浅静脉血栓形成或大隐静脉主干瘤样扩张。
（4）血栓性浅静脉炎急性期，或患肢有急性感染者。

（5）下肢动脉硬化闭塞症患者。

三、术前准备

（1）术前行静脉血管双功超声检查，了解深静脉通畅情况及深、浅静脉和穿通支的瓣膜功能，标记股隐静脉交界点及静脉反流部位。站立位标记曲张静脉走行及交通支位置。

（2）术前一日清洁备皮，术日晨禁食、禁水。

四、麻醉与体位

1. 麻醉方式　局部麻醉+静脉强化、腰部麻醉、硬膜外麻醉等。

2. 体位　仰卧位，患肢外展、外旋位。

五、手术步骤

1. 射频消融术　如下所述。

（1）常规入路为腘窝区内侧或稍低于腘窝区的内侧，如果远端静脉瓣膜存在反流可选择内踝附近入路。

（2）超声引导下应用21G穿刺针经皮穿刺或小切口入路进入大隐静脉主干管腔内，将0.018in的导丝经穿刺针送至大隐静脉主干内，并移除穿刺针。

（3）经导丝置入7F血管鞘，移除导丝，将7F ClosureFAST导管经鞘送至静脉腔内，导管顶端应送至大隐静脉主干腹壁浅静脉开口以远处或股隐交界处以远2cm处，选择两者中更靠近远心端者，并经术中超声确定导管顶端位置。

（4）沿大隐静脉主干全程于静脉周围注射麻痹肿胀液，使大隐静脉主干周围形成直径约10mm的液体层（麻痹肿胀液标准配比为1%利多卡因肾上腺素注射液40mL，450mL生理盐水，8.4%碳酸氢钠溶液10mL）。

（5）再次经超声确定导管顶端位置，打开射频发生器，备好射频装置，应用ClosureFAST系统节段性消融技术时，每20秒治疗周期治疗7cm静脉节段，治疗起始部位（股隐交界处以远2cm左右）时需要2个治疗周期，以达到有效地静脉闭合。完成每个7cm节段静脉的治疗后，在导管轴上应用一个6.5cm长的分段标记物将导管回撤至下一个节段，重复进行这一过程直至全段完成治疗。治疗全程应适度压迫靶静脉。

（6）撤除导管鞘，应用无菌敷料覆盖穿刺点。

2. 静脉内激光闭合术　如下所述。

（1）入路选择同射频消融术。

（2）超声引导下应用21G穿刺针经皮穿刺或小切口入路进入大隐静脉主干管腔内，将0.018in的导丝经穿刺针送至大隐静脉主干内，并移除穿刺针，更换为血管鞘。

（3）移除鞘芯，经鞘置入0.035in导丝并在超声引导下输送至股隐交界处。移除血管鞘更换为长鞘（常用长度为45cm），经导丝将导管顶端送至腹壁浅静脉开口处稍远端。移除鞘芯和导丝，将光纤经鞘送至远端，光纤另一端与激光发生器相连接，打开瞄准光束，肉眼可见皮下光纤顶端发光。确定光纤位置，稍微回撤长鞘以保持光纤顶端约2cm长度显露在鞘外，将光纤与长鞘经锁定装置固定。

（4）沿大隐静脉主干全程于静脉周围注射麻痹肿胀液，使大隐静脉主干周围形成直径约10mm的液体层。

（5）依据激光系统设置相应的输出功率（多为15W）。再次确认光纤顶端位置正确，将激光系统由备用模式调至预备模式，通过踩脚踏板释放能量，光纤回撤速度为每3~5秒回撤1cm，光纤和长鞘同时自静脉内持续性回撤。当光纤顶端撤至穿刺点以上距离1~3cm时停止释放能量，治疗完成，撤除光纤及长鞘。治疗时应适度压迫靶静脉。

（6）应用无菌敷料覆盖穿刺点。

六、术中操作难点和要点

（1）术中应用超声可准确定位起始治疗部位，如无术中超声条件，建议术前超声标记股隐交界点，术中可测量自穿刺点至卵圆窝投影以确定射频导管或激光光纤置入长度。

（2）治疗时应适度压迫靶静脉，保证射频导管或激光光纤和血管壁的相互作用。

（3）避免导致皮肤烧伤和穿刺点附近的组织损伤。

七、术后处理

（1）术毕立即应用弹力绷带包扎或弹力袜加压术肢至少持续 24h，此后在非睡眠时间应用，至少持续 1 个月。

（2）鼓励患者早期活动，降低下肢深静脉血栓形成发生率。

（3）术后 72h 至 1 周进行超声检查评价静脉治疗效果和检查有无下肢深静脉血栓形成。

八、手术并发症

血管穿孔、血肿、静脉炎、感染、下肢深静脉血栓形成、肺栓塞、神经损伤至感觉异常、皮肤灼伤或瘀斑、局部组织坏死、疼痛等。

九、点评

下肢静脉曲张的腔内治疗由于有着创伤小、恢复快的优势，成为 21 世纪的热点，但治疗的效果有着较大的差异，主要原因包括操作方法、治疗程序、设定功率的不同，随着治疗的不断进步和规范化，可以使早期治疗中的高复发率、并发症发生率逐渐降低。目前，在治疗过程中需要有全程的超声引导，做到治疗过程的可掌控性，治疗效果的可检测性。

（王学民）

第三节　腔镜深筋膜下交通静脉结扎术

在慢性静脉功能不全的发病过程中，交通静脉具有重要的作用，尤其是在静脉性溃疡形成过程中起关键作用，腔镜深筋膜下交通静脉结扎术由 Hauer 1985 年首次将内镜技术用于治疗下肢静脉疾病而开展的手术方式。是由于静脉微创外科观点的建立和内镜外科技术的发展而产生的一种微创手术，具有安全、快捷、并发症少、溃疡愈合快和创伤小等优点，通过小腿部位的小切口，便可以探查、结扎小腿的交通支静脉，手术创伤和术后并发症的发病率大为减少。

一、适应证

严重慢性静脉功能不全，CEAP 分类 C_4 级以上的交通静脉功能不全的病例，即活动性溃疡（C_6），愈合后的溃疡（C_5），皮肤色素沉着、疼痛、皮肤和皮下组织硬结的病例。

二、禁忌证

患肢深静脉阻塞；患肢感染性病灶；继发性静脉曲张（如妊娠、肿瘤、下腔静脉梗阻所引起）；重要脏器功能不全等。

三、术前准备

1. 器械准备　需要 16mm 或 22mm 的 SFPS 镜外鞘，工作口径为 5mm 的 SEPS 镜，光源、CO_2 气体、腔镜剪刀、腔镜分离钳、钛夹等。

2. 患者准备　手术野备皮。

四、麻醉与体位

硬膜外阻滞麻醉、腰部麻醉与硬膜外阻滞联合麻醉，或气管内插管全身麻醉。

五、手术步骤

（1）手术野常规消毒铺巾，从足消毒到股部，股根部放置空气止血带，患肢用驱血带驱血，止血带加压 250～300mmHg，腔镜手术在"无血"状态下进行。

（2）在胫骨中段内侧 3～4cm 做 1cm 纵切口达筋膜下，手指钝性分离筋膜下间隙，从切口将 SEPS 镜头插入筋膜下间隙，SEPS 镜头向足部插入接近内踝。向筋膜下灌注二氧化碳气体，维持压力在 15mmHg。

（3）电视荧屏上能清晰见到粗大的交通静脉。操作孔插入腔镜分离钳，分离交通静脉周围组织，游离交通静脉。切断交通静脉的方法，可有下列选择：①对于较大的交通支静脉，可用钛夹钳夹静脉，然后用腔镜剪切断静脉；②也可以超声刀，以超声切断交通静脉；③还可以使用双极电凝，将交通支静脉电凝止血后，用腔镜剪切断静脉。

（4）逐步依次结扎切断小腿深筋膜的交通静脉，直至所见的交通支静脉全部结扎切断后，缝合小腿切口，结束手术。

六、术中操作难点和要点

（1）先行 SEPS 手术，再行大隐静脉高位结扎加剥脱术，该顺序深筋膜不受影响，从而保证 SEPS 手术顺利进行。

（2）皮肤切口应在 1cm 左右，既保证操作方便也可以不漏气；注入气体压力在 15mmHg 左右。

（3）术前应行 B 超检查，并标识好交通静脉，必要时术中行 B 超检查。

（4）术中仔细寻找静脉后电凝再剪断。

七、术后处理

（1）切口棉垫加压包扎，抬高患肢。

（2）低分子肝素 0.4mL 皮下注射，1/d，共 3～5d。

八、手术并发症

溃疡复发，深筋膜下血肿，深静脉血栓形成。

九、点评

SEPS 是由于静脉微创外科观点的建立和内镜外科技术的发展而产生的一种微创手术，具有安全、快捷、并发症少，溃疡愈合快和创伤小等优点。

（王学民）

第四节　静脉外瓣膜修复成形术

下肢慢性静脉功能不全大多是由于深静脉瓣膜功能不全所致已成为共识。Kistner1968 年首创静脉内瓣膜直接修复成形术治疗深静脉瓣膜功能不全，从而开创了深静脉瓣膜重建术的时代。一系列的瓣膜重建术式在全球普遍开展，并取得了各种不同的疗效。

静脉外瓣膜修复成形术是瓣膜直接修复方法的一种，通过静脉壁的缝线，使 2 个瓣叶附着线形成的夹角由钝角转为接近正常的锐角，恢复瓣膜的正常关闭功能，阻止血液反流。瓣膜重建部位一般均选择股浅静脉近侧第 1 对瓣膜。该手术可以避免阻断静脉和切开静脉，术中术后无须抗凝血治疗，伤口并发症少，且一次可以修复多对瓣膜，同时也有缩窄管径作用，手术简单，时间短。

一、适应证

主要是原发性和继发性下肢深静脉瓣膜功能不全，瓣膜反流三级或以上。

二、禁忌证

年老体弱，有心、肺、肝、肾等重要器官的疾病，手术不能耐受者。

三、术前准备

术前有踝部溃疡的要抬高患肢并换药 1 周左右。

四、麻醉与体位

一般采用连续硬膜外阻滞麻醉，必要时全身麻醉。仰卧位。

五、手术步骤

（1）取患肢股根部，股动脉搏动内侧做纵向切口，长约 10cm，依次切开皮肤、皮下。剪开深筋膜，充分显露股浅动脉、静脉。解剖股静脉近侧段。

（2）探查：股静脉明显增粗，勒血试验阳性，反流明显。

（3）游离好静脉瓣膜周围组织，正确辨认股静脉第 1 对瓣膜。瓣膜附着部位略苍白，呈 "W" 外形，瓣窦处静脉壁较薄并呈蓝色。

（4）用 7 - 0 Prolene 线自瓣膜交汇点略下外侧的瓣叶附着处进针，由交汇点下瓣叶附着处出针。然后向外轻柔牵引到缝线，在同一半面自另一侧瓣叶附着处进针，在静脉壁外打结。缝针应穿过静脉壁全层。

（5）按上述缝合法做一系列纵向缝线，使 2 个瓣叶附着缘的距离渐渐靠近，直至瓣叶附着缘最低处。

（6）后壁 2 个瓣叶附着处以同法做一系列缝线。此时静脉宽径已经缩小。

（7）复查勒血试验，反流明显减少。创面彻底止血，依次关闭皮下组织、皮肤。

六、术中操作难点和要点

掌握缝合技术的准确性，术中应仔细找到瓣膜附着线及交汇点、缝合必须精细，保证缝线在静脉壁内的瓣叶缘穿过。

七、术后处理

（1）平卧并抬高患肢 30°，要求早期（术后第 1 天）开始离床活动。

（2）低分子肝素 0.4mL 皮下注射，1/d，共 3~5d。

八、手术并发症

深静脉血栓形成，瓣膜功能不全复发，静脉壁撕破。

九、点评

适用于原发性和继发性深静脉瓣膜功能不全。技术原理与静脉内瓣膜修复成形一样，主要是针对静脉内手术修复的缺点而设计的。它可以避免阻断静脉和切开静脉，术中、术后无须用抗凝血药物，伤口并发症极少，且可一次手术修复多对瓣膜，同时也有缩窄管径作用，手术操作简单，时间短。缺点是由于在非直视下进行手术，在修复瓣膜时准确性较差，疗效不如静脉内瓣膜修复成形术肯定。

（王学民）

参考文献

[1] 苗毅. 普外科疾病诊断流程与治疗策略. 北京：科学出版社，2008.

[2] 严律南. 肝脏外科. 北京：人民卫生出版社，2002.

[3] 蒋米尔. 临床血管外科学. 北京：科学出版社，2016.

[4] 王拥军. 血管神经病学. 北京：科学出版社，2015.

[5] 钱锋. 实用胃癌手术图解操作要领与技巧. 北京：人民卫生出版社，2015.

[6] 刘荣. 腹腔镜肝脏外科手术操作要领与技巧. 北京：人民卫生出版社，2014.

[7] 北京协和医院. 肝脏外科诊疗常规. 北京：人民卫生出版社，2012.

[8] 刘京山，张宝善. 胆管微创外科学. 北京：北京大学医学出版社，2014.

[9] 梁力建，赵玉沛，陈规划. 胆管外科手术学. 北京：人民军医出版社，2013.

[10] 张佩. 消化、代谢和内分泌系统及风湿免疫性疾病护理. 北京：科学出版社，2016.

[11] 李建萍，钱火红，张玲娟. 消化内外科护理手册. 上海：第二军医大学出版社，2015.

[12] 李红，李映兰. 临床护理实践手册. 北京：化学工业出版社，2010.

[13] 高志靖. 普通外科临床经验手册. 北京：人民军医出版社，2014.

[14] 王水，陈思梦. 腹股沟疝手术并发症. 北京：人民军医出版社，2007.

[15] 张群. 肢体复杂骨折诊断与治疗. 北京：人民军医出版社，2015.

[16] 房林，陈磊，黄毅祥. 甲状腺疾病外科学. 北京：军事医学科学出版社，2015.

[17] 唐中华，李允山. 现代乳腺甲状腺外科学. 湖南：湖南科学技术出版社，2011.

[18] 田兴松，刘奇. 实用甲状腺外科学. 北京：人民军医出版社，2009.

[19] 黄焰. 乳腺肿瘤实用外科学. 北京：人民军医出版社，2015.

[20] 张福先，张玮，陈忠. 血管外科手术并发症预防与处理. 北京：人民卫生出版社，2016.